JN044673

トラウマセラピー
のための
アセスメントハンドブック

企画・編集
野呂浩史

星和書店

Assessment Handbook for Trauma Therapy

Edited by
Hiroshi NORO, M.D., Ph.D.

はじめに

2016年9月に，トラウマを扱う臨床家が，如何に苦労，工夫を重ねてクライエントに対応されているかを症例集という形にまとめた『トラウマセラピー・ケースブック―症例にまなぶトラウマケア技法―』が星和書店から刊行されました。この度，同書の姉妹編として，PTSDをはじめ何らかのトラウマを抱えている方を如何にアセスメントするかを様々な角度から見直すということを目的に『トラウマセラピーのためのアセスメントハンドブック』を企画，編集いたしました。私の知る限りトラウマセラピーを行ううえで必要不可欠なアセスメントに多彩な方面から切り込んだ本書は，わが国では類のないものと自負しております。

私が執筆依頼させていただいた先生方はトラウマ臨床に造詣が深く，その分野でわが国を代表する学識と臨床経験をお持ちの方ばかりです。また，教育や啓蒙活動などにおいてもプロフェッショナルな先生方で，初学者にも非常にわかりやすく解説されておられます。

本書は以下の3つより構成されております。まず，総論として医療，福祉，司法，教育，産業保健の5つの基本分野に関して実臨床に即したアセスメントが解説されております。これらの5つの基本分野は国家資格である公認心理師の研修ガイドラインの骨格をなすものでもあります。さらに，学際的な立場から医療人類学，臨床発達心理学からみたアセスメントに関する知見も盛り込みました。また，心理臨床の現場からみたアセスメントも読者のお役に立つことでしょう。

次に，各論はホットなトピックスである子どものトラウマ，複雑性PTSD，解離を有するケース，難治例へのアセスメントなどトラウマセラピーを施行するうえで不可欠な事項が解説され，まさに“痒い所に手が届く”的視点から執筆者の渾身の論文が続きます。さらに，トラウマセラピーの中でもEMDR（眼球運動による脱感作と再処理法）とNET（ナラティヴ・エクスポージャー・セラピー）に関しては施行に際してのより詳細なアセスメントについて言及されております。

最後のアセスメントツールでは，CAPS，IES–R，DES，パーソナリティ評価に関しての実際が懇切丁寧に解説されております。これらのツールは，トラウマセラピーを行ううえで臨床家が利用する機会が多いものですが，改めて理論的背景を知ることにより明日からのトラウマ臨床への強力なサポートになることでしょう。

こうしてみてみると，本書はトラウマセラピーのためのアセスメントを横断的かつ縦断的に網羅した他にみられない特徴を有していると言えるでしょう。

トラウマセラピーに関わる臨床家の使命は，エビデンスや自分の得意な技法にとらわれず，常に，現在進行中のセラピーをアセスメントし，必要があれば修正していく作業の繰り返しであると思われます。その意味で本書が，わが国においてトラウマセラピーに携わる，あるいは関心のある医師，心理士のみならず，医療，福祉，司法，教育，産業保健領域に携わる関係者にとって少しでもお役に立てば，編集者，執筆者にとって望外の喜びです。

最後に，ご多忙のなかトラウマセラピーのためのアセスメントを多方面から解説するという本書刊行の意義に共感とご理解をいただき，ご執筆いただいた先生方に深く御礼申し上げます。また，本書刊行の機会を与えていただいた星和書店社長の石澤雄司氏と同社編集担当の岡部浩氏に深く感謝いたします。

2021 年 4 月　なごり雪が残る春のはじめの札幌にて

野呂　浩史

トラウマセラピーのためのアセスメントハンドブック

Contents

● ツ ー ル ●

略 語 一 覧

（アルファベット順に記載）

ACBL-R	Abused Children Behavior Checklist-Revised （虐待を受けた子どもの行動チェックリスト）
ACE	Adverse Childhood Experiences（逆境的小児期体験）
A-DES	Adolescent Dissociative Experiences Scale （ティーンエージャーを対象に作成された DES）
ADHD	Attention-Deficit/Hyperactivity Disorder（注意欠陥・多動性障害）
ANP	Apparently Normal Part of the Personality （あたかも正常に見える人格部分）
ASD	Autism Spectrum Disorder（自閉症スペクトラム障害）
ASD	Acute Stress Disorder（急性ストレス障害）
BDI	Beck Depression Inventory（ベックうつ病調査表）
BDI-Ⅱ	Beck Depression Inventory-Ⅱ（ベックうつ病調査表第Ⅱ版）
BLS	Bilateral Stimulation（両側性刺激）
BPD	Borderline Personality Disorder（境界性パーソナリティ障害）
BVC	Brøset Violence Checklist （精神科病棟内における短期間での暴力発生予測指標）
CAPS	Clinician Administered PTSD Scale（PTSD 臨床診断面接尺度）
CAPS-CA	Clinician-Administered PTSD Scale for Child and Adolescent （小児・思春期向けの CAPS）
CAPS-CA-5	Clinician-Administered PTSD Scale for DSM-5-Child/Adolescent Version（DSM-5 に対応した CAPS-CA）
CDC	Child Dissociative Checklist（子供版解離評価表）
CES-D	The Center for Epidemiologic Studies Depression Scale （うつ病自己評価尺度）
C-GAS	Children's Global Assessment Scale（小児用全般的評価尺度）
CPT	Cognitive Processing Therapy（認知処理療法）
CPTSD	Complex PTSD（複雑性 PTSD）
CPTSDI	Children's Posttraumatic Stress Disorder Inventory （単回性の外傷体験を受けた子どもの構造化面接尺度）
DASA-Ⅳ	Dynamic Appraisal of Situational Aggression-Ⅳ （患者の攻撃性・暴力を予測するツール）
DES	Dissociative Experiences Scale（解離体験尺度）
DES-T	Dissociative Experiences Scale-Taxon （DES のうち病的解離を示す 8 項目の評価ツール）

DESNOS	Disorders of Extreme Stress Not Otherwise Specified（他には特定不能の極度ストレス障害）
DID	Dissociative Identity Disorder（解離性同一症）
DSO	Disturbances of Self-Organization（自己組織化の困難）
DV	Domestic Violence（家庭内での暴力や攻撃的行動）
EMDR	Eye Movement Desensitization and Reprocessing（眼球運動による脱感作と再処理法）
EP	emotional part of the personality（情動的な人格部分）
IES-R	Impact of Event Scale-Revised（改訂出来事インパクト尺度）
ITQ	The International Trauma Questionnaire（国際トラウマ質問票）
K6	The Kessler 6-Item Psychological Distress Scale（精神疾患のスクリーニング尺度）
K-SADS-PL	Kiddie Schedule for Affective Disorder and Schizophrenia Present and Lifetime version（児童青年期の精神障害を診断するための構造化面接）
LSAS-J	Liebowitz Social Anxiety Scale 日本語版（Liebowits 社交不安尺度）
MBT	Mentalization-Based Treatment（メンタライゼーションに基づいた治療）
M.I.N.I.	Mini International Neuropsychiatric Interview（簡易構造化面接法）
MMPI	Minnesota Multiphasic Personality Inventory（ミネソタ多面人格目録）
NC	Negative Cognition（否定的認知）
NET	Narrative Exposure Therapy（ナラティヴ・エクスポージャー・セラピー）
OPB	Offence Paralleling Behavior（犯罪並行行動）
PC	Positive Cognition（肯定的認知）
PCL	PTSD Checklist（PTSD チェックリスト）
PDS	Posttraumatic Diagnostic Scale（外傷後ストレス診断尺度）
PE	Prolonged Exposure Therapy（持続エクスポージャー療法）
PSW	Psychiatric Social Worker（精神保健福祉士）
PTG	Posttraumatic Growth（心的外傷後成長）
PTSD	Post Traumatic Stress Disorder（心的外傷後ストレス障害）
PTSD-RI	UCLA PTSD Reaction Index（心的外傷後ストレス障害インデックス）
SDQ	Somatoform Dissociation Questionnaire（身体表現性解離質問票）
SDS	Self-rating Depression Scale（うつ性自己評価尺度）

SST	Social Skills Training（生活技能訓練）
SUDS	Subjective Unit of Disturbance（主観的障害単位）
TF-CBT	Trauma Focused Cognitive-Behavioral Therapy （トラウマ焦点化認知行動療法）
TIJJS	Trauma-Informed Juvenile Justice System （トラウマ理解に基づく少年司法制度）
TSCC	Trauma Symptom Checklist for Children （子ども用トラウマ症状チェックリスト）
TSCC-A	Trauma Symptom Checklist for Children-A （性的関心尺度を含まない TSCC）
UPID-5	UCLA PTSD Reaction Index for DSM-5 （トラウマ体験のスクリーニングと PTSD 症状をみる自記式質問紙）
VOC	Validity of Cognition（認知の妥当性）

総　論

①成人の PTSD 患者のアセスメント

②児童福祉領域におけるアセスメント

③司法領域におけるアセスメントⅠ：司法鑑定

④司法領域におけるアセスメントⅡ：非行・犯罪と援助

⑤教育領域におけるアセスメント

⑥産業保健領域におけるアセスメント

⑦医療人類学におけるアセスメント

⑧臨床発達心理学の視点からのアセスメント

⑨心理臨床（開業心理士）におけるアセスメント

● 総 論 ①

成人のPTSD患者のアセスメント

野呂 浩史

Ⅰ．はじめに

本稿では成人の心的外傷後ストレス障害（Post Traumatic Stress Disorder：PTSD）の医療領域でのアセスメントについて，トラウマセラピー実施前後，実施中のポイントについて概説する。PTSDはうつ病やパーソナリティ障害の併存も多い。患者の背景および症状の重症度や時間経過に伴う症状の変化などを適切にアセスメントしたうえで，いかなる介入を行うかを早期に判断することが肝要である。

Ⅱ．DSM-5におけるPTSD診断[1)]

PTSD診断は基本的に米国精神医学会によるDSM-5に準拠して行われることが多い。DSM-Ⅳと比較するとDSM-5では，出来事基準，再体験症状の定義が狭くなった一方で，解離が重視され，治療に基づいた疾病理解を反映したものとなった。

診断基準は以下に集約される。

1．基準Aでは，実際に重症を負ったり，あるいは死亡や重症の脅威に直面したり，性暴力被害，虐待を受けるなど心的外傷出来事を直接体験する以外に，他人に起こった出来事を直に目撃する，近親者または親しい友人に起こった心的外傷出来事を耳にするなど，間接的な体験の確認も重要である。最近，面前DVが増えており，両親の喧嘩を目撃した子どもや身近な人に生じたことを突然に知らされる出来事などは常に念頭に置く必要がある。心的外傷出来事の強い不快感を抱く細部に，繰り返しまたは極端に曝露される遺体を収集する緊急対応要員や，児童虐待の詳細に繰り返し曝露される警官や児童相談所関係者のアセスメントは特に慎重を要する。

2．以下の症状のすべてが1か月以上続いていること

1）侵入症状の存在（基準B）：心的外傷出来事の反復的，不随意的，および侵入的で苦痛な記憶。体験内容を悪夢に見る。フラッシュバック（心的外傷出来事が再び起こっているように感じる，またはそのように行動する解離症状）のような反応は1つの連続体として生じ，非常に極端な場合は現実の状況への認識を完全に喪失するという形で現れることに注意を払わなければいけない。心的外傷出来事の側面を象徴する，または類似する，内的または外的なきっかけに曝露された際の強烈な，または遷延する心理的苦痛や，生理的反応（動悸，発汗，振戦など）のアセスメントも重要である。

2）回避症状（基準C）：心的外傷出来事を連想させる内的な刺激（思考，苦痛な記憶，感情）や外的な状況（人，場所，会話，行動，物，状況）を避ける。

3）認知と気分の陰性変化（基準D）：心的外傷出来事の重要な側面の想起不能（通常は解離性健忘による）。自分自身や他者，世界に対する持続的で過剰に否定的な信念や予想。自分自身や他者への非難につながる持続的でゆがんだ認識。持続的な陰性感情（恐怖，戦慄，怒り，罪悪感，恥）。重要な活動への関心や参加の著しい減退。他者からの孤立，疎遠。陽性情動体験を持続的にできない。

4）過覚醒症状（基準E）：覚醒度と反応性の著しい変化。人や物に対する言語的または肉体的な攻撃性。無謀な，または自己破壊的行動。過度の警戒心や驚愕反応。集中困難。睡眠障害。

3．その他：解離が重視され，離人感や現実感消失のアセスメントの重要性が増した。

Ⅲ．トラウマセラピー実施前のアセスメント

PTSDをはじめトラウマ関連症状の治療の基本は心身と環境の安全を確保したうえで，患者が本来もっている回復力を発揮できる環境を整えることである。次の段階として，個々の患者の状況に応じ，積極的な介入法の導入の有無が決定される。この決定の判断材料としてトラウマセラピー実施前のアセスメントは不可欠なものである。

1．患者のアセスメント前に整えておくべき環境のポイント[2)]

1）他の患者に話を聞かれない部屋を用意する。異性の性被害者を診察するときには，患者と同性の看護師などの補助者を置く。

2）患者は，一時的に精神のバランスを崩しやすいが，異常な体験に対する正常な反応であること，回復しうることを説明し，安心感を与える。

3）DVや虐待の場合，加害者が付き添って来院することが多いので，必ず加害者とは別室で被害者を診察する。

2．アセスメントの実際

1）初回インテーク面接のポイント

森信[3)]によるとPTSD患者の場合は，外傷体験の想起や詳細な陳述は，特に治療者－患者関係のできていない早期には嫌がることが一般的であり，初診時からいきなり外傷体験を述べる患者には，詐病や虚偽性障害も念頭に置いて診断する必要があるという。したがって，初診時には医師の

側から臨床症状の有無や程度を具体的に質問するのではなく，本人のペースに合わせて話を聞き，無理に励まし，教え諭すような態度をとらないこと，患者の自由な自分の病状についての発言を収集することが重要である。インテーク面接では，主訴や背景を確認するために質問や観察を通して情報収集を行う。患者との初めての面接であり，「ラポール」の形成を行う。面接結果に基づき，面接継続か「リファー」の判断を行う。

鈴木[4)]によると，可能であれば，紹介者などから得られる情報は把握しておき，所属，氏名，職種，自分の役割を簡単に説明して，自己紹介をする。一般的には，いきなり精神的な面について問いかけるのではなく，まずは当面の心配事，身体の状況，生活面での困りごとなどから問いかけていくことが勧められる。患者の精神面の問題の多くは当面の心配や身体のことと関連していることが多いからである。また，実際に話しかける場合には，本人の状況を把握してそれに合わせて対応することが必要である[4)]。患者の状況を把握するためには，各種状況（本人の負傷，家族や知人の安否や負傷），喪失体験，悲惨な光景の目撃，安全状況などについて客観的な情報をアセスメントする。同時に，身体的・精神的な問題の有無や医療の必要性，特に自殺の危険性について注意を払う。既往症がある人については，継続的な服薬の必要性について確認する。生活リズム，パターンの変化（不眠の継続）などにも注意することが重要であると述べている[4)]。

2）アセスメントの基礎

トラウマを抱えた患者が感情調節の向上と安定した人間関係を維持するために，患者と周囲の人々の支援ニーズの確認を行う。次に，「生物・心理・社会」の３要因から具体的な文脈に照らして彼らの問題を包括的にアセスメントする。包括的アセスメントの必要性は，患者に関する多様な情報を，最終的に一つにまとめ上げ，総体としてとらえることにある。

トラウマを有する患者の「生物・心理・社会」の３要因は具体的には，生物学的要因（年齢，性，トラウマの重症度），心理的要因（パーソナリティ，自己肯定感の低さ，ストレスへの不適切なコーピング）および社会・環境要因（社会資源の少なさ，トラウマ受傷後の社会資源の喪失，民族や社会的背景）に整理される[5)]。包括的アセスメントにより，患者のパーソナリティや行動特徴などを多面的に評価することが可能となる。面接や心理検査を通して，患者の不適応的な側面と健康的側面および潜在的な可能性も評価し，全人格的理解を試みる。

3）レジリエンスを考慮したアセスメント

生体制御機構を含む逆境に適応するプロセスを促進する力はレジリエンスと定義される。前述した「生物・心理・社会」の3要因はレジリエンスに影響を与える要因となり得る。これらの要因を同定しアセスメントし，支援に結びつけることはトラウマ受傷の克服を促すだけでなく，PTSDに併発しやすいうつ病や不眠症など併存疾患の発症予防や改善に寄与することが期待される。さらにPTSDが疑われる患者のアセスメントとして，先行するトラウマの有無，繰り返すトラウマの有無，幼少期の環境・体験などの詳細な成育歴の確認が不可欠である[5)]。木村[6)]が提唱した脆弱性を形成する要素とレジリエンスを高める要素を**表1**に示した。

4）強みと弱みのアセスメント

これまでは，患者のレジリエンスの低下という，主に弱みに着目したアセスメントに言及してきたが，同時に重要なことは，患者の強みについてもアセスメントを行うことである。弱みにのみ着目したアセスメントは，患者のウェルビーイングに資するものとはなりにくい。弱みへの対処を考えつつも，強みを積極的に生かしていくという支援計画を立てることが必要であり，そのためのアセスメントが重要になる。強みのアセスメントの他に強みに関連するアセスメントを以下に示す。

①強みのアセスメント（社会・対人関係，健康面，感情・気質，問題解決能力，仕事，能力・技術，信念と価値観，他人への援助）
②有する資源（能力・技術，人，物）
③大切なもの（人，物，活動，感じ方，感情，場所）
④5年後はどうありたいか？（毎日，何をしているでしょうか？　誰と時間を過ごしているでしょうか？　趣味や興味のあることは何でしょうか？　どこに住んでいるでしょうか？）

表１　脆弱性を形成する要素とレジリエンスを高める要素（文献６より転載）

	脆弱性を形成する要素	レジリエンスを高める要素
内的な特徴	・女性である ・安全だという意識が低い ・トラウマとなるような出来事に対して否定的である ・以前から精神病理がある ・神経症的傾向が強い ・社会的支援を受けているという意識が低い	・達成感 ・楽観性 ・社会的スキル，問題解決能力，衝動の抑制といった対人能力 ・自律心 ・ユーモアのセンス ・環境は自分で変えられるという思い（内的制御） ・情緒的な絆 ・自己効力感 ・処理能力 ・信頼感 ・自尊心
外的な要素	・教育レベルが低い ・移民である ・トラウマとなるような体験をしている ・深刻な状況にさらされてきた（深刻な，もしくは継続しているトラウマがある）	・安全な状態 ・強力な手本 ・信仰している宗教 ・気持ちのうえでの支え（他者から理解されたり，肯定的評価を与えられる，親交がもてたり，所属感覚が得られる）

⑤回復の経過（身体的・精神的健康，ソーシャルサポート，家族と友人，住居と基本的ニーズ）

５）危険要因と保護要因[1)]

危険要因（および保護）要因は，一般的に前トラウマ要因，周トラウマ要因，および後トラウマ要因に分けられ，各々，慎重なアセスメントが必要である。

①前トラウマ要因：気質要因（６歳以前の小児期における情動面の問題，例：以前の心的外傷への曝露，外在化または不安に関する問題）と以前の精神疾患（例：パニック症，抑うつ障害，PTSD，強迫症が含まれる），環境要因（低い社会経済状態，低学歴，以前の心的外傷への曝露，小児期の逆境，文化的特性，低い知性，精神疾患の家族歴

が含まれる。出来事への曝露に先行する社会的支援は保護的である），遺伝要因と生理学的要因（女性であること，成人では心的外傷への曝露年齢が低いことが含まれる）

②周トラウマ要因：環境要因（心的外傷の過酷さ，生命への脅威の自覚，身体傷害，対人暴力，心的外傷の最中に生じてその後も持続する解離症状は危険要因となる）

③後トラウマ要因：気質要因（否定的な評価，不適切な対処戦略，急性ストレス障害の発症が含まれる），環境要因（動揺させる・思い出させるものに繰り返し曝露されること，人生の不幸な出来事が続くこと，心的外傷に関連して経済的または他の損失を被ることが含まれる。社会的支援は，心的外傷の転帰を改善する保護要因である）

６）具体的なアセスメント項目[7)]

①成育歴・家族歴・家族関係（できるだけ詳細な情報が必要であるが，本人以外の家族や関係者からの聴取も必要となる場合が多い。虐待の有無，両親の離別，両親や兄弟との人間関係の把握。家系図を作成することで世代間連鎖の確認もできやすい）

②発達障害の有無（発達トラウマという概念もあり，発達障害がトラウマに与える影響は大きい。またこれと反対にトラウマが発達に影響を及ぼす可能性を常に念頭に置く）

③日常生活能力の把握（どの程度，援助を要する状態であるか，自立度はどれくらいか。主な援助者，社会的資源の活用の把握）

④医学的状態（精神科的診断や状態，治療歴，服用している治療薬，妊娠可能性，性周期など）

⑤文化的背景（言語，民族，海外での生育歴，特定の宗教など）

⑥（最も重症の）トラウマの同定

⑦周トラウマ期症状（記憶の変容，身体症状，考えや感情，反応など）

⑧加害者に関する質問

⑨トラウマの後遺症（健康の度合い，気分の変化など）

⑩自殺念慮（患者が抑うつ気分について言及しなかったとしても，自殺

表２　対象喪失に対するアセスメント（文献８より引用，改変）

１．愛情・依存対象の喪失
　近親者の死などによって愛情の対象であった人との別れなど
２．社会的地位や役割の喪失
　１）親密感・一体感をもった人の喪失
　２）自己を一体化させていた環境の喪失
　３）環境に適応するための役割や生活様式の喪失
３．誇りや理想，所有物の喪失
　１）アイデンティティ（自己同一性）の喪失
　２）所有物の喪失
　３）身体的喪失

念慮・自殺企図について質問する）

⑪過去の支援，治療歴（トラウマ受傷後の，他者からの援助，専門的精神科治療，心理的援助などを聴取し，もし問題が存在するなら，現段階でのリスクアセスメントとプランをまとめる）

⑫薬物使用など（医師からの処方薬，市販薬，サプリメント，アルコール，カフェイン，喫煙など）

⑬生活の変化（住居，地域への被害，家族の被害・喪失，住環境の変化，職業や学業の変化）

⑭家族のアセスメント（患者の状況をどのように理解しているか。PTSDの疾患理解の程度，家族自身の現状と困っていること，または今後の希望の把握，患者の状況への家族の対処や解決方法の内容，家族の形態や機能，家族も患者と同様に不安や抑うつ，喪失体験をしていないか，など）

⑮喪失感は，自分の価値観において大切な人や物，大事にしてきた物事が失われることで出現する。医療現場でみられる喪失感は，PTSDに伴う愛情・依存対象の喪失，身体器官や機能の喪失，社会的地位や役割の喪失が問題となる。対象喪失について，小此木[8]は**表２**のように分類している。

3．感情調節の困難さと人間関係のアセスメント[9)]

幼少期に受けた虐待から始まり，複雑性のトラウマをもつ患者の大きな特徴のひとつとして，感情調節の困難が挙げられる。本来であれば幼少期に養育者との関係の中で自分の感情を学び，それを表現する言葉や，自分で調整するスキルを学んでいくものであるが，幼少期に養育者との健全な関係が築かれずに育っていると，感情への気づきが欠如し，あるいはその表現方法を知ることなく成長し，成人してからも感情調整に困難が生じてくる。感情的な刺激に対して敏感に反応し，恐怖や解離，怒り，不安，悲しみ等の感情が問題となり，平静を保つことが困難になるということもある。そのために対人関係にも大きな影響が生じ，不健全な人間関係に巻き込まれ，自らそのような関係に身を置いてしまうこともある。実際に，幼少期に虐待を受けた女性が，また暴力的な異性と交際し，結婚した相手がDV夫だったなどということもある。幼少期の虐待のうえに，その後の対人関係の中でのトラウマを重ね，トラウマが雪玉のようにどんどん増大していくことも少なくない。治療者のもとを訪れたときには，そのような幾十にも重なったトラウマにお手上げとなり，助けを求めてくるということも多い。感情調節の困難さと人間関係のアセスメントのポイントとして，結婚や交際に関する問題，対人関係に関する不満足，子育てに関する問題，仕事における機能不全，社会的孤立，援助の希薄さなどが挙げられるが，そのルーツは幼少期に受けた虐待によるものである可能性も考慮する必要がある。

4．鑑別すべき疾患と鑑別のポイント[1, 2, 7, 10)]

1）詐病

①PTSD症状を示す動機として，はっきりとした外的要因がある。

②患者の主張するストレスまたは機能障害と客観的所見との間に顕著な違いがある。

③診断評価の際の協力の欠如や，治療行為への遵守の欠如。

2）解離性障害：解離性健忘，解離性同一症，離人感・現実感消失症

は，心的外傷出来事への曝露に先行することもあればしないこともあり，PTSD の症状と同時に起こる場合もあればそうでない場合もある。もし，PTSD のすべての診断基準を満たす場合は，PTSD の下位分類「解離症状を伴う」を考慮すべきである。心的外傷出来事と解離症状との因果関係を，詳しくアセスメントする必要がある。

3）不安症群：パニック症の過覚醒および解離症状は特定の心的外傷出来事と必ずしも関連しない。PTSD はトラウマ記憶が再体験され，恐怖などの陰性感情を生じる病態である。一方，全般性不安は，日常的な多くの出来事または活動に対する過剰な不安と心配が持続し，これに伴って運動性緊張や自律神経症状などを呈する疾患である。つまり，不特定の対象が次々と不安になる状態であり，むしろ安心感が欠如していることが特徴である。

4）適応障害：DSM–5 では，症状はストレス因の始まりから 3 か月以内に出現するとされ，ストレス因は PTSD の基準 A で求められる強さや種類ではなく，どのようなものでもよい。またストレス因の結果が終結してから 6 か月以上持続することはないとされている。ストレス因に不釣り合いな程度や強度をもつ著しい苦痛，もしくは社会的，職業的，または他の重要な領域における機能の重大な障害を認めるときに診断される。PTSD との鑑別において，ストレス因の性質や時間的関係，症状のプロフィールが手がかりとなる。

5）急性ストレス障害：PTSD の出来事基準を満たす体験の後で以下のような急性の症状が生じ，持続が 3 日から 1 か月までのものをいう。主要症状の 1 つである解離は，トラウマの最中，あるいは直後に生じることが比較的多く，周トラウマ期解離と呼ばれる。その程度は多種多様である。定義として 1 か月を経過した時点で PTSD 診断に変更される。

6）パーソナリティ障害群：心的外傷出来事への曝露後に発症，または非常に悪化した対人関係における問題は，そのような問題が心的外傷出来事への曝露とは独立して予想できるパーソナリティ障害ではなく，PTSDの徴候かもしれない。

7）カフェインなどの不安惹起性薬物の影響：カフェインの1日摂取量が200mgを超えると中毒症状として，振戦，不整脈，虚脱，めまい，不眠，不安，瞳孔散大などを認める。

8）不規則な生活習慣，交感神経系を賦活するような激しい運動，大音響の音楽，高照度の照明などは不安を悪化させることがある。

9）身体疾患として，甲状腺機能亢進症，心疾患，貧血，レストレスレッグス症候群などの睡眠障害，また他の疾患への投薬の影響は検討する。

5．合併症および併存疾患

PTSDには，うつ病やパニック症，アルコール依存など，他の精神疾患の合併が多い。そのため，他の精神疾患の存在は必ずしもPTSDの否定にはつながらない。また，自殺念慮，自傷行為の存在，アルコール等依存症への注意は，治療のどの段階においても必要である。PTSDの総合的アセスメントの最中，あるいはトラウマセラピー開始後でも，併存する精神疾患・症状の治療が重要だと判断されれば，その治療を並行することが求められる。

6．トラウマセラピー前の優先順位のアセスメント[10)]

1）トラウマ要因：加害者との同居のように，PTSDの原因となったトラウマ的出来事が現在も持続している場合には，PTSDを改善する治療の効果は望みにくい。そのような場合のアセスメントとして医療よりも，あるいは医療と並行して，法的保護，ケースワークの必要性を判断しなければいけない。

2）西ら[10)]は，PTSDよりも優先すべき精神医療上の問題として，差し迫った自殺の危険，寛解していない精神病性障害（統合失調症，躁病，錯乱），出産，未治療のアルコール薬物依存を挙げている。それ以外の精神疾患については，重症度や生活への影響をアセスメントして，PTSDとの間で治療の優先順位を考える必要性を述べている。

7．トラウマセラピー施行にあたっての患者との治療契約

1）どのようなトラウマセラピーが患者にとって最適かアセスメントする。認知行動療法を主体としたトップダウン型がよいのか，身体のほうからアプローチするボトムアップ型がよいのか，各セラピーのメリット，デメリットを懇切丁寧に説明し患者の不安を和らげることが必要である。

2）構造化されたトラウマセラピーのために，予約方法，キャンセル方法，セラピーの回数，1回あたりの時間，料金などを患者に懇切丁寧に説明する。あるトラウマセラピーが患者に合わず症状が悪化した場合の対応も説明しておいたほうがよい。

3）トラウマセラピー前に，患者や周囲の人々に各種アセスメントに基づく所見を伝え，セラピー実施計画を説明して同意を得る，つまり，インフォームド・コンセントを得て，治療契約を結ぶ（作業同盟)。

Ⅳ．トラウマセラピー実施中のアセスメント

1．治療の基本

PTSDをはじめトラウマ関連症状の治療の基本は，心身と環境の安全を確保したうえで患者が本来もっている回復力を発揮できる環境を整えることである。次の段階として，個々の患者の状況に応じ，積極的な介入法の導入の有無が決定される。欧米のガイドラインでは，PTSDの治療に際してはトラウマ焦点化認知行動療法（Trauma Focused Cognitive-Behavioral Therapy：TF-CBT）が第一選択として推奨されている。そしてTF-CBTの中では持続エクスポージャー療法（Prolonged Exposure Therapy：PE）の有効性が最も実証されている。また，眼球運動による

脱感作と再処理法（Eye Movement Desensitization and Reprocessing：EMDR）や認知処理療法（Cognitive Processing Therapy：CPT）も有効な治療法とされている。しかし，これらのトラウマセラピーは患者の心身にとって侵襲的であることをセラピストは常に意識しなければならない。この認識は，PTSDの医学的，心理学的治療においても不可欠である。治療はいつも順調に進むものではない。治療中，患者の状態が悪化し，治療者と患者が互いに陰性感情を抱くのは，トラウマ治療ではよくみられることである。その際，アセスメント，支援仮説の作成，支援目標の設定，支援方法および支援手続きを迅速に見直し，必要があれば修正することが重要である。例えば，医師の場合，常に併発疾患の存在を確認すること，薬物療法は適切なのか診察ごとに見直すこと。心理技術者の場合，現在施行中のトラウマセラピーは患者の負担になっていないのか，もし負担となっていた場合，面接の時間や頻度の見直し，中断の検討，代替えのトラウマセラピーの検討を患者とともに行うことが重要である。

2．リスクアセスメント

1）リスクアセスメントの目的

日本精神科救急学会監修の精神科救急医療ガイドライン[11)]を参考に，リスクアセスメントを検討する。トラウマセラピーの施行中，患者の攻撃的行為・暴力・暴言・興奮・解離症状の出現を完全に予測することはできないが，包括的なアセスメントと管理計画を実施することでそれらを低減し，安全な治療環境の確保を図るべきである。

2）リスクアセスメントの対象

リスクアセスメントは評価者により差異が生じやすいため，患者自身や家族，ケアに携わっている他の職員から直接話を聞き，可能であれば患者，関係者とともに多職種で評価するのが望ましい。

3）リスクアセスメント実施の時期

リスクスクリーニングはトラウマセラピーの中断，セラピストの退職や交代，疾患のステージが変化し，治療・ケア内容が変更されるときなどに，すべての患者に対してルーティーンに行われるのが望ましい。リスクが高いとアセスメントされた患者については，リスク行為が発生することを想定してさらに詳細なアセスメントを行い，セラピーおよびケア計画を検討する。

４）リスクアセスメントの方法

リスクアセスメントには，以下のような内容を含むようにする。併せてBVC（Brøset Violence Checklist）やDASA－Ⅳ（Dynamic Appraisal of Situational Aggression）などのツールを活用し，客観的なアセスメントを行うことが望ましい。

①リスクの性質と程度の予測

攻撃性・暴力のターゲット，規模，頻度，実際に起こる可能性を特定する。過去に患者の攻撃的行為・暴力・暴言・興奮歴がある場合，発生日，突発性，暴力の種類，ターゲット，場所，被害の程度などを詳細にアセスメントする。

②精神疾患，環境，他の状況因子との関係

リスクと他の要因との「関係」をアセスメントする。その患者に固有な注意すべき徴候，引き金について特定し，リスクが予測される状況を検討する。

③攻撃性・暴力のリスクを増加・減少させる因子

リスクを増加させる因子（服薬，嫌なトラウマセラピー，相性の悪いセラピスト，プログラムなど），減少させる因子（家族や友人，特定の気分転換など）を探し，有効な介入方法（かかわりのコツ，頓用薬の使用など）を検討する。患者自身が暴力を振るう引き金や攻撃性が高まってくるサインについて，どう認識し，コントロールしようとしているかを確かめることが重要である。

④評価者間のギャップの確認

評価結果について職員，関係者，患者の間に情報や評価のギャップがないかを確認し，さらにアセスメントの必要な領域があれば明らかにしておく。

5）治療環境のリスクアセスメント

組織の管理者は，実態調査や報告事例より，自施設における暴力事故のリスク分析を行い，引き金となり得る危険因子，リスクの起こりやすいパターンや状況を検討し，対応策を検討すべきである。

6）情報の共有

リスクアセスメントのために集められた情報と評価の結果は，組織内で統一された記録様式に確実に記載し，医療チーム内のみならず，必要に応じて他の部門間でも適切に周知すべきである。特にトラウマセラピーの中断，セラピストの退職や交代，疾患のステージが変化し，治療・ケア内容が変更される際に，予想される重大なリスクに対して情報伝達が確実に行われるよう配慮すべきである。

3．トラウマセラピー終結にむけてのアセスメント

あるセラピーの所定の時間と回数をこなし，一定の改善傾向が認められた場合，セラピー終結にむけてのアセスメントが必要となる。終結となるのは理想であるが，現実的にはそうではない終わりを迎えることも多い。転居，転校，結婚，職場異動など患者を取り巻く生活環境の変化，経済的な事情の変化もアセスメントの対象となる。

トラウマセラピーの目的や目標は人生が豊かになること，安心・安全な環境に身を置くという抽象的なもので，それには到達点はない。セラピーで終期まで行き，終了をしたとしても，人生の発展ということからするとまだまだ終わりではなく，「中断」と考えることも可能である。トラウマセラピーは，治療目標を達成せずに，さまざまな要因によって途中で面接が打ち切られてしまう「中断」という形で終わることも多い。セラピーの目標が達成できた場合は，患者との合意によって面接を終結する。患者が見捨てられ感を抱かないように「開かれた終結（いつでも相談に来られる形での終結）」を行うことが重要である。

V．トラウマセラピー実施終了後のアセスメント

1．フォローアップの診察や面接

トラウマセラピーによりPTSD症状がある程度改善しても数か月に及ぶフォローアップの診察や面接が患者に提供される場合が多い。アセスメントのポイントとして以下の事項が挙げられる。患者自身が受けたトラウマセラピーの治療効果としてPTSD症状は改善したのか？　最も改善したものは？　さらに，変わらないもの，悪化したことを客観的にアセスメントする。

2．強みに関するアセスメント

強みに関連するアセスメントを再度行い，トラウマセラピー実施前のアセスメントと比較検討する。強みのアセスメント，有する資源，大切なもの，5年後はどうありたいか，回復の経過などに，どのような変化がもたらされたかアセスメントを行う。

3．感情調節の困難さと人間関係のアセスメント[9)]

感情調節の困難さと人間関係のアセスメントをトラウマセラピー実施前と比較検討することは不可欠である。具体的に，以下のようにアセスメントを行う。感情調節の困難はどう変化したか。自分の感情を客観的に把握し，それを表現する言葉や，自分で調節するスキルを学んでいくことができたか。感情的な刺激に対して敏感に反応しすぎず，恐怖や解離，怒り，不安，悲しみ等の感情的な問題に対して，平静を保つことが可能となったか。不健全な人間関係に巻き込まれ，自らそのような関係に身を置いてしまうことはないか。結婚や交際に関する問題，対人関係に関する不満足，子育てに関する問題，仕事における機能不全，社会的孤立，援助の希薄さは改善したか，など。

4．心的外傷後成長（PTG）のアセスメント

トラウマを有する患者に対する最終的なアセスメントは，レジリエンスの低下からの向上の形態として，心的外傷後成長(Posttraumatic Growth：PTG）の確認であろう。PTGでは具体的に以下の5つの成長が確認されている。①他者との関係：より深く，意味のある人間関係を体験する。②精神性的変容：存在や霊性への意識が高まる。③人生に対する感謝：生に対しての感謝の念が増える。④新たな可能性：人生や仕事の優先順位が変わる。⑤人間としての強さ：自己の強さの認識が増す。アセスメントの最終的な目標は，トラウマセラピーに関わる関係者が患者のPTGをアセスメントし，作業同盟の中でPTGを共有することに尽きると思われる。

5．家族システムのアセスメント

PTSDの諸症状の変化を共有し，家族システムが強化されたか否かアセスメントを行う。

具体的には発症前後の家族（支援者も含む）との関係性の変化，家族内のコミュニケーションの変化，家族内の役割分担の移行，患者の体調について家族が語り合える機会や場の有無，家族外のサポートの有無など。

Ⅵ．最後に

本稿では医療領域のアセスメントについて，トラウマセラピー前，実施中，終了後に分けて概説した。適切なアセスメントを通して得られる最大のメリットは，患者の人生史を治療者の脳裏に刻み込むことが容易になり，ラポール形成が容易となることであろう。どのようなセラピー（患者への介入）を行うにせよ，患者とのラポール形成は不可欠であり，治療者はセラピーのすべての段階において患者の流れゆく河のごとき人生史を適切なアセスメントを行って把握すべきである。

文　献

1）American Psychiatric Association（髙橋三郎，大野裕監訳）：DSM-5 精神疾患の診断統計マニュアル．医学書院，東京，p.269-278，2014.
2）金吉晴：心的外傷後ストレス障害．福井次矢，髙木誠，小室一成編：今日の治療指針 2019 年度版，医学書院，東京，p.1045-1047，2019.
3）森信繁：外傷後ストレス障害．金澤一郎，永井良三編：今日の診断指針第 7 版，医学書院，東京，p.1507-1508，2015.
4）鈴木友理子：災害に伴う精神医学的問題．樋口輝彦，市川宏伸，神庭重信ほか編：今日の精神疾患治療指針第 2 版，医学書院，東京，p.987-990，2016.
5）長尾賢太朗，河村葵，栗山健一：PTSD 治療奏効率向上のためのストレスマネジメント．臨床精神薬理，21；479-487，2018.
6）木村美也子：脆弱性とレジリエンス．こころの科学，165；16-21，2012.
7）金吉晴：成人 PTSD 患者の評価．トラウマテック・ストレス，10；50-58，2013.
8）小此木啓吾：対象喪失―悲しむということ―．中央公論新社，東京，p.27-35，1979.
9）大滝涼子，加藤知子：幼少期のトラウマによる PTSD のための認知行動療法 STAIR（感情調整と対人関係調整スキルトレーニング）と NST（ナラティブ・ストーリィ・テリング）．野呂浩史企画・編集：トラウマセラピー・ケースブック，星和書店，東京，p.131-173，2016.
10）西大輔，金吉晴：心的外傷後ストレス障害．樋口輝彦，市川宏伸，神庭重信ほか編：今日の精神疾患治療指針第 2 版，医学書院，東京，p.266-271，2016.
11）日本精神科救急学会：興奮・攻撃性の予防．日本精神科救急学会監修，平田豊明，杉山直也編：精神科救急医療ガイドライン 2015 年版，p.57-79，2015.（https://www.jaep.jp/gl/2015_all.pdf）

Column

精神保健福祉士（Psychiatric Social Worker：PSW）の視点からのアセスメント

瀬戸 あや

1．ソーシャルワークの定義

PSWは，「ソーシャルワークは，人間の行動と社会システムに関する理論を利用して，人びとがその環境と影響し合う接点に介入する」というソーシャルワークの定義に基づいて行動する。PSWが人と環境の接点に介入するためには，「人」と「環境」それぞれを把握し，それぞれをつなぐ必要がある。これは，どの疾患の患者に対しても同じことがいえる。

2．「環境」をアセスメントする

まずは「人」の周りにあるもの，「環境」からみていく。「環境」は「社会資源」という言い方をすることが多い。PSWの場合は，患者の周りにあるものは何でも資源になり得る。PSWは心理職とは違い，患者の内面に触れながらその人を理解していくというより，患者を取り巻くものや，患者がそれらにどう対応するのかを見ながらその人を理解していこうとする。

トラウマ関連疾患のある患者の場合，PTSDの症状である「侵入症状」や「心的外傷的出来事に関連する刺激の持続的回避」のために行動範囲が狭まる患者が見受けられる。例えば「この場所を通るとあの出来事を思い出すので通れなくなった」などである。それがたまにしか通らない場所・行かない場所なら問題はないのかもしれないが，毎日通らざるを得ない場所・行かなければならない場所であれば生活上の支障となりうる。また，もしも有益な社会資源（本人の希望に合致する作業所など）があったとしても，そこにアクセスすることができないということも考えられる。そのため，回避が起きる状況を詳しく知る必要がある。

そして，仮に患者の近くで侵入症状や回避が起こりかねない状況があったとしても，別の手を打てば問題ないかもしれない。前述の例で考えると，患者に付き添って一緒にその場所を通ってくれる人がいれば少しは大丈夫とか，家から地下鉄の駅が近ければ地下に潜ってしまうのも一つである。この「別の手」を考えたり探したりすることもPSWの大事な仕事である。「家から駅が近い」という一見何でもないことでも社会資源ととらえることができる。アセスメントの際はどんな情報も無駄にしない姿勢が必要とされる。

3．「人」をアセスメントする

患者と社会資源をつなぐにあたり，もう一つそれを阻むものがある。「心的外傷的出来事に関連した認知と気分の陰性の変化」である。たとえ患者の周りに社会資源が多数あったとしても，本人がそれを使ってみよう・やってみようという気持ちにならなければ，その社会資源は意味を成さない。患者が何か困りごとを抱えていて，その周りには医療機関，友人，家族，職場など多くの人がいたとしても，「誰も信じられない」「自分なんかが相談に乗ってもらえるわけがない」などという思考になっていれば，一人で困りごとを抱え込んでしまうことになる。そのため，患者の認知・思考の歪みの有無も気にかけて関わっていくことになる。

また，社会生活を送っていくにあたり，達成感や充実感といったことが患者のモチベーションになっていくかと思われるが，そこで気にかかるのが解離症状である。「自分がこの仕事をしたという実感がわかない」などである。解離症状の程度を知るだけでなく，その症状が具体的に日常生活にどう影響しているかもアセスメントする必要がある。

4．多職種連携

PSWが患者をアセスメントする際には，以上のように，その「人」「環境」を知るところから始まる。そのうえで，それらをつなぐ働きを行っていくことになる。しかし，PSWが見るのは患者の一面であり，多職種の人々に他の面を見てもらうことで患者の支援を進めていくことができると思われる。

● 総 論 ②

児童福祉領域におけるアセスメント

和田 晃尚　　森 茂起

Ⅰ．児童福祉領域におけるトラウマ・ケア

1．はじめに

社会的養護のもとで生活する子どもたち，特に近年の児童養護施設に入所する子どもの多くが，虐待やネグレクトをはじめ複雑かつ過酷な事情を背負っている。重要な発達期において安全，安心が脅かされ，多くの逆境体験を経てきた子どもたちであり，発達の遅れや情緒的な問題，対人関係不和等，生活上さまざまな生きにくさを抱えた子どもも多い。子ども虐待のように長期反復的にトラウマ体験に曝されることで生じる心的外傷は「複雑性トラウマ」としても認知されるようになり，児童養護施設では，子どもたちの抱える発達的課題をトラウマという視点で捉え，多様な成長のあり方に応えるために，養育の中に治療的，成長促進的関わりが求められる。

一方，児童養護施設は生活施設であり，入所している子どもたちにとっては生活空間そのものである。したがって，そうした施設の特質を十分捉えたうえで，そこで展開しようとする心理的援助を考えていくことが求められ，施設に暮らす子どもたちの生活実態に即しつつ，現実的かつ必要性に応じた心理的援助のあり方を模索することが重要である[1)]。施設における入所児童へのトラウマのアセスメントおよびケアを考える際も，同じ臨

床姿勢が求められる。

2．トラウマ・ケアの必要性

本来なら自分を愛して保護し，心地よい関係性の中で安心感を与えてくれるはずの親から虐待やネグレクトを受けた子どもたちが，どれほど痛みや恐怖を覚え，絶望や無力感を感じたかは筆舌に尽くしがたい。そうした子どもたちは，人としての基本的尊厳を脅かされ，人や世の中は容易に信じられないというこころの傷つきと不信感を抱いている。近年では，脳科学の研究も進み，虐待というトラウマの影響は，脳に器質的，機能的な変化をもたらし，子どもの発達に広範なダメージを与えることがわかっている[2)]。

発達期のより早期に虐待による痛手を負ったのであれば，それはアタッチメント形成という子どもにとっての防護壁が奪われ，後に出会うさまざまなストレスに対し無防備に晒されることになる。こうした事態が子どもの基本的信頼感や自己調整する力，自尊心などの育ちの土壌を奪い，レジリエンスをさらに脆弱なものにしていく。

このような背景を考えると，施設に入所している子どもたちはトラウマに向けたケアのニーズの高い子どもであると言える。虐待を受けた子どもの回復のために必要とされる，「自己の統合性の回復」，「アタッチメントの再形成」，「自己物語の編纂」のための治療的養育すべてがトラウマケアと結びついている[3)]。施設の子どもたちがもつ虐待やネグレクトなどの体験を整理し，「自分史」を語れるようになるため――つまり，トラウマ性記憶から叙述的記憶への改変を行うため――の支援はその重要な要素である。

以上のように考えると，トラウマケアは，子どもの基本的な育ちのプロセスを支える支援と両立すると考えられる。「自分史」の形成には，子どもの語りの場を醸成し，語りを言語的にも非言語的にも支え，語りに同行する大人の存在が必要であり，それは基本的な育ちを支える存在でもある。トラウマからの回復は，アタッチメントの再形成や自尊心の回復などの育て直しと，個人の強みを見出し，レジリエンスを高める姿勢を貫くことで可能になる。トラウマケアには，「アタッチメント」と「発達（特性と課題）」，「リソース（強み）」の理解が不可欠である。

Ⅱ．児童福祉施設におけるトラウマ・アセスメント

1．全体的・総合的アセスメント

子どものトラウマについてのアセスメントを考える際，問題行動や症状の表面的な理解にとどまらず，そこから問題の背景を知り，本質的な課題に到達すること，そして，対象となる子どもの潜在可能性に光を当て，その子の成長につながる支援の糸口を探るという臨床姿勢が基本とされる。児童養護施設における援助は，衣食住の充足を丁寧に行う生活支援を通して，子どもが負った痛手を癒すことに重きが置かれる。そして，入所児童が経験してきた生活環境からの影響なども十分に考慮しながら，子どもの個々の発達状況やニーズを踏まえつつ，生活の質の向上が図られる。ケアワーカーとの健康的なアタッチメントの形成をベースにしながら，子どものストレングスを最大限に生かすための支援が講じられる中，子どもの抱える課題（トラウマ）が，その子にとってのペースで解決（ケア）されていくことが肝要である。そうした支援を具体化するためには，子どもを生物，心理，社会的に多次元かつ総合的に理解することが不可欠である。

社会的養護におけるアセスメントについて，体系化されたものとして，増沢[4]の「包括的アセスメント」があり，ケースに関するさまざまな情報の分析，総合による子どもの全体像を多角的な視点から捉えた理解と，具体的な支援方針を立てて実践につなげていくためのプロセスが示されている。また，犬塚[5]は，対象は小学生以上とするものの，虐待を受けた子どもを多次元的に評価するために，心理アセスメントプロトコールを紹介している。

アセスメントの具体的な手続きについてはこれらの成書に譲り，本章では子どものトラウマのケアという観点から求められる施設臨床におけるア

セスメントの要諦について述べる。

2．トラウマ・インフォームド・アセスメント

近年，虐待等の逆境を経験した子どもたちが見せる不適応や問題行動の背景にトラウマの影響を見据え，適切なケアに結びつけるトラウマインフォームドケアが提唱されている。野坂[6] は，児童養護施設等の集団生活の中にはトラウマ記憶のリマインダーとなる刺激（もめごとや怒鳴り声，家族の面会）などが溢れ，そうした刺激に子どもたちが無防備に晒されていることを指摘している。その意味で，トラウマインフォームドケアに基づく関係性や環境づくりは，子どもの安全感，安心感を高め，トラウマからの回復だけではなく，再トラウマ体験の予防の視点からも重要であるという。また，亀岡[7] は，子どものトラウマの適切なアセスメントのためには，子どもの発達段階によって，トラウマによる症状の現れ方が異なるといった発達的視点が不可欠になることを指摘している。それを踏まえると，一方で，子どもの発達段階の観点から，基本的生活習慣のあり方や学校における生活状況，遊びの場面における言動，情緒的安定の程度を把握するとともに，他方で，いつもよりイライラする場面が増えた，学習に集中できない様子がある，食欲が落ちたり，遊びに活気がない等々，何気ない変化をトラウマ反応から捉えなおすことが必要である。先に述べたように，多くの子どもについて，トラウマ反応に対する適切なケアやトラウマの治療という側面に支援方針を焦点化していくことが求められる。

特に，子どもの場合，解離という視点から理解することが大人以上に重要である[8]。杉山[9] は，子ども虐待の後遺症としての解離とフラッシュバックとの関連性に言及し，解離によって意識下に置かれたトラウマ記憶はフラッシュバックにより突然想起されるが，このフラッシュバックが従来考えられていたよりも広い範囲で生じ，さまざまな形で表出されることを指摘する。解離は生活環境に大きく依存する問題であり，子どもに見られる解離は，関わり方によって大きく変わることが多く，周囲の人の理解があれば大きくなりにくい。心理療法的対応だけでなく，養育の中で常に

扱うべき課題である[10)]。

壮絶なDVを目撃する等トラウマティックな体験を経験し入所してきた4歳の女児Aは，不安や苦痛を言葉にして他者に伝えられず，怖い情景を思い出し孤独に泣いていることがしばしばある等，解離とフラッシュバックが日常生活で散見された。しばらくしてAが生活場面で不可解な絵を描き始め，その描画の内容がトラウマ体験に由来するものと認識されたため，生活内で描き始めた描画を大切に保管する関わりを継続することにより，トラウマ症状が緩和する等，極めて治療的な関わりにつながった。このように，アセスメントは，心理検査やチェックリストの実施によってのみ行われるわけではなく，日常生活の中での観察や関わりを通してトラウマ症状の存在を把握することが必要である。

3．支援プロセスに見るアセスメントの諸相

1）アドミッションケアにおけるアセスメント

アドミッションケアとは，施設入所前後における子どもに対する配慮やケアのことを意味する。具体的には，施設入所理由の説明，新しく生活することになる施設や地域に関する情報提供，施設生活の1日の流れやルールの説明，施設での受け入れ態勢の整備等が挙げられる。入所前にインテーク面接のために児童相談所を訪れ，子どもと面接することもある。アドミッションケアがどのように行われるかは，その後の支援の方向性を大きく左右する重要な要素であり，可能な限り，子どもたちの疑問や不安が解消されるための細やかな配慮が求められ，こうした取り組みが，子どもの施設生活における安全感，安心感を育むことにつながる。

子ども虐待が養護事情である場合，行政の介入により措置されるケースが多い。そのため，親をはじめ家族との突然の分離，馴染みのある生活環境，慣れ親しんだ友人との別れ等々，施設への入所に多くの喪失体験が複合している。虐待によるトラウマに二次障害としてのそれらが重なってレジリエンスを低下させる。措置に対する怒りの感情や親への罪悪感，先行きが見えないことの不安や不満等々，施設入所にまつわる子どもの思いは

さまざまであり，そのため，アドミッションケアにおけるトラウマのアセスメントでは，自分の置かれた状況を子どもなりにどのように理解し整理しているのかについて丁寧に話を聞き，把握することが大切である。

また，児童相談所が取りまとめた児童票に記載されている情報を整理し，ジェノグラム（家系図）やエコマップ（利用者と周囲の関係性を示す図）により，家族関係の在り様（虐待の内容や程度も含む），子どもを取り巻く環境，家族の活用してきた社会資源を把握することがトラウマアセスメントの基盤となる。それらに基づいて子どものライフヒストリーを作成することで，時間軸に沿って子どもの経験したトラウマを理解することができる。子どもから入所以前の生活の様子を聞き取る際，基本的な衣食住の生活の様子やその質，親子関係の在り方やそれを子どもがどう認識し過ごしてきたのかに着目しながら，現在の子どもの安心感や自尊心について把握することを心掛ける[11)]。そうした聞き取りの中から，児童相談所の児童票では確認できない，新たな情報が得られることが少なくない。家族間の境界線の在り方や虐待にまつわるエピソードが垣間見られ，トラウマ体験に関わる思わぬエピソードが語られることも少なくない。性的虐待については隠されやすいため，施設入所後しばらくして発覚することがある。その際は，児童相談所をはじめ各関係機関と連携しながら情報を精査していくことも求められる。

一方，TSCC や ACBL-R，CAPS-CA 等，質問紙や面接法を含めたアセスメントツールを活用し，トラウマに関連する症状や問題を把握するとともに，上記の過程で得られる子どものライフヒストリーと総合して，今後のケアの中で，どのような過去の出来事を扱っていく必要があるかを検討する。過去の出来事の記憶を直接扱う実践として，1）ソーシャルワークとして自伝的記憶を扱うライフストーリーワーク，2）日常的ケア，3）トラウマティックプレイや TF-CBT 等の心理療法の 3 領域がある[12)]。子どもたちの分断された体験，記憶に働きかけトラウマをケアする際，子どもの置かれた状況や問題の背景，現在の状態像をよく勘案しながら，どのようなアプローチをどの時期に選択していくかについて方針を定め，その中で日常的ケアの役割を共通理解しておくことが求められる。

2）インケアにおけるアセスメント

入所後生活が安定してから後に少しずつ子どもの本質的な問題が表出されていくことが少なくない。そのような場合は，その時点であらためて，不適切な養育環境においてどのように適応していたのか，あるいは失調を起こしていたのかを検討するとよい。不適切な環境において，子どもの健康的側面やストレングスが問題を顕在化させない役割を果たしていた可能性，トラウマに由来した発達の歪みやアタッチメントのあり方が問題として見えにくかった可能性などを考えることができるだろう。入所前の家庭における生活の在り方の情報をもとに，“子どもと生活をともにしながら”問題を理解することが求められる。一方，家族支援のプロセスに応じて，虐待の加害者である親との交流にまつわる子どもの心情の変化を的確に捉え，親子関係の再構築への支援が検討されることも並行して進められなければならない。

子どものトラウマを捉える際，情報収集面での困難（情報が乏しい，情報共有の課題など），子ども言語（表現力）の未熟，トラウマ性記憶であるがゆえに抑制されている語り（虐待の存在自体を否認している場合など）などの課題がある。これらの要因によりトラウマの把握が十分進展せず，ケアの機会が日常生活に埋没してしまうことも多い。子どもが内に秘めていた事実を語りたいと望むのは，相手との関係性や時熟，気候や場所や時間も含めたその場の雰囲気から，子ども自身が選びとったときにその相手に語られる[13)]。そのため，構造化された場面での面接だけではなく，生活場面面接（Life Space Interview）も合わせて，子どもの言語表現のみに頼ることなく，表情や行動など非言語的な情報を捉えながら，丁寧に面接を進めることが重要である。子どもに安心感をもってもらうことはトラウマケアの根幹である。ここで述べたようなアセスメントのための関わり自体が治療的でなければならない。例えば，情報を得るための面接であっても，単なる情報収集の場ではなく，子どもが語りを深め，それを受け取ってもらう，その関係性の中で感情や記憶が整理されていく機会とすることが大切である。

このように，時間軸や関係性により，語られる内容，語りの深さが変化するということへの理解が必要であり，トラウマ体験を把握することは，関係を通して理解していくという視点が重要である。このことは，トラウマのアセスメントだけではなく，アタッチメントの再形成やトラウマ体験の語りの促進等トラウマケアの面でも極めて重要である。

ただし，子どもがすでに語ることを求めているにもかかわらず，ケアワーカー側の恐れや不安によって回避されることがないようにしなくてはならない。子どもが語ったときには，それが語ってよい体験であると子どもが感じることを目標に対応するとよい。そのためにも，アドミッションケアにおけるアセスメントからどのような体験がありうるかをあらかじめ想定しておくことが役立つ。

3）リービングケアにおけるアセスメント

リービングケアとは，施設退所に向けての準備に関わる援助のことをいう。退所先には家庭，自立生活，別の施設などがあり，退所後の生活の在り方は一様ではない。また，子どもの抱える問題を解消するには至らず措置変更となった場合，あるいは家庭引き取りであるものの問題の改善としては時期尚早と思われる等々，トラウマケアの観点から言えば，必ずしも万全なときに退所を迎えるわけではない。いずれの場合においても，後の生活において子どもたちが少しでもよりよい人生を歩んでいくことができるよう，現状を評価し，次の支援につながるよう方向性を見出すことがケアワーカーとしての責務である。

子どもが抱えるトラウマに対し，どの程度まで治療的な関わりを果たせたのかについて，すべてのケースに妥当な明確な基準を設けるのは難しく，個々のケースに応じ総合的に判断していくことが求められる。すべての子どもに必要な要素として，家族関係の在り方（家族機能の回復，家族関係の修復），自己物語の再編纂，医療的ケアの程度，自尊心，アタッチメントを含む対人関係のあり方，現実検討力，問題解決力，生活力（生活知識・技術）があり，トラウマ症状と解離の現状も重要である。措置期間が短い子どもなど，これらの症状がまだ残る場合もある。傷ついた心の回復とレジリエンスの育ちを総合し，PTGを評価する。それらの評価に基づいて，今後の生活でぶつかる可能性のある問題をあらかじめ想定し，子どもにわかる形で対処法を伝えることはリービングケアの重要な要素である。必要な場合，継続的に利用できる医療あるいは相談の窓口につなぐことが望ましい。しかし，トラウマケアの観点からリービングケアを検討することはまだ十分なされておらず，今後実践を重ねる中で評価の視点が精査されていかねばならない。

Ⅲ．事例提示

倫理的配慮により，事例については本質を損なわない程度に，個人を特定する情報については省略および改変を加え，他の事例と合成し提示している。

1．事例概要

対象児童：B，男児，4歳（X年援助開始時）

入所経緯：X−2年，実母の身体的虐待とネグレクトにより里親に委託されたが，Bのさまざまな問題行動，喘息発作，夜泣きなどが頻発し，里親変更。しかし，次の里親宅でも里母が心労で倒れ措置変更となり，X−1年に児童養護施設（以下，施設と略記）に入所となる。実母のBへの愛着は希薄。実母は未婚で認知も受けておらず，Bの実父は不明である。Bについて，児童票に入所時の医学診断で精神発達遅滞疑いと指摘されており，吃音，アトピー性皮膚炎，喘息，アレルギー体質と特記されていた。

2．援助過程（3期に分けて提示している。援助者はThと表記）

第Ⅰ期　X年4月〜X＋1年4月

入所当初よりBとのかかわりで職員は四苦八苦しており，玩具を独占できなかったり，要求が受け入れられないと，憤怒，号泣しながら部屋を飛び出していく毎日であった。飛び出していった先では，壁を蹴ったり，窓を叩いたりして，職員の気を引くように泣き続けることも多かった。Bの第一印象は，小柄で素朴な表情をした男の子で，容易に他者を寄せつけまいとした言動に表れる荒々しさの反面，とても繊細で敏感な感受性をもっているとの印象を受けた。

この頃，担当ケアワーカーの“Bをまるごと受け止める中で少しでも関係を深め，穏やかに気持ちを伝え合えるようになりたい”という意向を汲み，この方針を担当職員間で共有することとした。そこでThは，まずは日常生活での遊びの中で本児と時間をともにしようと考えた。当初，BはThをまったく寄せつけず，拒否的であったが，Bが他児と遊んでいる場面でそっと傍らにいることを心がける中で，次第に玩具の使い方をThに聞いてくるなど少しずつ関わりの糸口が見え始めた。癇癪を起こし，泣きながら部屋を飛び出すBを，Thが追いかけてなだめる機会も増え，その中で次第にThへの拒否的な態度は和らぎ，抱っこを求めてくるようになった。Bの感情が高ぶり，落ち着きを取り戻すのに時間を要するときは，静かな場所に移り，窓の外に見える景色や部屋のカレンダーに描かれた動物の絵を怒鳴るように指差すBに，1つ1つ応じ，Bが落ち着いていくのを待つという，穏やかな時間をともにした。BのThへの抵抗感が和らいだ頃，添い寝の際に痒くなった体をさするよう求めたり，Thの服のポケットに大切な玩具を預けることもあった。そうした何気ないBの仕草から，つながりたい，委ねたいというBの気持ちが伝わってくることもあった。

Bと関わり半年が過ぎた頃，Bは相変わらず他児との喧嘩は絶えなかったが，少しずつ「ごめんね」と言う姿も目にするようになった。印象的だったのは，トイレにてThが用便を済ませたBのお尻を拭いた際「ありがとう」と言われたことである。この時期，Bにさまざまな変化が認められ，吃音がなくなり，ゆっくり考え，確かめるように話すようになった。

第Ⅱ期　X＋1年5月～X＋2年2月

Bは幼稚園に入園し，生活の流れが大きく変化した。さらに，前任の担当職員の退職によりBの担当者が変わることとなり，Bの心の揺れは施設，幼稚園問わず集団不適応という形で表れていた。感情は怒りという形でしか表現されず，攻撃的で，職員が介入しても，Bの気持ちは言葉にならず，ただただ泣き続けることが多かった。Ｂの不安定な言動や，その背景にある喪失とそれに伴う激しい怒りの感情に手当てする必要性を感じ，Ｘ＋１年５月より，個別心理療法を開始した。

Ｂは日常的に職員には不従順で，特に遊んだ後の片付けの際に，他児が片付けていくのを尻目に，一向に片付けようとせず遊びまわっているＢの姿が職員の目に付くようになり，注意されることが重なった。Th はＢと職員との関係に悪循環が生じていると感じ，この頃始めた個別心理療法の一方で，これまでのＢの変化について会議や職員との日常会話の中で話題にしたり，職員らがＢに求めた“片付け”をＢが遂行できるよう，サポートした。

さらに，Ｂ個人の問題だけではなく，大勢の児童が入所し，そうした雑踏の中でストレスが増し，子どもの緊張を高める環境的要因も感じていた。そこで，喧嘩が絶えずそのことが指導の対象にもなっていたＢの仲間関係形成の援助も兼ね，人気のあったブロックを素材としてＢをはじめ同年齢集団をメンバーとしたグループワークを展開した。そうした援助の展開と並行し，前任から引き継いだ担当ケアワーカーとＢの関係をフォローするため，Ｂの見立てや今後の方針についてコンサルテーションを重ねた。

第Ⅲ期　Ｘ＋２年３月～Ｘ＋３年３月

日常生活で見せるＢの雰囲気は朗らかになり，落ち着きが見られてきたが，言葉での意思疎通が苦手で，思いをうまく伝えられないことが多く，イライラして怒鳴ってしまうことがＢの課題であった。この頃，Ｂの能力特性を客観的に把握し，改めて日常的な関わりの配慮を考えようと担当ケアワーカーと話し合い，知能検査を実施した。結果から，目標達成までのスピードや，物事を理解したり，情報処理が遅いものの，１つ１つの課題への取り組みは正確であることがわかり，物事への取り組みや会話におけるＢなりの間を大切にしようという方針を担当ケアワーカーと立てた。

一方，個別心理療法はＢが興味を示した箱庭を中心に展開していき，時には恐竜同士の戦いが行われ，そのダイナミックな表現にＢの混沌とした感情や葛藤が表現された。心理療法が重ねられたある日の面接で，いつもはすぐに遊び始めるＢであったが，この日は様子が違っていた。それまで面接室を照らしていた木漏れ日が緩み，Ｂの喘息特有の息づかいがよく聞き取れるほど，部屋は静まり，対照的に外ではセミの鳴き声が響き渡っていた。Bは神妙な面持ちで，セミの声に耳を澄まし，ほとんどの時間を窓の外の景色を眺めながら過ごしていた。ふと，「先生，あのセミ，お父さんとお母さんを探してるんじゃない？」と言うので，＜お父さんとお母さん探してるのかぁ…ちゃんと見つけられるかなぁ＞と応えると，「うん。きっとあっちの葉っぱが多いところにいると思うよ」。その言葉から，名状しがたいBの心境が伝わり，＜先生もきっと見つけられると思う＞と希望を言葉に託した。その後，紆余曲折はあったが，実母との関係が再構築されBは家庭に引き取られることとなった。

Ⅳ．考察

1．トラウマアセスメント

Bは言葉の遅れ，吃音，アトピー性皮膚炎，喘息，食物アレルギーなど，気質的，発達的な要因と，実母からの身体的虐待とネグレクト，2度の里親交代という人とのつながりを諦めざるを得ない傷つきの体験を背景とし，怒りや悲しみの入り乱れた感情がいまだ言葉以前のものとして混沌としており，養育者との関係におけるトラウマが不安定な対象関係による生きにくさを生んでいた。そのため，穏やかな経過を辿りながら，信頼できる人との間で，情動が受けとめられ，Bの感情を少しずつ表現しながら収めていく日々の体験の連続性や，人との関係において“つながる”という感覚が育まれることが必要であった。

第Ⅰ期において，Thのポケットに大切な玩具を預けるというBのしぐさが，Bの理解を深める契機となったように，心理職には日課，行事等の生活場面に積極的に参加し，生活で見せる子どもの姿からその背景に潜む本質的な課題を見出し，対象の子どもの理解を深めることが，子どもを全体的に理解するために求められる。例えば，Bが玩具を片付けられないということの背景として，大人への不信感の根深さからそこで展開される対人関係に不和が生じやすく，職員の話を聞き入れるところまでに至らないのかもしれないし，あるいは，トラウマ反応として，緊張しやすく，注意散漫，多動傾向を生じさせているがゆえに，目的行動に及ばないということも考えられる。子どもが示す1つの言動をとっても，その背景についてさまざまに思い巡らせながら，援助の目標を焦点化し，援助を展開することが必要である。また，個人についてのアセスメントだけではなく他の職員との協働の中で生活を見る視点をもちながら，幼稚園・学校生活，子どもの家族状況はもとより施設の入所児童や職員の状況，子どもと職員の関係など，子どもを取り巻く環境のアセスメントや，全体的推移の中で事象を捉えていく視点が求められ，こうした点を踏まえた包括的な助言が必要となる。援助方針や見立てが周囲と共有できる言語で表現されているのはもちろんのこと，子どもが抱える課題を，トラウマという視点を加味しながら実際に生じている具体的エピソードをもとにして他の職員に伝えることができ，心理療法の必要性や，その影響によって起こり得る変化，生活の中で配慮すべき事柄等を伝えられることが重要である。

2．治療的連携とアプローチ

施設環境が子どもの安全感，安心感を育む環境となるべく，職員同士の円滑な協働関係，疎通性豊かな関係によって施設全体が治療的環境として広がりをもってくるということがトラウマのケアにおいて肝要であり，そうした環境をどのようにコーディネートすべきかという視点がアセスメントには求められる。

事例では，心理的援助を始める際，Bの担当職員が援助目標としていることを尊重しつつ方向性を決め，連携して援助を進めている。援助開始当初は，担当ケアワーカーの個別援助計画の方針を勘案して，個別心理療法の場でBの内面に触れていくよりも，現実に生じている担当ケアワーカーとBとの関係形成を支持することのほうが，Bにとって治療的な体験となり得るであろうと考え，基本的な生活内のケアに加え，Bの恐怖心を和らげ，困難な場面への対処方法を身につけられるような支援を並行することで，Bが大人に安心感を感じ，頼れる存在であると認識してくれるよう目指すことからトラウマケアに着手している。

一方で，トラウマ体験にアプローチする心理療法の導入や医療との連携を判断することが求められる局面もある。Bには特定のトラウマ体験に焦点を当てた対応を行う機会がなかったが，強い回避症状やフラッシュバック，解離症状により過去の経験が語れないなど，トラウマ体験に焦点を当てた心理面接が求められることがあり，TF-CBTやEMDR等の技法を適用する必要もあろう。また，精神不安が強まり，入院治療を余儀なくされるようなケースもあり，医療との連携を図る等トラウマ症状に応じた臨床的判断が必要である。

3．アセスメントと表裏一体に進むトラウマケアの促進

個別心理療法への導入後，少しずつ安心感，守られる実感を得たBは，徐々に感情表現が活性化し，箱庭による自己表現によって溢れるエネルギーをコントロールし自分のものとしていく主体性と力強さを得たのであろう。そのような個別面接の過程でBがセミの鳴き声に触発され，これまでの自分の生い立ち，家族について，自分の行く末はどうなるのかというBの名状しがたい思いを，セミの親子という自然の生命に仮託して表現するに至る。

このことからして，それまで言葉で語れるような形で整理できていなかった家族への思いがさまざまな問題の一因であった可能性がある。ライフストーリーワークによる適切な理解の促進によって家族との別れを背景とする思いを共有しながら，個別心理療法の中で家族の問題をどのように扱うか検討していくことが重要である。Bにおいては，アドミッションケアにおけるアセスメントの段階で，実親，里親を含めた養育者への複雑な思いがケアの課題となることが予想された。その主題をどの段階で，誰が，どのように扱っていけばよいかを検討し，方針を共有しながら進めていくことがトラウマケアの促進につながる。

Bの事例では，まず人とともに在ることの安心感，仲間や職員とのつながり等々が日常生活の連続性の中で育まれていくことが目指された後，一

定の成長を経た段階で，個別心理療法において内的世界の表現が促進されることで，今の自分という存在がクリアになり，過去から現在そして未来という時間軸がＢの中に生じ，その中で家族への思いも言語化できたのであろう。適切なトラウマアセスメントとそのケアという治療的循環が，安心感，安全感を醸成し，過去の辛い体験を乗り越え現状を肯定的に生きるためのレジリエンスを高めたというトラウマへのアプローチのエッセンスが，Ｂの語りを通して理解できる。

Ⅴ．まとめ

本章では，児童福祉領域におけるトラウマケアのためのアセスメントについて，児童養護施設における支援プロセスを例示しながら論じた。

児童養護施設におけるケアワークは，発達保障や自立支援等，子どもの権利擁護を図るソーシャルワーク実践として捉えられる。そのため，アセスメントにおいては“個人と環境の相互作用”というエコロジカルな視点を中核にした生活モデルを基盤に，生物，心理，社会的に多次元かつ総合的に問題を理解することが重要である。子どもは成長発達途上にあり，抱える問題は身体的要因と心理的要因が不可分で形を変えやすく，心の問題が問題行動や身体症状として表現されることを理解しなければならない。また，環境（施設内の人間関係，子ども集団の性質，家族，学校，その他社会資源等）からの影響を極めて受けやすいため，そうした環境についてのアセスメントも不可欠である。そしてトラウマのケアにあたる際には，職員同士の円滑な協働関係によって施設全体が治療的環境となるべく，援助者も“環境”の一部として捉え，施設の風土や方針，専門職の構成，職員同士の関係性等を考慮した支援をコーディネートすることが求められる。トラウマケアのためのアセスメントが，こうしたエコロジカルな視点に支えられたものでなければならないことを確認して本稿を終えたい。

文　献

1）和田晃尚：児童養護施設における心理的援助—統合的アプローチの視点から—．札幌学院大学心理臨床センター紀要第15号，p.35–43，2015.
2）友田明美，藤澤玲子：虐待が脳を変える—脳科学者からのメッセージ—．新曜社，東京，2018.
3）西澤哲：虐待を受けた子どもの治療的養育の在り方．SBI子ども希望財団児童養護施設職員研修東日本第13期前期講義資料，2017.（2017.1.23 於ホテルシーサイド江戸川）
4）増沢高：子ども家庭支援の包括的アセスメント．明石書店，東京，2018.
5）犬塚峰子：被虐待児のアセスメント・多次元的評価．本間博彰，小野善郎編：心の診察シリーズ5 子ども虐待と関連する精神障害，中山書店，東京，p.60–79，2008.
6）野坂祐子：児童福祉におけるトラウマインフォームドケア．精神医学，730；1127–1133，2019.
7）亀岡智美：トラウマの適切なアセスメントとストレスマネジメント．発達，145；29–33，2016.
8）森茂起，森田展彰：トラウマ．森茂起編著：社会による子育て「実践ハンドブック」—教育・福祉・地域で支える子どもの育ち—，岩崎学術出版社，東京，p.64–81，2016.
9）杉山登志郎：発達性トラウマ障害と複雑性PTSDの治療．誠信書房，東京，2019.
10）森茂起：解離．森茂起編著：社会による子育て「実践ハンドブック」—教育・福祉・地域で支える子どもの育ち—，岩崎学術出版社，東京，p.96–104，2016.
11）藤澤陽子：児童養護施設におけるアセスメント—自立支援計画の実際—．相澤仁，犬塚峰子編：子どもの発達・アセスメントと養育・支援プラン，明石書店，東京，p.193–212，2013.
12）森茂起：児童養護施設における子どもたちの自伝的記憶—トラウマと愛着の観点から—．笠原麻里，日本トラウマティック・ストレス学会編集委員会編：子どものトラウマ—アセスメント・診断・治療—，金剛出版，東京，p.159–173，2019.
13）楢原信也：子ども虐待と治療的養育．金剛出版，東京，2015.

● 総 論 ③

司法領域におけるアセスメントⅠ：司法鑑定

岩井 圭司

Ⅰ．はじめに

近年，精神的被害が民事・刑事を問わず司法の場で取り上げられることが多くなり，精神科医や心理職が法廷に立つ機会も増えつつある．

本章では，主に民事賠償裁判において原告（＝被害者）を心理職が心理アセスメントする際の手順と注意点について，とくにクライエントの陳述の信頼性評価ということを中心に述べる。精神科医が行う被害者鑑定の手順については前に論じたことがある[1,2]のでそちらをあたられたい。

Ⅱ．司法領域における心理アセスメントの原則

司法領域におけるトラウマ症例の心理アセスメントの原則を掲げたものとしては，「サイモンの原則」（**表１**）[3]がある。これは裁判において精神科医が心的外傷後ストレス症（PTSD）の診断をする際の原則と注意点を挙げたものであるが，これは心理職においてもほぼ該当するものであると言えよう。

サイモンによるこの５つの原則はいずれも重要かつ単純明快なものであって，トラウマないし精神的被害のアセスメントに携わる者にとって常に留意すべき原則であるが，ここではあえてこれらを１箇条に凝縮した形

表1　PTSD 訴訟当事者の精神鑑定のためのガイドライン（サイモン[3]による試案）

①PTSD の診断基準を満たすかどうかを判定するとき，鑑定者は公式の診断マニュアル，専門家の文献，最近の研究に基づくこと。PTSD を独自に定義したりはしない。公式の診断基準を用いないときは，その PTSD の科学的根拠を証明する責任を，鑑定者が負うことになる。

②その外傷性ストレッサーが PTSD 診断を成立させるに十分なものであるかどうかを評価するにあたっては，鑑定者は公式の診断マニュアル，専門家の文献，最近の研究に基づくこと。

　原告の PTSD の臨床像に寄与している可能性のあるストレッサーが複数ある場合には，それらのすべてを評価する。

③PTSD の原告の精神鑑定を信頼性のあるものとするためには，原告の精神医学的および医学的既往歴（心的外傷体験に先立つ医学的，精神医学的，その他関連する諸記録など）を徹底的に検討する必要がある。

④専ら PTSD の原告の主観的な報告に頼り，他の情報源を顧みることがないようなことでは不十分である。

　司法精神鑑定においては，治療者の役割と司法的役割とを混在させてはならない。

⑤PTSD の原告の心理学的な機能障害の程度を評価するには，標準化された評価法を用いること。

　臨床的経験のみに頼った評価や，専ら極度に主観的あるいは独自の判断基準に基づいて心理的障害を評価することは避ける。

で述べておきたい。それは，

　クライエントの自由陳述をしっかり聴取し吟味し，その上で標準化されたアセスメント手法を適用する

ということである。ここで，自由陳述の聴取と標準化されたアセスメント手法（構造化面接と心理検査）とは，まさに車の両輪である。そして，必ず先に自由陳述を行っておいて，しかる後に標準化されたアセスメントを行う。理由は後述する。

　実際の鑑定過程では，クライエント（被害者本人）の自由陳述の聴取を医師が行い，その後で心理職が構造化面接や心理検査を行う，ということも多いだろう。そのような場合であっても，医師と心理職が緊密に連携しディスカッションした上で総合評価を行うべきである。

Ⅲ．まずは自由陳述を重視する

司法場面におけるアセスメントが，専ら原告の主観的な報告に頼るものであってはならないことは，サイモンの原則（表1）でも指摘している通りであるが，だからといって原告の陳述が軽視されてよいということにはならない。むしろ逆である。すなわち，まずは評価者からの質問は最小限にして，クライエントの意識の赴くままの陳述に，じっくりと辛抱強く耳を傾ける。そうして，クライエントのトラウマ体験と現在の症状について，緊密に批判的に吟味する。決して，被害者の主張を鵜呑みにすることはしない。

クライエントのトラウマ体験，被害体験について語ってもらうとともに，現在どのような症状があるのか，とくにどのような状況で症状が出現しているのか，それらについてどの程度具体的に語られるか，ということに注目して傾聴する。

Ⅳ．標準化されたアセスメント手法について

クライエントから十分な自由陳述が得られたら，次に標準化されたアセスメント手法を適用する。標準化された方法を用いることによって，評価者の主観や恣意性や癖の影響を最小限にすることができ，また診断基準に挙げられた症状の有無，あるいは全般的な重症度について数量化して示すことが可能となる。その一方で，こういった標準化された技法を用いることでクライエントがPTSDの診断基準等を察知してしまい，その結果かえって“症状偽装”（症状の過剰または過少申告）を引き出してしまう可能性がなくはない。その意味で，自由陳述の聴取は，必ず標準化されたアセスメントを実施する前に行うべきなのである。

標準化されたトラウマのアセスメント手法には，構造化面接といわゆる心理検査がある。

1．構造化面接

一般に「構造化面接法」とは，定められた文言で被検者に質問し，得られた回答を一定の基準によって判定するものである。トラウマ関連領域では，PTSD の診断のために，DSM–5 の PTSD 診断基準に基づいた「PTSD 臨床診断面接尺度 Clinician–Administered PTSD Scale for DSM–5」（CAPS–5）の日本語版[4]が標準化されており，保険適応もある（検査結果に基づき医師が自ら結果を分析した場合には検査料として診療報酬 450 点が算定できる）。なお，CAPS を用いるためには，公式の研修を受ける必要がある。

先述のように，構造化面接は評価者の癖や恣意性の混入をかなりの程度排除できるとされている一方で，適切に施行されなかった場合には，ある種の“誘導尋問”に堕してしまうことがある。とくに損害賠償裁判における原告（＝被害者）に対しては注意が必要である。よって，構造化面接といえども，各質問に対する被検者の具体的な回答を正確に記録しておき，原告の自由な陳述のときと同様に批判的吟味の対象とするべきである。

また，トラウマに特化したものではないが，精神疾患簡易構造化面接法（M.I.N.I.）[5]は，他の様々な精神疾患の併存の有無を検索する上で有用である。

2．心理検査

トラウマ関連病態の評価にあたっては，トラウマに特化した心理検査と，K6／K10 や GHQ といった全般的精神健康度を測定する検査，それに不安や抑うつといった様々な個別的症状を測定する検査，そしてパーソナリティ検査等を適宜組み合わせてテスト・バッテリーを組む。

ここではとくに，筆者が司法領域におけるアセスメントの際にほぼ毎回必ず用いている，改訂出来事インパクト尺度（IES–R），ミネソタ多面人格目録（MMPI）と PTSD キーン尺度（PK），解離体験尺度（DES）について述べる。

1）改訂出来事インパクト尺度（IES-R）[4)]（本書ツール①も参照）

トラウマないしPTSD関連の質問紙検査の日本語版の中で最もよく標準化されており，また唯一保険適応がある（診療報酬80点）。

PTSDの侵入症状，過覚醒症状，回避症状にわたる22項目からなる自記式質問紙法にしたものが，IES-Rである。過去1週間に自覚した症状について，“0．全くなし”“1．少し”“2．中くらい”“3．かなり”“4．非常に”の5件法で回答する。

施行にあたっては，検者が外傷的出来事を特定して，それについて被検者が回答するよう教示する（たとえば，「2011年3月の地震と津波被害について，以下の質問にお答えください」，と）。一部の項目は，外傷的出来事に関するかなり直接的な質問となっており，回答者の侵入想起症状を賦活するおそれをなしとはしない。また，多くの項目に対して「4．非常に」と答えれば重度のPTSDと診断されるであろうことが回答者にも容易に推測できることから，ケースによっては回答者の“過剰申告”あるいは“過少申告”を引き出しやすいといえるかもしれない。

Asukaiら[6)]によるとIES-R日本語版は，すでに一般成人および中学生で信頼性・妥当性が確立しており，PTSD診断上のカットオフは24/25であるとされている。ただし，陽性的中率はトラウマ受傷後早期では高いが，時間的経過に従って下降し，次第に偽陽性が多くなる。確かに筆者の使用経験でも，PTSD症状が改善してきてもIES-R得点は低下しにくい印象がある。

心理検査開発時に行う再検査信頼性測定の要領でIES-Rを実施することは，被検者の検査回答態度ないしは症状報告の信頼性の目安になる。すなわち，最初にIES-Rを施行してからしばらく時間を空けて被検者が設問とそれに対する自分の回答を忘れた頃（およそ2～4週間後）にIES-Rを再検する。その間被検者に大きな症状変動がなく，かつ被検者が自らの心象に誠実に回答しているのであれば，両回の回答は似通ったものになるはずである。統計学で言うκ係数がその指標になる。

2）ミネソタ多面人格目録（MMPI）とPTSDキーン尺度（PK）

この検査は，4つの妥当性尺度と10個の臨床尺度の得点の組み合わせから，被検者のパーソナリティの様態ないしは心理状態を判定するものであり，今日世界中で最もよく用いられている心理検査である。被検者が自己の病的な症状を隠蔽したり，逆に誇張したり，自己をことさらに善良な人物に見せかけたり，自分の欠点を隠そうとしたりといった，回答態度の歪みを検出し得るところがこの検査の大きな特徴である。詳細は成書（たとえば文献[7]）にあたられたい。

このMMPIからある目的のために有用な項目を取り出して質問紙を構成する，ということがこれまでにも多数行われてきた。MMPIから作成された質問紙としては，顕在性不安尺度（MAS）等が有名である。同様にしてMMPIから作成されたPTSD診断のための質問紙として，PTSDキーン尺度（PK）[8]がある。Keaneらは，ベトナム帰還兵のPTSDをPTSD以外の神経症水準の病態から判別するために有用な項目を統計学的に取り出し，PKを作成した。PKを『MMPI新日本版』で構成するには，同版の頁付番号（例えば，13頁の24番の質問項目を1324と表記する）で以下の46項目を抽出すればよい。

0102*，0103*，0108*，0115，0116，0122，0124，0201，0202，0203，0209，0213，0227*，0301，0307，0312，0316，0328*，0404，0407，0414，0416，0417*，0424，0515，0517*，0519，0527，0602*，0606，0702，0807，0901，1016，1103，1105，1206，1208，1209，1219，1220，1228，1229，1329，1421，1516

それぞれの項目に対して“あてはまる”か“あてはまらない”の2件法で回答し，“あてはまる”という回答に対して1点を与える。ただし，＊は逆転項目であって，“あてはまらない”に対して1点を与える。

被検者は，MMPIの550問ある設問のうちどの項目がPTSD診断に関わる設問であるか予測することは難しいので，偽装はほとんど起こり得ない。実際，PKには，「たいていの警官は誠実に仕事をしている」「一つの趣味にこるようなことはしないで，いろんな趣味をあれこれやろうとする」といった質問項目が含まれているが，これらに対して“あてはまる”と“あてはまらない”のいずれの回答がPTSD診断につながるのか，被検者には見当がつかない。

これまでのところ測定尺度としての日本語版PKの特性についての研究は，ほとんど岩井による予備的研究[9]しか見当たらないが，そこでは，カットオフを17/18点にした際の感度・特異度はそれぞれ約70%であるとされている。

PK尺度はベトナム帰還兵のPTSDというやや特殊な対象に基づいて米国で作成されたものであるが，その日本語版は災害被災者をはじめとする日本人のPTSDに対するスクリーニング検査として適用可能であると考えられる。項目数が多い割には，被検者の負担感は軽い検査であるといえる。

3）解離体験尺度（DES）（本書ツール②も参照）

トラウマを被った人では，解離症状のために症状の自覚や申告が著しく乏しくなったり遅延することがある。よって，トラウマのアセスメントのためには解離症状の検索が必須となる。

解離体験尺度は，被検者の生活体験から解離症状ないし解離性障害を評価しようとするものでありいくつかの日本語版があるが，田辺のもの[10]が最もよく標準化されている。

V．総合評価

自由陳述，構造化面接での回答，心理検査の結果が得られたら，さらに事件前後の診療記録，相手方（被告＝加害者）の陳述を含む裁判関連の諸資料などを総合して，クライエントの陳述に信頼性かあるかどうかを心理学的・精神医学的に査定する。各種の判断材料間で本人の主張に整合性・一貫性があるかどうか，実際以上に重篤な病像であることを装ったり，自分の被害者性をことさらに誇示する傾向かないかどうかなどについて検討する。

たとえば自由陳述に十分な時間（30分以上とか）をかけても自分の症状をほとんど語れなかったり，あるいは多少語れたとしても実生活の中での具体的な体験として語れないにもかかわらず，構造化面接や質問紙検査などの被指示的な状況では多くの症状を報告するようならば，詐病を疑う。

ただし，重度のトラウマを負った人ではしばしば健忘などの解離症状が出現しているために，また解離症状が経時的に変動するせいで，「原告の陳述は一貫性を欠き，信用できない」という烙印が押されることがある。一般に法曹は，「その核心においてあいまいな供述は信頼するに足りない」と断定する傾向がある。被害体験についての本人の記憶に欠損がある場合，殊に健忘を装っても本人に利益がないような場面についての記憶を欠くときには，慎重かつ徹底的に解離症状の検索を行い，被害者本人が不当な不利益を被ることがないように配慮しなければならない。

クライエントの陳述，回答に一定の信頼性があることが確認できたら，あとは司法領域におけるアセスメントといえども，通常の心理臨床におけるアセスメントと基本的に変わるところはない。

Ⅵ．おわりに：司法領域への臨床家の関与について

今日，裁判に積極的に協力しようとする臨床家はそれほど多くない。そこには，裁判制度や法に対する臨床家（医師，心理職）の無理解が関係しているといわざるを得ない（出廷することへの故なき恐怖感，鑑定と証言の混同，証言義務や偽証罪についての誤解，等）。その結果，「被害者」はしばしば，裁判に協力してくれる臨床家を探し出すのに多大な労力を費やし，そのために裁判の円滑な進行が妨げられることもしばしばである。

本章で述べてきたように，司法領域において心理アセスメントを行うには一定の知識と配慮が必要であるが，習熟した臨床家にとってそれほど困難なものではない。裁判所からの鑑定依頼など，裁判への関与の要請があれば，臆せず応じていただきたい。

その際，治療者役割と司法的役割を混同してはならない。しかし，だからと言って治療者は裁判に関与してはならないということではない。むしろ逆である。いかなる者も，裁判所に求められたときには法廷での証言が義務づけられている。医師の場合には若干の証言拒絶権が認められている（民事訴訟法第197条1項各号）が，これは医師の守秘義務を確保し患者を保護することを目的としており，保護されるべき患者がその利益を放棄した場合には適用されない。つまり，裁判所が求め患者・クライエントが望むならば，臨床家は診療上知り得た所見を法廷で証言せねばならないのである。また医師は，診断書の交付を求められたら，正当な事由がない限りは拒否できない（医師法第19条の2）。治療者役割と司法的役割を混同してはならないのと同様に，裁判における証言（証人）と鑑定（鑑定人）を混同することもあってはならない。

臨床家の積極的な司法関与を望みたい。

文　献

1）岩井圭司：民事賠償裁判における精神的被害の評価．精神科治療学，17；417-424，2002.

2）岩井圭司：PTSD訴訟事例に関して精神科医にできることとしなければならないこと．精神経誌，108；470-474，2006.

3）Simon, R.：Toward the development of guidelines in the forensic psychiatric examination of PTSD claimants. In：(ed.), Simon, R. Posttraumatic Stress Disorder in Litigation, American Psychiatric Press, Washington. D.C., p.31-84, 1995.

4）東京都医学総合研究所：PTSD症状評価尺度―PTSD臨床診断面接尺度（CAPS）と改訂出来事インパクト尺度（IES-R）―（https://mentalhealth-unit.jp/research/ptsd）（2021年3月1日閲覧）

5）シーハン, D.V.，ルクリュビュ, Y.（大坪天平，宮岡等，上島国利訳）：M.I.N.I. 精神疾患簡易構造化面接法 日本語版5.0.0．星和書店，東京，2003.

6）Asukai, N., Kawamura, N., Kim, Y. et al.：Reliability and validity of the Japanese-language version of the Impact of Event Scale-Revised（IES-R-J）：Four studies on different traumatic event. J. Nerv. Ment. Dis., 190；175-182, 2002.

7）日本臨床MMPI研究会（監修），野呂浩史，荒川和歌子，井手正吾（編集）：臨床現場で活かす！よくわかるMMPIハンドブック（基礎編）．金剛出版，東京，2018.

8）Keane, T.M., Malloy, P.F. and Fairbank, J.A. : Empirical development of combat−related posttraumatic stress disorder. J. Consul. Clin. Psych., 52 ; 888−891, 1984.
9）岩井圭司：研究3 外傷後ストレス障害（PTSD）．野呂浩史，荒川和歌子，井手正吾編集：わかりやすいMMPI活用ハンドブック，金剛出版，東京，p.278−295，2011.
10）田辺肇：解離性体験と心的外傷体験との関連—日本版DES（Dissociative Experiences Scale）の構成概念妥当性の検討—．催眠学研究，39；1−10, 1994.

● 総 論 ④

司法領域におけるアセスメントⅡ：非行・犯罪と援助

藤岡 淳子

Ⅰ．司法領域におけるトラウマの位置づけと対応

1．PTSD から逆境的小児期体験（Adverse Childhood Experiences：ACE）へ

司法領域で活動する心理師にとっては，非行・犯罪行動の背景には，貧困，差別，被虐待，被害体験など様々なトラウマ体験が数多くあることは，経験的によく知られていた[1)]。とはいうものの，DSM–4 における PTSD の診断基準は，自然災害の被災者や性被害者にはしっくりきても，犯罪者たちの背景を説明するには不十分としか思えなかった。もちろんそれを回避や麻痺ととらえることもできるのではあるが，男性受刑者たちの臨床像は，やはり PTSD の人々とはかけ離れているように思えた。

この間，トラウマの診断基準も少しずつ変化し，DSM–5 では，複雑性トラウマは採用されなかったものの，PTSD が反応性愛着障害と同じ章に置かれるようになり，また ACE 研究から，子ども時代に繰り返し予測不能なストレス，喪失，困難に直面すると，成人後に身体疾患のみならず，物質乱用，素行障害，ハイリスクな性行動，自殺等の危険性も高くなること，そしてそれは脳のストレス反応として子どもの HPA 軸（視床下部–下垂体–副腎系）の発達に非可逆的な変化を生じさせるという知見が積み上げられ，非行・犯罪行動と ACE 体験の関係はデータとしても示される

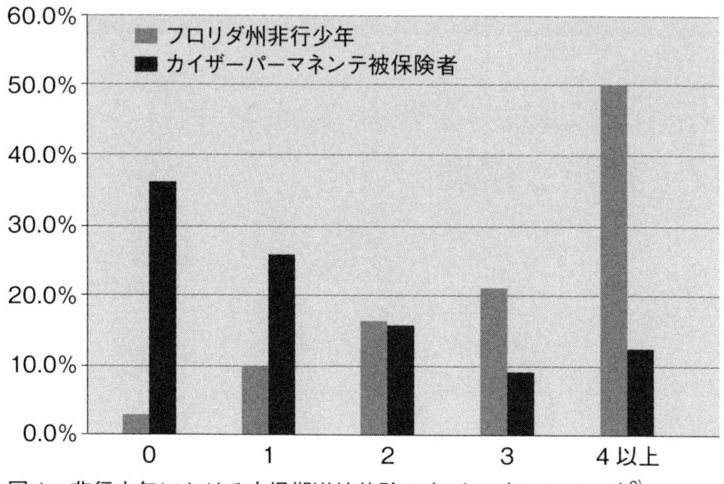

図1　非行少年における小児期逆境体験の広がり（N=64,329）[2)]

ようになってきている（**図 1**）。フロリダ州の非行少年では，一般人口でハイリスクとみなされる4点以上のACE得点者が，半数を占めている。

2．トラウマ理解に基づく少年司法制度（NCTSN：The National Child Traumatic Stress Network による）

今や，非行・犯罪行動の背景にトラウマ体験を想定し，それを前提にした介入が求められている。例えば，全米のThe National Child Traumatic Stress Networkは，トラウマ理解に基づく少年司法制度（Trauma-Informed Juvenile Justice System：TIJJS）として，以下の8つの基本要素を挙げている[3)]。1．トラウマ理解に基づいた政策と手続き，2．トラウマの影響を受けた少年の特定とスクリーニング，3．トラウマ障がいの認められた少年への臨床的アセスメントと介入，4．トラウマ理解に基づく制度運用とスタッフ教育，5．全職員の二次的外傷性ストレス（STS）の予防と管理，6．トラウマ理解に基づいた少年・家族との協働，7．トラウマ理解に基づいた多職種協働，8．差異と多様性に対応するトラウマ理解アプローチ，である。ここではアセスメントに関わる1～3について論述する。

トラウマ理解に基づいた政策と手続きは，「少年，家族成員，そしてスタッフ全員の身体的，心理的安全を保障し，トラウマの悪影響からの回復を促進することによって，少年司法機関をより安全で効果的にさせる」ものであり，①少年，家族，スタッフへのトラウマの悪影響を知る，②さらなるトラウマを防ぐ実践，③トラウマに影響された人びとの癒しと回復をサポートする，を確立させるとある。

より具体的には，警察・裁判などの司法制度の入り口で，トラウマ反応が今後の介入の効果を妨げる可能性のある少年を，妥当性・信頼性の認められた尺度を用いてスクリーニングし，その上で，トラウマ障害があると特定された少年に対し，専門家による臨床的アセスメントと介入を行うことが勧められている。標準治療としては，①トラウマ症状に直接対処すること，②トラウマの情報を本人や家族に与えること，および③トラウマ反応が悪化させる可能性のある他のメンタルヘルスまたは行動上の問題（薬物乱用，うつ病，衝動性，攻撃性，学校または学習問題）への対応が含まれる。このガイドラインは，トラウマ臨床から司法臨床を見たものであり，司法臨床に携わる立場としては，非行・犯罪行動という行動上の問題への対応が目標となり，それを成功裏に行うには，トラウマ反応への対応が必要となる。

TIJJSは，臨床的アセスメントに関して，以下のようなガイドラインを示している。

1）アセスメントツールは，信頼性・妥当性が確認されていること。

2）トラウマ的な出来事への過去および現在の曝露を特定すること。

3）少年の心理社会的適応と少年司法制度への係属を引き起こす原因となっている，現在のトラウマ症状と関連する行動上の問題を特定する。

4）トラウマ症状と行動問題の関係性だけではなく，再犯に関連する犯因性のリスク／ニーズおよび反応性も評価する。

5）少年や家族が持つ強みを特定する。

本論文では，このガイドラインに沿いつつ，日本の現状を踏まえて，より具体的に述べる。なお，事例は，ありそうな，あるいはいくつかを組み合わせた架空のものである。

Ⅱ．日本の司法領域におけるトラウマアセスメントの実際

1．トラウマのスクリーニングとツールの活用

日本の少年司法制度では，家庭裁判所の審判前に家庭裁判所調査官，少年鑑別所技官による臨床的アセスメントが実施される。ツールを使ってのトラウマのスクリーニングというより，少年司法制度に係属する少年全員に対して丁寧な臨床アセスメントが実施されていると言っても過言ではない。

成人の刑事司法では，近年少しずつ情状鑑定がなされるようになってきてはいるが，裁判前のアセスメントは，実質ない。アセスメントがなされるとしたら有罪判決確定後であり，それも臨床的というよりは，所内での処遇プラン作成と帰住のための情報収集を目的とするものであり，拘置所や刑務所に配置されている心理職によって実施される。そこで作成された書類が社会内処遇を担当する保護観察所にも引き継がれていくことになる。

信頼性・妥当性の確認されたトラウマのスクリーニング尺度は，訓練を受けた非専門家が実施可能であるので，今後，日本においても，警察や児童相談所など，司法制度の入り口で標準的に実施し，その情報を，処遇を実施する機関に引き継いでいくことも有効と考える。

2．臨床的アセスメント

1）トラウマ的な出来事への過去および現在の曝露を特定すること

家族歴・成育歴などからトラウマ体験が予想され，行動観察などからト

ラウマ関連症状が推測されたとしても，本人がその体験を自ら語ることを抜きにして，トラウマ体験があったとみなすことは避ける必要がある[4)]。勝手に想定した「トラウマ体験」に触れないようにすることも，逆に根掘り葉掘り聞くことも不適切である。理由は様々でも，トラウマ体験についてはなかなか「話してくれない」という思いもあるかもしれない。信頼関係を作ることと，トラウマ反応に気づくことが鍵となる。

①信頼関係を作り，トラウマ体験を語ってもらうこと

司法臨床のアセスメントでは，一般臨床同様あるいはそれ以上に，信頼関係を構築していくこと，多様な情報を集めつつ同時に本人の話をきちんと聞いていくこと，といった王道が遠回りに見えて，近道である。

信頼関係を構築し，情報を収集していくことの枠組み作りや手順，スキルは，トラウマに特化したものというよりは，司法臨床あるいは心理臨床アセスメントの基本というべきものであり，かつ肝となる要素であるので，藤岡[5)] も参照されたい。

事例 1

16 歳の少女が少年鑑別所に入所してきた。声をかけてきた成人男性を彼氏と一緒に脅し，金銭を喝取したという。美人局と呼ばれる犯罪性の高い犯行形態である。彼女は，彼氏も少年院出だし，覚せい剤もやったことがあるし，少年院上等とうそぶく。家族について聞くと，お母さんは優しい，お父さんは死んだ，と明るく言う。

寮の行動観察によると，「日頃は明るいが，時々，思いつめたような表情でボーっとしている」，調査官によれば「父親は不在がちであるものの健在」，ロールシャッハテストでは，「心がとても傷つき，痛んでいるという所見」と矛盾だらけである。

そうした矛盾について，彼女の心の痛みについての理解を示しながら丁寧に尋ねていくと，「父には殴られ，蹴られ，風呂の水に顔を押しつけられて殺されるかと思った。母は見て見ぬふり。家出して被害者の成人男性に声をかけられて性被害に遭いそうになった。男友達に相談したら，恐喝しようとい

うことになった。帰る家もないので，少年院に行きたい」と語った。

事例２

小学生時に起こした男児への強制わいせつ事件で，児童自立支援施設に入所し，個別の性問題行動治療教育プログラムを１年間受けてきた中学生男児。児童相談所（児相）のアセスメントによれば，実父とは離別し，現在は実母とその内縁の夫と，自身の兄２人，内縁の夫の連れ子３人と暮らしている。家庭・生活状況は不安定で，逆境体験は予想できるが，本人から語られてはいない。本人は，おとなしく，指導には従うし，寮生活は問題ない。しかし，個別プログラムでの会話は深まらず，面接担当者は，「発達障がいだから仕方ない」とみなし，治療的教育は進展しなかった。

２年目に入り，月に１度のスーパービジョンを受けるようになり，①家族との生活状況がより鮮明に把握できるよう児童福祉士がさらに母から話を聞くこと，②言葉は少ないが，時々するどい意見がみられること，面接場面より寮生活場面では生き生きと話していること，等から発達障がいとはみなしにくく，面接者に話したくないだけという可能性もあること，③小学生時に，しかも男児への性加害行動となれば，それ以前の性被害体験が予想され，それを確認することは不可欠であり，トラウマ的体験をより丁寧に聞く必要があること等の指導を受けた。

①の結果，「内縁の夫」は，実際には母の実兄（伯父）であり，家庭内に性関係をめぐる偏った関係性がありうること，兄弟やいとこたちの中で最年少の本人は，要領が悪く，伯父に最も厳しく叱られることが多いこと等が語られた。転居して，伯父と別居し，わいせつ事件の被害者とも地域を離す方向で，母への対応が行われた。

③①の情報を基に，本人に伯父やいとことの同居生活について聞いていくと，ぽつぽつとではあるが，本人だけが伯父から殴られており，さらには，母と伯父が同じ部屋で寝て，本人は年長の子どもたちと一緒に風呂に入ったり，狭い部屋に大勢で寝ていて，年長者たちから性被害に遭っていたことが語られた。

以上のことが語られると，非常によく話すようになり，学習や思考も深まり，児相の支援を受けつつ転居した母の元に帰った。

②トラウマ反応に気づくこと

トラウマ反応は多様で，きれいにPTSD症状が出るとは限らない。また，司法制度に入る人の特徴か，再体験や過覚醒といった目につきやすいものより，回避・麻痺・解離といった目立たないものが多いように思う。再体験症状や，イライラ落ち着かず喧嘩っぱやいとなると，すぐに制圧や懲罰の対象となってしまうという枠組みの影響もあるのかもしれない。

男女でトラウマ反応が本質的に異なるとは考えにくいが，少なくとも表現の仕方は少し異なるように思う。司法に係属する，すなわち加害行動を行った男性は，被害者の側に居続けることをよしとせず，加害者に同一化し，加害者の側に立つことを選んだという事情もありうる[1)]。びくびく，おどおどして被害者として生きるよりは，怖れや不安を麻痺させて，攻撃者に同一化したほうが，ずっと「男らしく」，その後の被害も防ぐことができるように思うのかもしれない。

2）女性のトラウマ反応と犯罪行動

社会内の民間相談所で性被害を受けた女性たちに会っていると，教科書で学んだようなトラウマ症状を見ることができる。話していて，急に激しく怯え，パニックのようになり，「そのクリップをどけてください」と叫ぶ。まさに再体験だ。どうやらクリップは性被害時に使われたようで，リマインダーとなるようだ。あらかじめ教示し，練習していた対処法を行う。

性被害体験のある女性たちとグループで話していると，彼女たちは，そわそわと落ち着きなく後ろを振り返る。後ろに誰かいそうな気がして恐ろしいとのこと。話し合いのテーマに「春を信じますか？」を選ぶと，一斉に反論する。曰く，冬より春がいいという前提がおかしい，冬は駄目なのか……等々。後から聞くと，「春がくるなんて思えなかったから」とのこと。いずれも過覚醒とみなせよう。

司法に係属する女性の罪名としては，窃盗と覚せい剤取締法違反が大半を占める。嗜癖行動としての薬物依存やクレプトマニア（窃盗症）の背景として，トラウマ体験が真正面から扱われることも多い。Najavits[6] は，PTSDとアディクションの併存するクライエントに対し，両方を並行して統合的に治療する方法を提案している。Najavitsによれば，物質乱用の治療を受けている患者において，PTSDの併存は12～34%，女性患者に限ると，30～59%に及ぶとされ，自己治療としての物質乱用も，PTSDがもたらす持続的かつ強烈な感情の痛みに対処するため，いわば一種の自己治療薬として使われていることもありうる。再体験や過覚醒よりは，嗜癖の助けを借りて，回避，麻痺に安らぎを求めるのであろうか。司法制度内では，女性においては，攻撃的・反抗的態度として表されることもあるが，身体症状の訴えとして表されることも多い。

事例3

10代少女。覚せい剤取締法違反で，少年院入所。他の少女たちとの仲はいいが，年長の女性教官には反抗的。また，母の話題となると怒り出す。ある日面会にきた母と職員の面前で大喧嘩したため面接した。それによると，彼女は小学生のころから義父に性的虐待を受けていたが，それを母に話したのに，母は本人を信じず，やっていないという夫の言葉を信じた。本人は，家出し，知り合った成人男性から，セックス時，覚せい剤を勧められ使うようになった。義父以上に母が許せない。

事例4

40代女性。眠れないと訴えがあり，面接。万引による受刑を繰り返している。夫は働かず，彼女の万引を当てにしているという。愛想をつかしているが，他に帰るところもないし，離れられない。子ども時代，父は酒飲みで働かず，貧しかった。お金があると，酒を買いに行かされた。ある日，母と一緒のとき，母が万引をした。大人も悪いことしているのだから，自分も悪いことしてもよいと思った。勉強したかったが，本を買うお金もなく，酒代に消えるのは不当であると思い，本を万引した。そこから万引が始まり，少年院に行った。これまで，悪いことをしているとは思っていなかった。刑務所に入って作業すればそれで終わりと思っていた。今は，自分のために万引をやめたいが，やめられるか不安だ。万引をして逮捕される悪夢を見るため眠れない。

3）男性のトラウマ反応と犯罪行動

司法制度における男性に対する攻撃的行動への縛りは，女性に対して以上に厳しく，表出されると本人にとって損害が大きい。かつ攻撃的言動は目を引きやすいので，気づきやすい。規律違反行動が起きた際には，重要なポイントとなる。日々の生活においては，回避，麻痺症状に気づくことが重要になる。

事例 5

少年院で教官に叱られた少年が，目がとろんとなり，眠そうにしている。教官は「聞いているのか！」とますます叱る。解離が生じている可能性を考え，何がリマインダーになっているかを探る。

事例 6

刑務所での薬物乱用防止グループ。メンバーたちは，気楽な調子で，薬物をやめます，やめられます，という。「薬物ってすごいいいんでしょ？」と話を向けると，薬物をやって楽しかった体験を口々に語る。そのうち，薬物乱用にまつわる否定的な話もチラチラ出る。例えば，やりすぎて死にかけた話とか，家族にも友人にも愛想をつかされた話とか。しかし，次の瞬間には，退院したらまたすぐ使ってましたけどね，ポケットに薬物入れた注射器があれば寂しくない，などと笑い話のように話し，また盛り上がる。否定的な感情が顔を出しそうになると，感情を否認し，その話題を回避する。

犯罪を行った人が刑務所に入ればそれで非を悔い改め，改善更生して出所するという期待を人びとは抱くかもしれないが，それは幻想である。刑務所のようにできるだけ刺激を排し，指示に従って暮らしていれば済む環境は，回避・麻痺の生き方を持つ人には暮らしやすい。人との関わりはできるだけ避け，無関心で，食事や行事などわずかな楽しみに目を向け，作業をしていればよい。時として，同衆や職員との折り合いが悪くなったり，家族から見捨てられる手紙が来たり，考えたくないこと，見たくないことが生じれば，とりあえず作業拒否をして単独室に逃げ込む。仮釈放はなくなるが，満期日になれば出所できる。出所しても特に待ってくれている人や帰る場所はないから，慣れた刑務所で十分だ。回避，麻痺は，トラウマ症状として見るという以前に，刑務所のデフォルトであり，誰も疑問に思わない。

アセスメントを実施する際は，制度が強いている回避・麻痺も勘案する必要がある。制度の外に出た人が，制度内とは全く異なる顔を見せるのはよくあることである。事例２も信頼関係の問題に加えて，施設化が回避・麻痺症状を促進していたとみることも可能である。司法におけるアセスメントを担当する場合，集団場面，レクレーション場面，家族との面会場面，そしてできれば釈放され社会の中で自由な一個人として生きている場面を知る必要がある。

回避・麻痺は対処を迫られない症状である。本人にとっても，管理する側にとっても，メリットが大きい。とはいうものの，トラウマの理解に基づく司法制度を実現するには，この回避・麻痺を増悪させる仕組みになっている体制を変化させることが不可欠である。安全と安心を確保する生活状況は不可欠であり，大前提となるものの，その上で，彼らに感じること，考えることを促す機会と刺激を与え，かつ人との関わりの中で，暴力的な関係性を修正していく機会を提供することが望まれる。

４）少年の心理社会的適応と少年司法制度への係属を引き起こす原因となっている，現在のトラウマ症状と関連する行動上の問題を特定する。

①犯行をどのように説明するか

心理学は，個人の行動のある程度の一貫性を前提としている。それが「性格」と呼ばれるし，行動の予測にもつながる。依って立つ心理学のパラダイムが，認知行動論であろうと，精神力動論であろうと，その前提は共有している。非行・犯罪行動も個人によって一定のパターンを有するものと考えられ，犯行の原因となる，あるいは犯行を維持・促進する個人のパターンを探り，その修正を図ることを目指す。司法領域における臨床的アセスメントでは，司法制度に係属することになった犯行，および露見すれば逮捕される可能性のある犯罪行動と，もしその背景にトラウマ体験があるとすれば，犯行とトラウマ症状との関係を明らかにすることが，犯行パターンの修正につながるゆえ重要な目標となる。

「再演（リエナクトメント：reenactment）」は，例えば，過去にDV被害のある女性が，あたかも魅入られたかのように暴力的な男性に近づき，過去の被害を繰り返してしまうといった現象である。再演の背景には，過去の外傷的関係性の体験による過覚醒状態と解離があり，行動が自動化されている。つまり「無意識」が前提となっている。なぜ再演が生じるかと言えば，被害に遭った時の無力な自分から解放され，コントロール感を取り戻すためという説明がなされる。

また，日本語では同じく「再演」と呼ばれるがエナクトメント（enactment）は，投影同一化によって切り離された矛盾や葛藤が無意識的に関係の中で行動化される。面接者は，クライエントの再演に巻き込まれていき，転移－逆転移を起こして治療関係が困難になる，と考える。アセスメントと特にその後のケースフォーミュレーションは，何らかの理論的筋立てによるのであり，こうした精神力動論やトラウマ論を用いて，アセスメントを行うことも個人的には興味深い。

とはいうものの，現行司法制度の大前提は，「人間は合理的に犯行を行う」である。無意識を持ち込み，統制不能と言うことで，責任能力の問題が出てくる。判決前の精神鑑定で責任能力を争う場合であれば，意思による統制不能状態の証明を目指すこともありうるが，トラウマセラピーのためのアセスメントとなれば，「無意識」を前提とすることは，司法制度においては，理解と協働を得にくい。加えて，再犯防止において，認知行動療法は結果を残している一方，精神分析は残していない（National

Institute of Justice）（https://crimesolutions.ojp.gov/）[7]。エビデンスに基づいた実践という現在の方針に反するのである。それゆえか，司法臨床の場で犯行パターンを同定するのには，認知行動論の枠組みが使われることが専らである。

②犯行サイクルと維持サイクルを本人と一緒に作る

司法領域のアセスメントを行う際は，このスキルは必須である。それには，１．犯行事実を疎かにしない，２．秘密保持とその限界を述べ，嘘や隠し事をできるだけ控えるという信頼関係を作り，協働作業として一緒に行動パターンと対処方法を模索していく，３．犯行事実と生活歴，家族歴を知るだけで，様々な行動パターンの仮説が立ち，それを相手に示してまた一緒に考えていく，ことが鍵となる。犯行サイクルは，出来事，感情，思考，行動を，経過を追って，詳細に具体的に押さえていけばよいので比較的作りやすい。維持サイクルは，犯行サイクルにつながる日常生活の欲求や感情，思考，行動のサイクルを意味する。犯行に至るまでの日常生活におけるパターンを振り返ることにより一緒に作成していく。

事例７

30代後半男性，強制わいせつで逮捕され，裁判を待っている。被疑事実としては，「女子高生の後をつけ，後ろから抱きついて転倒させた被害者の胸を揉み，性器に触った」。犯罪歴のない会社員で，妻と子どもがいる。

・犯行サイクル

結婚して一人で飲みに行かせてもらえない⇒会社の飲み会の後，一人でバーに飲みに行く⇒まだ帰りたくなくてぶらぶらする⇒雨が降っていたので雨宿りをしていた⇒通り過ぎる女子高生の後ろ姿を見かける⇒人がいない方に行ったらやれるかも⇒*ドキドキ*⇒距離をおいて後をつける⇒本当にそうなった（被害者が小道に入った）⇒今しかない！⇒後ろから抱きつく。相手がしゃがんだので覆いかぶさった。叫ばれたので口をふさぐ⇒*やった！やれた*⇒被害者に追いかけられたので逃げて隠れた⇒後悔。やってしまった。捕まったらどうしよう。もうやらない。⇒*むなしい*⇒捕まらなくてよかった⇒しばらくして路上で女性を襲う動画を再び見る⇒動画みたいにやれないかな

・維持サイクル

「一見普通の暮らし」⇒家でもずっと仕事のことを考えている⇒今までは要領で生きてきたが，本当は自己評価が低い⇒立場を上げるため頑張る。人から言われるのは嫌。仕事で人からすごいと言われたい⇒仕事でミスをする⇒弱みは見せられない⇒夢を諦めて家庭に生きると決めたし，生活費と借金もある⇒忘れる，気にしない⇒「一見普通の暮らし」⇒*リラックスしたい*⇒自分は恋愛体質⇒普段見せない素の自分をただ一人の女性に見せる，依存する⇒妻にセックスを拒否される⇒妻がいるのにセックスできない⇒*むなしい，悲しい，不満*⇒なんでもないふり⇒*一人になりたい。ぼーっとしたい*⇒妻に話しかけられる⇒聞いてあげなくてはと思うが適当に返す⇒動画を見て自慰をする回数が増える⇒*むなしい*⇒風俗は好きではない⇒出会い系で出会いを探す⇒お金ない，満足もできない⇒会社の飲み会後にバーで一人飲み⇒出会いを求めて一人でフラフラ⇒ナンパは苦手⇒被害者になりそうな人を見かける⇒やっちゃおうか？⇒（犯行サイクルにつながる）⇒*むなしい*⇒「一見普通の暮らし」

家族歴，成育歴を聞くと，衣食住には不自由しない中流家庭であるが，本人にとっては,「母は厳しく，感情的で虐待された」，父は仕事で多忙で無関心であるように感じられた。父の転勤による転校も多く，小・中学校でいじめられたが，親にはつらい感情を受け止めてもらうことが難しいまま，勉強，音楽など一人で努力して達成することによって認められようとしてきた。

高校で好きな音楽科に入学し，バンドを組んで男性の友人たちもでき，今でも忘れられない最初の彼女と交際もし，生活は落ち着いた。大学でも音楽を専攻している。ただし，最初の彼女と別れた後,「大学4年間で彼女が4人。手を出し放題で勘違いした」と述べているように，外で頑張ることの緊張感を，セックスと彼女に甘えることによって解消するといった「性への依存」が始まっている。プロの音楽家になる夢を諦めて結婚し，会社勤めをしているが，思うようにセックスでリラックスすることもできず,「女性を脅して逃げる」といった動画を見始めている。社会人，家庭人としての責任を果たし，認められようとする緊張感を解消し，リラックスする適切な手段をもたず，性的動画で自慰を行うことが習慣化するうちに，実際の行動を起こすに至ったと考える。

非行・犯罪行動を行った人びとには，激しい身体的虐待や性的虐待，あるいは差別と貧困といった見えやすい逆境体験を持つ人も多いが，事例7のように，情緒的ネグレクトといった見えにくい逆境も要注意である。特に，全般的な価値観や態度は向社会的でありながら，性犯罪や薬物犯罪といった，いわゆる嗜癖行動で犯罪に陥る人々にとっては，情緒的ネグレクトが背景にあることが多いように思える。

犯行サイクル，維持サイクル作成と生活歴，家族歴の聴取から，本人の犯行によって満たそうとしていたニーズ（サイクルでは斜字にしている）を知り，その背景にある人との関係の持ち方を洗い出して，向社会的な方法でニーズを充足する力を育成する。そのための介入プランを作成することが軸となる。

TIJJSの 4）再犯に関連する犯因性のリスク／ニーズおよび反応性も評価する，5）少年や家族が持つ強みを特定する，については，司法におけるアセスメントの核であるが，トラウマ関連のアセスメントという主題からはずれ，紙数の都合から省略する。関連する他の文献を参照されたい[8, 9]。

Ⅲ．犯罪並行行動のアセスメント

司法係属の理由となった犯罪行動あるいは行動上の問題とトラウマの関連をアセスメントしていくことは，インテーク面接時に完結できる課題ではない。アセスメントは，処遇・介入の過程を通じて繰り返され，処遇・介入プランを修正し続けるものである。と同時に，処遇者側が理解して済むというものでもなく，なにより本人や家族が犯罪・問題行動の生じる過程を理解し，不適切な反応や行動に気づき，自ら対処し，より適切な反応・行動を獲得していくためのものである。

犯罪並行行動（Offence Paralleling Behavior：OPB）とは，「（環境によっては表出されないこともある）表に出された行動，見込み，期待，信念，感情，目標，行動脚本に組み込まれた行動の連鎖であり，これらはすべてクライエントの精神障がいに影響されている可能性があり，以前の犯行に含まれていた行動連鎖と同様の機能を果たしている[10)]」とされる。

処遇を実施すると，面接室内での行動のみならず，生活状況や集団場面における関わり方や言動を見ることができる。施設はできるだけ行動化を起こさせないよう，極力刺激を避ける生活状況としているが，規律違反行動が生じたときは，期せずして犯罪並行行動が表されることも多い。接触する相手によって，異なる顔を見せるのはよくあることである。このようにして，OPB は，子ども時代の虐待やトラウマ，見捨てられ体験といった愛着の問題と，生活の中でのルール違反，怒りの爆発，問題行動といった最近の行動，そして犯行時の情動や認知の状態との関係を明らかにしていくための貴重な鍵となる。

職員や大人に対する以上に，同輩同士の関わり方は，欠かせない情報である。グループによる教育プログラム内での他のメンバーとの関わり方，あるいは生活している寮での動きは，職員との面接時の動きとは異なる面を表す。例えば，職員の前では「よいこと」を言っているが，同輩集団の中では，高圧的であったり，悪口や不平不満ばかり述べているとか，あるいは逆に職員の見ていないところで仲間を助けて人望が篤いとか，様々な動きがある。映画『プリズン・サークル』で見られるような刑務所内の治療共同体では，こうした OPB に関する情報を活用し，同時にそこを手掛かりに「今，ここで」介入できることが強みになる。

事例 8

売春行為の客を殺害した 30 代女性。おとなしく，指示に従って行動しており，女性技官による初回面接時，特段の問題行動は見られなかった。ところが，定期再調査の面接時，いきなり男性技官のネクタイをつかみ，眼鏡を飛ばすほど激しく顔面を殴り，けがを負わせた。

その後の調査の際，本人は，「(被害者である）客の男性は，自分も買春していながら，売春はいけないと説教してくるので殺した。自分が働いて食べさせていた大学生には，妊娠すると中絶させられ，捨てられた。父は，偉そうに説教するくせに，気にくわないと暴力をふるった。かわいがっていた子猫を父が壁にたたきつけて殺した。血が壁に飛び散ったさまを忘れられない」，「殴りつけた男性技官は，すかしていて，えらそうに説教した」と述べた。

日頃は「おとなしい」と見られていたが，一度口をもぐもぐさせていて「不正喫食」を疑われたことがある。実際は，再体験や侵入症状があって，口内を自身で咬むという自傷行為を行っていたとのことであった。

文　献

1）藤岡淳子：非行少年の加害と被害．誠信書房，東京，2001.

2）Baglivio, M., Epps, N., Swartz, K. et al. : The prevalence of Adverse Childhood Experiences（ACE）in the lives of juvenile offenders. Journal of Juvenile Justice. 3 ; 1–23, 2014.

3）The National Child Traumatic Stress Network : Essential Elements of a TraumaInformed Juvenile Justice System, 2015.（https://www.nctsn.org/resources/essentialelements-trauma-informed-juvenile-justice-system）（2021 年 1 月 30 日参照）

4）亀岡智美：子どものトラウマとアセスメント．トラウマティック・ストレス，10；27–33，2013.

5）藤岡淳子：組み立てる＝アセスメントからケースフォーミュレーション．岩壁茂編著：カウンセリングテクニック入門，金剛出版，東京，p.72–78，2018.

6）Najavits, L. : Seeking Safety : A Treatment Manual for PTSD and Substance Abuse. Guilford Press, New York, 2001.（松本俊彦，森田展彰監訳：PTSD・物質乱用治療マニュアル．金剛出版，東京，2018.）

7）National Institute of Justice. Crime Solutions.（https://crimesolutions.ojp.gov/）（2021 年 2 月 6 日参照）

8）藤岡淳子：性暴力の理解と治療教育．誠信書房，東京，2006.

9）寺村堅志：犯罪者・非行少年のアセスメント．藤岡淳子編著：司法・犯罪心理学第 13 章，有斐閣，東京，2020.

10）Shine, J. : Working with offence paralleling behavior in a therapeutic community setting. In（ed.）, Daffern, M., Jones, L. and Shine, J. Offence Paralleling Behavior : A Case Formulation Approach to Offender Assessment and Intervention. John Wiley & Sons, Ltd. New Jersey, 2010.

● 総　論　⑤

教育領域におけるアセスメント

齋藤　暢一朗

Ⅰ．はじめに―教育におけるケアの視点―

この章では教育領域におけるトラウマセラピーのアセスメントについて扱っていくが，一口に教育領域といっても，初等教育，中等教育，高等教育と，その対象は幅広い。本章では主に小学校から高校年代を扱うが，大学等の高等教育にも触れていきたい。

言うまでもなく，学校は教育の中心的な役割を担っている。初等教育，中等教育であれば，教員の主な任務は学習指導要領に沿って各教科を教えていくことであろう。さらに，生徒指導や進路指導等を通して，個々の自立と成長を促す役割も担っている。このように，学校現場はあくまでも児童・生徒・学生の教育が目的であり，治療を行うための場としては作られていない。したがって個人の能力を伸ばすことが中心であり，“ケア”は学校の中心的機能ではない。学校保健安全法では，その目的が「学校における児童生徒等及び職員の健康の保持増進を図るため」とされており，積極的な治療を学校現場で行う法的な根拠にはなっていない。

ただし，同法の第９条に定める保健指導において，教職員は「健康相談又は児童生徒等の健康状態の日常的な観察により，児童生徒等の心身の状況を把握し，健康上の問題があると認めるときは，遅滞なく，当該児童生徒等に対して必要な指導を行うとともに，必要に応じ，その保護者に対して必要な助言を行う」とされている。このことは，心身の不調がある状態にある児童生徒を発見し，必要に応じて専門的な治療につなぐことが求められるといえるだろう。トラウマを抱えて心身に不調がある児童生徒もその対象といえるだろう。

スクールカウンセラー（以下，SC）の全校的な配置が進められており，心の専門家が教育領域でも活躍するようになっている。教員が専門能力をもつスタッフと連携していく「チーム学校」が展開されていく中で[1)]，今後はSCがトラウマを抱えている事例を発見し，校内支援体制の構築を行い，外部の専門的な支援につなぐことが期待されるようにもなっていくだろう。以下からは，とりわけ教育領域におけるトラウマセラピーのアセスメントの際に重要な視点について取り上げていく。教育領域でトラウマを抱えている児童生徒・学生をどのように事例化し，学校現場特有のアセスメントを行いながら支援していくかについてみていきたい。なお，子どものアセスメントについては，本書の各論①「子どものアセスメント」（元村直靖，秋葉理乃）を参考にしていただきたい。

Ⅱ．教育領域のトラウマの例

私たちは生活しているあらゆる場所で，トラウマのきっかけになるような衝撃的な出来事を体験する可能性があるといえるだろう。特に学校現場は，さまざまな面で大人ほど成熟していない児童生徒が集う場である。それゆえに，互いの立場や心情を十分に汲むことができないため，不用意に他者を傷つけてしまうこともある。また，衝撃的な出来事への対処方法が未熟であるため，大人以上に心理的な衝撃の影響を受けてしまいやすい。教員との関係においては，児童生徒は弱い立場にあるため，理不尽なことをされた場合に無力感を抱く体験になりやすいともいえる。

このような学校場面で生じるトラウマ的な出来事として，**表1**のようなものが想定できる。学校関係者の死や不祥事など，関係者にも周知の事実となる出来事もあれば，いじめや犯罪被害（恐喝，暴力，猥褻など）の

表１　学校場面でのトラウマ的な出来事の例

個人に起きること
・いじめ，嫌がらせ ・ハラスメント ・集団場面での失敗や叱責 ・失敗や挫折体験
集団に起きること
・授業時間帯に生じる災害（火災，地震，津波など） ・公衆衛生上の非常事態（感染症など） ・学校関係者の突然の死 ・学校関係者の不祥事
個人でも集団でも起こり得るもの
・犯罪被害や目撃 ・授業や課外活動中の事件，事故，怪我

表２　学校以外のトラウマ的な出来事の例

非日常場面
・犯罪被害や目撃 ・事故の被害や目撃 ・怪我 ・病気，入院，手術 ・災害
日常場面
・虐待，不適切な養育 ・両親の別居，離婚 ・家族の重篤な病気や死 ・親の失業

ように当事者内に隠れてしまいやすいものもある。挫折や失敗体験は，その苦痛を乗り越えていくことで成長のきっかけにもなるが，その経緯や状況等によってはトラウマとして固着することもある。

また，出来事が特定の個人に起きることもあれば，集団の中で生じることもある。集団の中で起きた場合，同じ出来事を体験しても心理的な影響や反応には個人差がある。例えば，学校関係者の不祥事は，ある生徒にとっては心理的影響が全くないが，別の生徒には自らの価値観が大きく揺らぐほどの衝撃になることもある。また別の生徒は，不祥事が報じられた直後には特に大きなこととは自覚していなかったが，半年後に親との関係性で悩んだことがきっかけで，半年前の教師の不祥事についても，心理的な衝撃になっていると自覚することもある。こうしたコミュニティにおける危機に関して，「サイコロジカル・ファーストエイド学校版」[2]は，災害や事件事故等が発生した際の初期対応として参考になるだろう。

学校以外で体験するトラウマ的な出来事は虐待のように家庭内で起きることもあれば，犯罪被害や事故のように地域の中で起きることもある（**表２**）。この中で，非日常場面で起こることの多くは単回性のものであるが，日常場面で起こることは，日々の生活の中で反復的な経験となってしまう。日常場面のトラウマが現在進行形で起きている場合は，積極的なトラウマセラピーによって記憶に介入するのではなく，まずは環境調整が優先される。特に虐待事例は，司法や福祉による介入が求められる。

犯罪被害，特に性被害の場合には，その恐怖や苦痛を１人で抱えてしまい，周囲に顕在化しない場合もある。また，「病気，入院，手術」のようにその事実が周囲に自明なものであっても，本人はその苦痛や恐怖を表出しにくいこともある。例えば，手術のために入院している場合では，医療的な保護下にはありながらも，自分自身に対する治療方針や予後に関する説明が不十分であれば，入院中や手術中の不安や恐怖を孤独な状況で人知れず体験し，その後も胸の内に秘めたままになることもある。したがって，事実が明らかだからといって，トラウマが本人から語られるというわけではない。後述するように，衝撃的な出来事の体験を他者に語ることができるようにするためには，周囲に対する安心感などの準備性が必要である。

上記のような体験がすべてトラウマ反応へと結びつくわけではない。ただし，アセスメントの際に，可能性の一つとしてトラウマの影響を仮定し，本人や関係者から情報収集することは重要であろう。何より，心理的なショックを受けた際に周囲が適切なサポートを提供することで，トラウマ化を予防することは最も重要である。出来事の客観的な事実だけではなく，どのような経緯や状況でそのことが起き，本人や周囲がどのように対応したのか。そうした情報もアセスメントにおいて欠かせない。

架空事例

【クライエント】大学２年生男子

【主訴】単位取得不良。

【経過】意欲低下や生活リズムが不規則になっている。授業や試験を欠席することが増え，履修単位の多くを落としてしまったため，自主来談。約半年前の連休にサークルの新入生を含めた自転車での旅行行事において，自転車での移動中に単独事故を起こしてしまい，全治１か月の怪我を負った。その後，怪我は完治したため，授業に出席し，サークル活動も再開した。ところが，熟睡できず，生活リズムが不規則になっていき，授業に出席しても以前のようには意欲が出なくなった。

来談当初，本人は自転車事故と心身の不調を結びつけて語ることはなかった。しかし，事故についてのIES–Rを測定すると，カットオフ値を上回る結果であった。そこでセラピストが，現在の不調がトラウマによる影響である可能性について言及し，一般的なトラウマの影響について心理教育を行った。すると，クライエントは事故がきっかけで不調になったと思わないようにしていたのだと涙ながらに語った。その理由として，自転車事故を起こした前日，サークル仲間と朝方まで飲酒しており，寝不足と疲労のため，当初の移動計画を変更するかサークル内で話し合ったが，最終的にはそのイベントの取りまとめ役でもあったクライエントの判断で，当初の移動計画のまま出発した。その結果，疲労で一瞬気が緩んだクライエントが事故を起こしてしまった。事故を起こした当時は，他のメンバーに迷惑をかけたことに対する罪悪感と，そもそも計画変更しないと判断をした自らが事故を起こしてしまったことに対する情けなさがあった。しかし，怪我の完治とともにその事故を思い出さないようにしていた。周囲もクライエントを責める者はおらず，皆，元通りの活動を続けていった。

トラウマセラピーでは罪悪感と恥の感覚をテーマに，事故の記憶とともに生じる不快な身体感覚をブレインスポッティングとSomatic Experiencing®で扱っていった。徐々に睡眠が改善されていき，授業への意欲が回復していった。その後は事故のことを想起しても苦痛感や不快感が生じなくなったため，終結となった。

Ⅲ．トラウマ事例を発見する

１．観察による情報収集

学齢期になれば，１日の４分の１から３分の１程度の時間を学校で過ごす。ただし，その時間を常に同じ状態で過ごすわけではない。教科や教師に対する好き嫌いもあれば，教室内の座席が変わることで心持ちが変わる

表３　トラウマの影響が学校場面で見られる例

・落ち着きがない（私語，離席など）
・攻撃的な言動（暴言，暴力など）
・危険な行動
・集中力の低下（成績低下）
・ぼーっとした様子
・注意力の低下（忘れ物，指示の聞き逃し）
・人付き合いを避ける
・登校したがらない
・不定愁訴
・寝不足（生活リズムの乱れ）

こともある。家庭と異なり，学校は時間割に応じた規則的な場面変化の中に，偶発的な変化や出来事が日常的に生じる場である。観察は学校ならではの情報が得られるアセスメント方法であり，SC はそのような場の中で児童生徒を観察できる。場合によっては学外の支援者が学校の要請に基づいて観察を行うことも有意義な機会となるだろう。

何らかのトラウマの影響として問題行動，不適応状態が生じている可能性がある。授業時間，休み時間，課外活動というように，場面によって児童生徒が過ごす周囲の状況や受け取る刺激は異なる。野坂[3]が「“問題行動”とみなされる言動について，『トラウマの眼鏡』でみてみる」と表現しているように，トラウマセラピーの視点をもって観察を行うと，児童生徒の不適応的な行動や気になる行動の背景をトラウマの視点からもアセスメントに組み込むことができるだろう。

例えば，トラウマの影響で過覚醒状態が続き，日常生活の刺激に反応しやすくなった場合，児童生徒に行動上の逸脱が生じやすい。ある児童生徒はトラウマの影響で，授業中に落ち着きがなくなり，私語や離席が目立つようになった。また，些細なことで手が出てしまうなど，友人とのトラブルが増えることもある。他の児童生徒には何ともない刺激が，トラウマを受けた児童生徒にとっては不快な記憶を想起させるトリガー刺激となることもある。このようにトラウマの影響が考えられる行動や様子の例を**表３**

にまとめている。

学校での観察は，漠然とその様子を見るだけではなく，場面の特徴を押さえて観察することで，幅広い情報が得られる。例えば同じ授業の中でも，前半は，教師が単元の内容について，黒板を用いて解説し，児童や生徒は板書された内容をノートに書き写す。後半では，4人組で机を向かい合わせにつけて自由に討論をし，それぞれの意見を聞いて自分の考えをまとめ，教師に提出する。この授業では前半は後半に比べて構造化が高い場面である。ある児童にとっては，構造化が高い場面のほうが安心でき，教師の説明を理解しながら聞くことができている。一方で，構造化が低い後半の場面になると，不安な表情になり，他の児童に違う意見を言われたことに対して激高する，ということも想定される。

トラウマの体験内容によって，場面の受け取り方も異なる。例えば，一般的に授業時間中は秩序立っており構造化が高いが，休み時間は自由で構造化が低い。あるクライエントにとっては構造化が高い状況を安心と受け取る場合もあれば，別のクライエントにとっては，構造化が高い状況を逃げ場のない危険な状況と受け取る場合もある。そうした点もトラウマセラピーのアセスメントにおいて有益な情報になる。また，同じような場面であっても，経時による一貫性や違いも有益な情報である。トラウマの治療が進んでいく中で，グループでのディスカッションで他の児童から違う意見を言われても，激高せずに落ち着いて反論したり，その意見を受け入れるようになったりという変化が観察できる。

また，観察者の専門性によっても観察対象から得る情報の視点やそれらの解釈は異なるだろう。例えば，Somatic Experiencing® のような身体志向のトラウマセラピーを実践する観察者であれば，観察対象児童から見て右側空間で他の児童が騒いでいる場面と，左側空間で他の児童が騒いでいる場面での違いに気がつくこともあるだろう。仮に，右側空間にいる児童に対して身構える様子やいら立つ様子がある場合は，身体の右側に何らかの身体的なショックを受けた経験の影響が仮説の一つとなるだろう。もしもそれを裏づける事実が得られた場合は，教室内の本人の座席配置等の環境調整を教師に助言することも選択肢となるだろう。

ただし，表3にあるような状態が直ちにトラウマの影響によるものであると早急に結びつけることは，慎まなければならない。トラウマの影響は，気になる行動や様子の背景を説明する仮説の一つに過ぎない。発達課題として経験している一時的な葛藤や混乱が背景にある場合もあれば，うつ症状によって生じている不調も考えられる。生物－心理－社会レベルの要因を縦断的な動態と合わせてアセスメントする必要がある。また，上記のような気になる様子が観察されなくても，深刻なトラウマを抱えている場合があることにも注意が必要である。したがって，以下に示しているように，本人が安心して自らについて語ることができる関係性や環境が重要となる。

2．面接による情報収集

本人から面接等を通して直接情報収集する場合は，トラウマ的な体験をしていることが事前に想定される場合と，面接の途中からわかる場合とに分かれる。事前に想定される場合は，本人が相談を申し込んできた際に「怖くて嫌な思いをしたので相談したい」というような申告がある場合が想定される。あるいは，関係者が表2にあるような体験をしたクライエントを紹介した場合などがあるだろう。

不調や精神的な苦痛感の背景にトラウマ体験があることを本人はある程度自覚していながらも，そのことを家族，教員，専門家にも語らないことがある。そのような場合は，「原因不明の不調」と周囲に誤解されたり，場合によっては甘えや未熟として片付けられてしまうことも考えられる。そして，そうした誤解に基づく周囲の関わりによって，結果的にはさらなる心理的ダメージが重なり，トラウマの構造が複雑化してしまうことも残念ながら起きてしまいやすい。したがって，本人が安心してトラウマ体験について語ることができる場を作ることが，適切なアセスメントの基盤となる。**表4**は面接場面でのトラウマに関する自己開示を阻害する例を挙げている。

表4 トラウマの自己開示を阻害する要因の例

- ・支援に対する誤解や警戒
- ・支援を受けることでの生活上の不利益
- ・トラウマに対する知識不足や誤解
- ・心理支援，精神科治療への誤解，偏見
- ・不適応状態にある者に対する評価的雰囲気
- ・話す内容，時期，相手を選択できない状況
- ・プライバシー配慮や個人情報保護が不十分な組織体制

プライバシー配慮や個人情報保護が不十分であると，信頼関係のうえで安心してトラウマ体験を打ち明けることができなくなる。学校現場では「集団守秘義務」という概念が使用されることもあるが，この概念が曖昧に運用されている傾向がある。本来，相談内容に関する守秘義務はクライエントとカウンセラーの関係の中にある。あるいは，カウンセラーが所属する相談機関との間に交わされることもあるだろう。この場合，相談機関の構成員は，クライエントの相談内容について知り得たとしても，相談機関内に集団守秘義務があると考えられる。したがって，事前に情報を共有する範囲をクライエントに説明し，同意を得なければならない。しかしながら，「SC に相談した内容の秘密は守られます」と校内で広く児童生徒へ周知していながらも，実際はカウンセラー以外の教職員がクライエント本人の同意なく，相談内容にアクセスしてしまっている例が散見される。したがって，クライエントが通う学校の守秘義務の考え方や情報共有方針を把握しておくことは，教育領域におけるトラウマセラピーの実施にあたって重要である。

本人がトラウマ体験について相談することができた場合は，それを聞く側は単なる情報収集としてだけではなく，その時点でケアの提供とセットになっていなくてはならない。ただし，それは直ちに積極的なトラウマ治療を行うということではない。トラウマについて語ることができたことを労い，心身の不調や行動上の変化をトラウマの反応である可能性として外在化し，暫定的に当面の見通しを提示する。こうした保護的な態度は，被

害体験を関係者から侵入的に聴取されることによって生じる二次被害を防ぎ，本人がトラウマに関するさらなる自己開示を選択できる関係性になる。

Ⅳ．校内環境および支援体制のアセスメント

トラウマセラピー実施にあたり，クライエント個人をアセスメントすることに加えて，環境をアセスメントすることも欠かせない。本章でこれまでも触れてきたように，特に教育領域においては，校内環境は当事者にとって大きな影響因子である。

仮に，交通事故に遭った同じ程度のトラウマを抱えている15歳のクライエントのAさんとBさんがいたとする。2人はそれぞれ別々の学校に通っている。AさんもBさんもそれぞれの家族は本人のトラウマについて理解があり，できる限りのサポートをしている。同じセラピストがAさんとBさんに同じ手法のトラウマセラピーを実施したところ，Aさんは10回程度のセッションでトラウマ反応が著明に改善したが，Bさんは10回程度セッションを行っても，著明な改善が得られなかった。

こうしたトラウマセラピーの効果に影響を与える要因の一つとして，校内環境の違いが考えられる。Aさんの場合は，担任や他の教員もトラウマについて理解しており，Aさんが安心して学校生活を送れるように，疲れた際には休憩するための場所とその使用ルールが本人と関係者との間で合意されているなど，可能な範囲での配慮をすることができていた。一方Bさんの場合は，「もう交通事故の怪我は治っているし，教室での表情も前と変わらない」という理解にとどまり，他の生徒と特段変わらない対応をしていた。しかし，Bさんはトラウマの影響で過覚醒になっており，授業中や休み時間に教室内が騒がしくなると，その場にいるだけでエネルギーを消耗しているが，そこから離れて安心できる場所が学校内にはなかった。そうした状態が続く中で，授業で発言を指名されると，うまく答えられず，そのことを注意されてしまう環境であった。

表５　学校におけるトラウマの保護因子と影響因子の例

保護因子
・教職員のトラウマについての正しい理解 ・家族と教職員との機能的な連携 ・日頃からサポートを求めやすい環境 ・友人や仲間の存在 ・カウンセラーの効果的な配置等，校内の充実した相談体制
影響因子
・いじめ，嫌がらせの存在 ・メンタルヘルスに対する偏見や誤解 ・校内や学級内の懲罰的な雰囲気 ・過負荷な課題や過密なスケジュール ・無秩序な環境（学級崩壊など）

不調が生じた際に，A さんは自ら行動を選択でき，かつ周囲にサポートを求めやすいのに対して，B さんはその状況から逃れにくく，さらなる傷つき体験を重ねてしまう構造になってしまっている。B さんのような校内環境では，トラウマセラピーを実施しても効果が十分に得られなかったり，場合によっては不安定になってしまうこともある。

トラウマセラピーの点から，学校における保護因子と影響因子の例を**表 5** にまとめた。保護因子は多いほうが望ましく，影響因子は少ないほうが望ましい。

懲罰的な雰囲気は，日頃，失敗や逸脱に対して過剰な叱責やペナルティを受ける等，児童生徒に必要以上の緊張感や恥の感覚を抱かせてしまう。そのような場合は，トラウマを抱えた児童生徒にとって，危険な環境として知覚され，トラウマからの回復を遅らせてしまう。したがって，このように影響因子は本人の安全性を脅かすものとして共通しているといえる。

架空事例

【クライエント】高校３年生，男子

【主訴】学校に行けない。勉強が手につかない。

【経過】小学校でも一時期不登校になったが，中学校では目立った欠席はせずに卒業した。高校入学後は，勉強にも励み，友人もでき，目立った問題はなく過ごしていた。2学期の途中から，朝に体調不良を訴えるようになり，内科の医療機関を受診したが，異常はなかった。親と教員の勧めで，カウンセリングに来談した。当初は不登校に直接つながる明確なストレス因について語られることはなかった。授業や教科のことなどを丁寧に聞いていくと，以下のような内容が語られた。ある教科で，授業中に教師から指名された問題を間違った際に，皆の前で見せしめのように叱責された経験があり，それ以降その授業ではかなり緊張するようになった。そのうえ，授業で当該教員から叱責された場面の記憶が苦痛感とともに想起されるとのこと。集中力も本来期待されるよりも著しく低下しており，勉強をしようとするも，ごく短時間しか続けることができない状態であった。この出来事についてのIES-Rを測定すると，カットオフポイントを上回った。

本人の同意のもとに，担任や学年主任などの関係者と情報共有を行い，クラスや授業などの情報収集を行った。叱責した教員は，他の生徒に対しても授業中に厳しい態度をとる傾向があることがわかった。そのため，学年主任から当該教員に対して教科指導の方法について助言し，さらにクライエントが授業への緊張感が影響して精神的に不調状態にあるため，当面は発言等の指名をしないよう助言した。その後，当該授業の担当教員から授業中に発言を指名されることがなくなった。この他に，授業中など不調になった際は，保健室で休養できることを本人，両親と関係教員との間で確認した。

本人，両親，関係教員にトラウマについて心理教育し，EMDRセッションを実施。約10セッションで記憶想起に伴う不快感が軽減されていき，安定的に登校できるようになった。やがて集中力も改善し，大学受験に向けた勉強に取り組んでいけるようになったため，終結となる。その後クライエントは志望大学への合格が決まった。

教育領域の事例では，トラウマセラピーを実施していく場合に，その時期を検討することも重要である。トラウマセラピーで，トラウマ記憶に対して介入した直後は，一時的に状態が不安定になる場合も想定される。したがって，例えば定期試験の直前に介入が始まると，定期試験のパフォーマンスにマイナスの影響を与えてしまう可能性も考慮する必要がある。また，進級進学の直前などは，新年度に予定が大幅に変更されてしまうと，セッションに継続的に通うことが難しくなってしまうこともあり得るため，新年度の学校生活の見通しがある程度立ってから，トラウマ記憶への介入を始めたほうがよい。大学生であれば，トラウマセラピーに集中しやすい長期休暇に入ってからトラウマ記憶への介入を始めることも選択肢となるだろう。

特に，外来等でのセラピーは，セッションの空き枠が限られることも多いため，学校や大学のスケジュールとの連動性とは別の観点から，トラウマセラピーが開始されてしまいやすい。しかし，より安全にトラウマセラピーを進めていくためには，クライエントの学校のスケジュールを踏まえておくことが必要である。そのため，クライエントや家族とトラウマセラピーについてのインフォームド・コンセントを行い，介入開始の時期を検討していくことが望ましいだろう。この点も教育領域におけるアセスメントでは重要である。

V. 家族のアセスメント

クライエントの年齢が低いほど，家族の理解とサポートが必要になる。具体的には，トラウマの影響についての心理教育を親に行い，トラウマによる子どもの変化を理解してもらい，家庭での関わり方についてコンサルテーションを行う。トラウマセラピーを受けたほうがよい事例であれば，その方法についてもある程度親に知っておいてもらうことが必要になる。小学校年代の事例の場合，児童本人の安心感につながるのであれば，親もセッションルームに一緒に入り，子どものセラピーに同席してもらうこともあるだろう。

特に，セッション後に子どもが一時的に不安定になる場合があることを事前に伝えておくなど，子どものマイナスの反応に対する準備をする。こうして，親が子どもに対して適切に応答できることが大切である。また，親自身の不安に対する耐性や，不安になった際の対応パターンを把握しておくことも大切である。例えば，子どもがトラウマを経験したことに親自身が不安になり，その不安を鎮めるために，子どもに対して不安や恐怖を感じていること自体を否認させるようなことも起きる。そのような場合は，まず親へのサポートを優先していくかについても検討していくことになる。したがって，クライエントを支える家族の力についてもアセスメントすることが必要になってくる。

架空事例：嘔吐不安の児童

【クライエント】小学校3年生，女児

【主訴】給食が苦手で気持ち悪くなってしまい，食べられない。学校にも行き渋ることもある。

【経過】母親に連れられて来談。小学校入学後，当初は我慢して給食を食べていたが，次第に食べられないようになった。担任の配慮で，配膳時に自分が食べられる量だけをもらい，食べられないものは無理に食べなくてもよいと言ってもらえた。しかし，クライエント本人は，他の児童は通常の量を食べているため，自分だけが特別な扱いを受けることをよいとは思っていなかった。当初は親も担任も少しずつ給食に慣れていくだろうと考えていたが，次第に登校自体を嫌がるようになってきたため，カウンセリングを受けることになった。

クラスでは友人関係を作ることができており，学習面も良好であった。担任は本児の性格傾向も理解しており，給食時間の不安についても気にかけていたため，無理に食べさせたり，食べないことを非難するようなことはなかった。他の児童も，本児が給食を残すことについて悪く言うものはいなかった。クライエントはカウンセリングを受けることにそれほど積極的ではなかったが，給食を食べられるようになりたいということについては，本人の意欲を確認することができた。母親からの情報では，昨年，食事中に嘔吐したことがあり，その際に母親が嘔吐したことを思わず叱ってしまったことがあり，その影響かもしれないと語った。嘔吐した食べ物（野菜）以外にも，それと同じ色の別の食べ物に対しても苦手意識が強くなったとのこと。

両親は問題解決に意欲的で，セラピーにも協力的であった。家庭でもクライエントと保護的な関係を築けており，それはセッション中にクライエントが不安な様子を呈した際に効果的に応答している様子からも観察された。

そこでセラピストは両親に対し，給食への不安感は，過去に嘔吐したことがトラウマとなってそのときの映像や感覚が残っており，さらにクライエントの性格傾向からは，他児に失敗する姿を見られることへの強い抵抗感があることも影響している可能性について伝えた。そのうえで，トラウマの一般的な反応について心理教育し，EMDR についても説明を行った。家庭でも両親からクライエントに説明してもらった。そのうえで，苦手な食べ物の階層表を両親とクライエントとで作成してくる課題等を出した。

記憶への介入の初期では，嘔吐した食べ物を直接想起させず，苦手な食べ物の色や他の少し苦手な食べ物をターゲットにしていくことから始めていった。EMDR セッションを継続していくことと並行して，家庭では，苦手な食べ物の階層表の苦手感が弱いものから，苦手感が強い食べ物を食べるように，段階的に挑戦していった。その後，給食は他児と同じ量を食べられる日も増えていき，自ら給食の量も調整できるようになった。最終的には以前嘔吐してしまった食べ物も家庭や学校でも食べられるようになり，学校への行き渋りもなくなったため，終結とした。

Ⅵ．おわりに

本章では教育領域のアセスメントとして，複数の視点から学校という構造をみてきた。トラウマセラピーの経験のあるセラピストであれば，多くのクライエントが学校場面で何らかのトラウマを受けているということを経験しているだろう。そしてまた，学校での経験がクライエントの心理的なリソース（資源）になっているという事例も経験するだろう。クライエントが通う学校の構造をアセスメントすることで，トラウマセラピーをより効果的に実施することができる。同じクライエントは二人と存在しないように，同じ学校も二つと存在しない。クライエントの学校環境の固有性をアセスメントし，トラウマの視点から本人や関係者を支援していくことが，教育領域におけるトラウマセラピーの専門性であると言えるだろう。

最後に，トラウマセラピーの視点が教育領域にもさらに広がっていくことで，学校をより安心できる，リソースフルな場にすることができるのではないだろうか。

文　献

1）文部科学省：チームとしての学校の在り方と今後の改善方策について（答申）（中教審第 185 号），2015 年 12 月 21 日．（https://www.mext.go.jp/b_menu/shingi/chukyo/chukyo0/toushin/1365657.htm）（accessed：2020 年 5 月 7 日）

2）兵庫県こころのケアセンター，大阪教育大学学校危機メンタルサポートセンター：サイコロジカル・ファーストエイド学校版実施の手引き第 2 版，2017.

3）野坂祐子：トラウマインフォームドケア―“問題行動”を捉えなおす援助の視点―．日本評論社，東京，2019.

● 総論 ⑥

産業保健領域におけるアセスメント

稲田 泰之

Ⅰ．はじめに

筆者は現在，精神科医として精神科診療所で外来診療を行う傍ら，産業医としても活動を行っており，大企業から中小企業まで複数社の産業保健活動に関わっている。したがって，筆者がトラウマの問題を抱える就労者に関わるパターンとしては，主治医として治療に関与する場合と，産業医・精神科産業医として事業所の安全配慮義務の履行をサポートする立場から関与する場合の２つがある。また，筆者は厚生労働省支部局の地方労働局で精神障害の労災医員を務めている。本章では，それらの経験を踏まえながら，産業保健領域および当該領域でケアの対象となる就労者のトラウマアセスメントに必要な知識やノウハウについて紹介したい。

まず，Ⅱ節では，産業保健領域および就労者のトラウマアセスメントを行ううえで必要な基礎知識を概観する。ただし，就労者のトラウマアセスメントにおいても，その多くの部分はトラウマの問題を抱える成人のアセスメントである。就労者であることによる特異的な要因が大きな割合を占めるわけではない。したがって，基本的なトラウマ症状の理解や利用可能なアセスメントツールの詳細については，他章を参照していただきたい。本章では，就労者に特異的な社会的要因として，産業保健領域に適用される法制度を取り上げ，法制度の理解が重要である理由を解説する。

続いてⅢ節では，産業医・産業保健スタッフとして行うトラウマアセスメントについて解説する。産業医・産業保健スタッフは，トラウマケアが必要な個人へのアプローチだけでなく，事業所という組織に対するアプローチが求められる立場である。したがって，ここでのアセスメントとは，組織に対するアセスメントも含まれる。産業保健領域における，個人と組織それぞれのアセスメントのプロセスが連続的に理解できるよう，この項目では事業所において事故・災害などの危機事象が発生した場合に，産業医・産業保健スタッフが行うべきアセスメントを時系列順に解説する。

Ⅱ．産業保健領域におけるトラウマアセスメントに必要な基礎知識

本節では，産業保健領域および就労者のトラウマアセスメントに必要な基礎知識と視点について述べる。前節で述べた通り，就労者の多くは一般成人であることから，基本的なアセスメントの方針やツールは他章で解説されている通りである。したがって，ここでは産業保健領域において適用される制度や法的概念，具体的には労働者災害補償保険法による労災保険制度，および労働契約法に定められた事業者の安全配慮義務等の概念について解説する。トラウマアセスメントと，これらの法制度がどのように関わるか疑問に思われる読者も多いだろう。そこで本節の最後では，法制度の理解がアセスメントにおいて重要である理由を整理する。

1．労働者災害補償保険法による労災保険制度

労働者災害補償保険法による労災保険制度は，業務中あるいは通勤中に事故や災害に遭い，負傷または死亡した際に，療養費や休業中の収入補償，後遺障害に応じた一時金および年金等が国から支払われる制度である。したがって，就業中あるいは通勤中に何らかのトラウマ事象が発生した場合，本制度の対象となることも多い。かつては，負傷や身体の疾病のみが対象であったが，現在は精神障害も対象とされており，本稿執筆時点

では平成23年に定められ令和2年に改正された「心理的負荷による精神障害の認定基準」[1)] に基づき認定の審査が行われている。認定基準は時代の変化に合わせて改訂されていくことが予想されるため，常に最新のものを参照していただきたい。

さて，産業保健領域あるいは就労者のトラウマケアを行うことになった場合，基本的なアセスメントに加えて確認すべきことは，負傷，精神疾患それぞれについて，労災申請を行っているか否か，あるいは行うつもりがあるか否かである。なぜなら，いずれの申請であったとしても，本人は申請に必要な資料を用意しなくてはならないことに加えて，労働基準監督署からの聴き取り調査を受ける必要があるからである。そこでは，負傷あるいは精神疾患の原因になった出来事について，監督署の職員から詳細な聴き取りが行われる。申請が負傷のみの場合であれば，業務と負傷の因果関係は明確であることが多く，比較的スムーズに認定が行われる。しかし，精神障害については，出来事と発病の因果関係を事細かに調査しなくてはならなくなり，必然的に本人に対して行われる聴き取りも詳細なものになる。もちろん聴き取りにあたっては主治医の意見も参考にしながら，さまざまな配慮が行われるが，一方で調査が二次的な心的外傷体験となるリスクは無視できない。また，本稿執筆時点の制度下では，申請はほとんどの場合，最終的に**表1**のいずれかのパターンの帰結を得ることになる。

精神障害の労災申請において，トラウマ事象が関わるパターンとして多いのが，業務あるいは通勤中の負傷，上司からのパワーハラスメントや顧客からのクレームなどによってPTSDあるいはうつ病を発病したという内容のものであるが，これらが労災として認定されるか否かは個々の事案を精査して決定される。平成30年度の精神障害に係る認定率は31.8%と低い水準である。生死にかかわる，極度の苦痛を伴う，または永久労働不能となる後遺障害を残す業務上の病気やケガをした場合などは，「特別な出来事」として業務上とされる可能性が高いが，負傷が軽度の場合やハラスメントやクレームなどがトラウマ事象の場合，精神障害としては業務外とされる場合も少なくない。例えば，負傷による心理的負荷については，

表１　現在の制度下における労災申請の帰結

		精神疾患の発病あり	
		業務上の認定	業務外の認定
物理的負傷※1	あり（業務上の認定）※2	業務または通勤中に負傷しており，発症した精神疾患も当該出来事やその他業務による心理的負荷が主要な原因であると認められる場合	業務または通勤中に負傷しているが，精神疾患はその出来事と無関係，あるいは関係があっても主要な要因とは認められない場合
	なし（業務外の認定）※2	業務または通勤中に負傷はしていないが，発病した精神疾患は業務または通勤中に生じた心理的負荷が主要な原因であると認められる場合	業務または通勤中に負傷はしておらず，発病している精神疾患の原因も業務または通勤中に生じた出来事とは無関係，あるいは関係があっても主要な原因とは認められない場合

※１：業務上の疾病も補償の対象となるがトラウマの原因としては稀であると考えられるため，ここでは負傷のみを示している。
※２：業務中あるいは通勤中の負傷が業務外と認定されることは少ないため，ここでは負傷ありの場合を業務上，負傷なしの場合を業務外と同意として扱っている。

業務上（心理的負荷強）となる具体例として，負傷の程度が「長期間（おおむね２か月以上）の入院を要する」「労災の障害年金に該当する若しくは原職への復帰ができなくなる後遺障害を残すような」といった目安が定められている。この点に関しては，しばしば臨床医の立場から，入院期間や後遺障害の程度が年金や一時金等の支払額を左右するということであれば理解できるが，それをもってトラウマの程度を評価する発想はにわかに信じがたいという意見を聞くことがある。また，この他にも心理的負荷の評価において，時間外労働月 80 時間や 100 時間などの労働時間に重きがおかれていることに対しては，臨床医だけでなく使用者側からも戸惑いの声が聞かれる。もちろん労働環境や雇用慣行のあり方は時代の影響を大きく受けるものであり，労災保険制度のあり方も今後変化していくだろう。ただし，どの時代の制度下であれ，認定基準に合致せず，本人の希望が叶わず業務外の認定となった場合，現実的な問題としては金銭的な補償が得られなくなり，心理的な問題としても治療上悪影響を与える恐れがあるだろう。さらには，業務外の判断に対して再審査の請求を行ったり，行政訴訟に発展したりするなど，長期的に葛藤状態が継続することもある。もちろん，労災と認定され，トラウマからの回復を後押しする心理社会的な環境が整うこともあり得るが，支援者・治療者は労災申請の手続きと認定の結果が，症状に影響を与える要因となることを認識しておく必要がある。

2．安全配慮義務と義務違反に対する民事訴訟

就業中に何らかのトラウマ事象が発生した場合，労災申請に留まらず労使間の民事訴訟に発展する場合もある。その場合，争点となることが多いのは，事業主の安全配慮義務である。安全配慮義務とは労働契約法に定められているもので，使用者に対し労働者が生命，身体等の安全を確保しつつ労働することができるよう，必要な配慮を求めるものである。労働契約法中には罰則は定められていないが，民法第709条（不法行為責任），民法第715条（使用者責任），民法第415条（債務不履行）等を根拠に，使用者に高額の賠償金支払い命令が出た判例が多数存在する。本稿は法律論を詳説するものではないため，法概念としての安全配慮義務の詳細については岡田[2]等の文献を参照していただきたい。

トラウマアセスメントとして，把握しておくべきことは，支援の対象となる従業員・患者が法的な係争状態にあるか否かということである。先に述べた労災も，トラウマ事象の主要な要因が業務によるものかを判断するものであるが，本質的には組織および個人の過失や責任性を論点とするものではない。その手続きは，あくまでも国からの補償の適否を判断するものであり，事業所の責任を問うたり，ペナルティを与えたりする枠組みではないのである。しかし，民事訴訟となると様相が変わってくる。それはトラウマ事象を経験した従業員・患者が，事業所の責任を問い，過失に対する賠償を求める行為であり，そこには当事者間の明確な葛藤が存在する。そして，トラウマ体験について，さまざまな場面で説明をしたり証言したりせざるを得ないという事態も発生するし，本人の訴えに対して最

終的に何らかの法的な結論が出されることになる。このことが二次的な心的外傷体験をもたらすなど，心理社会的要因として治療や支援にネガティブな影響を与える恐れがあることは先述の労災と同様である。しかし，労使の対立という色彩がより鮮明となることや，訴訟費用等も必要であることを考えると，こちらのケースのほうがより本人に与える負担やストレスが大きなものであることを認識しておく必要がある。また，治療者・支援者の立場としては，あまり想定したくないことであるが，賠償神経症（Rentenneurose）といった概念があるように，いわゆる疾病利得により症状が遷延するケースがあることも無視できない。これらを鑑み，産業医や産業保健スタッフとして，就業中に発生したトラウマ事象のケアに関わる際には，労働争議へ発展するリスクも考慮しながら，本人の状態や意向を慎重にアセスメントする必要がある。さらに言うと，我々が行うアセスメントやケアの関わりすらも，事業所の事後対応の一環として妥当なものであったか，法的に問われる恐れすらあるのである。その意味でも，産業保健の領域でトラウマ事象に関わる場合は，法的な動きも視野に入れて状況を把握することが必要不可欠であると言える。

3．法制度に関する知識がトラウマアセスメントにとって必要な理由

先述の通り，これらの公的・法的手続きのプロセスの中には，二次的な心的外傷体験をもたらすリスクがある。したがって，治療者や支援者は，本人がこれらの手続きに耐え得る状態であるか，治療上悪影響をもたらす恐れがないかについてアセスメントする必要があるだろう。そのために，治療者・支援者は本人の状態のみならず，これら法的制度そのものについて知っておく必要があるのである。また，ここで紹介した法制度や概念は，トラウマの原因となった出来事の，責任の所在を法的に結論づけるものである。トラウマケアを経験したことのある読者であれば感じたことがあるかもしれないが，患者がトラウマ事象の責任の所在をどこに置いているかという認知が，症状や治療の経過に影響を与えることがある。例えば一つの典型的なパターンとして，患者が「外傷的出来事に至った原因の

一端が自分にもある」という自責の念を抱いている場合，症状の現れ方や治療の経過にネガティブな影響を与えることがある。当然ながら，先述した法的な手続きは必ずしも本人にとって望ましい結果をもたらすとは限らない。場合によっては，本人が主張していたことが事実として認められなかったり，本人が主張するほど重大な出来事ではなかったという行政判断・司法判断が下されたりすることもあるだろう。これはトラウマにまつわる本人のナラティブが，社会的には真ではないと否定されるようなものであり，心理社会的要因として治療経過に影響を与える。したがって，産業保健領域あるいは就労者のトラウマケアを行うにあたっては，治療や支援の対象となる本人が，法制度をどのように利用し，どのような関わり方をしているか，そして法的に導かれた結論をどのように受け止めているかを把握することが重要となる。そのためにはやはり法制度自体の理解が必要不可欠と言えるだろう。

Ⅲ．事業所での危機事象に対し産業医・産業保健スタッフとして行うアセスメント

本節では，産業保健領域において，産業医など産業保健スタッフが行うべきトラウマアセスメントについて解説する。職場において，死者や重傷者が発生するような事態が発生したと仮定し，そのような緊急事態に専門家として実施すべきことを時系列順にまとめていく。なお，職場における災害や事故などの危機事象が発生した際に，産業保健スタッフが参照できる資料としては，本稿執筆時で産業医科大学産業医実務研修センターによる「危機事象発生時の産業保健ニーズ―産業保健スタッフ向け危機対応マニュアル― Ver2.0」[3]（以下，危機事象発生時の対応マニュアル）および独立行政法人労働者健康福祉機構による「職場における災害時のこころのケアマニュアル」[4] などが挙げられる。本稿における内容も，これらの資料に添った内容となっているが，どちらも一読を推奨する。

1．ハイリスク者抽出のための組織的アセスメント

職場における災害や事故などが発生したとき，メンタルヘルスに関わる動きは現場の混乱が落ち着き，物理的な安全が確保された時点から開始することが望ましい。被災した本人や周囲にいた人が大きな混乱状況に置かれることはもちろん，警察等からの事情聴取，場合によっては報道対応なども必要になり，職場全体が非日常的な状態となる。それらに対応する担当者への負担も一気に高まる時期である。したがって，災害や事故によって生じた個別の健康障害だけでなく，事業所の従業員全体を対象として，今後生じ得る健康障害のリスクを評価していく必要があり，特にメンタルヘルス領域における組織的アセスメントとしてはハイリスク者のスクリーニングが重要となる。先述の「危機事象発生時の対応マニュアル」においては，スクリーニングの手段として，可能な限り事業所の従業員全員に対し，産業保健スタッフによる面談を行い，職業ストレス簡易調査票やK6日本語版（The Kessler 6-Item Psychological Distress Scale），CES-D日本語版（The Center for Epidemiologic Studies Depression Scale）などの質問紙調査を行うことが推奨されている。ただし，事業所規模や産業保健スタッフのリソースによっては，従業員全員を対象とする調査は現実的ではない場合もあるだろう。その場合は，調査を行う対象者を絞り込む必要があるが，ハイリスク者の候補としては，**表2**に該当する従業員が考えられる。事業所の状況やリソースと照らし合わせながら，これらに該当する者から順次アセスメントの対象を選定していくことが望ましい。

2．ハイリスク者の初期アセスメント

組織的なスクリーニングによって，ハイリスクと見なされた者に対しては，メンタルヘルスに問題が発生していないか精査を進めていく必要がある。特に危機事象の直後においては急性ストレス障害（Acute Stress Disorder：ASD），少し時間が経過した段階においては，PTSD，あるいはより大まかに症状を捉える意味では抑うつ状態のアセスメントが中心課題となる。医療機関への紹介の必要性などを判断するため，通常の産業精

表2 ハイリスクの候補となる従業員

被災状況に直接的に曝露した者
受傷者 危うく死亡・受傷しそうだった者 他者が受傷するのを目撃した者 受傷者の応急処置にあたった者 など
発生する問題に対応した者
被災者やその家族への対応にあたった者 警察や労働基準監督署の窓口として対応にあたった者 地域住民の苦情などの対応にあたった者 報道関係者の対応にあたった者 など
災害の原因に関与した者
災害責任者として送検されたりした者 事故や災害の直接的な原因を作った者 事故や災害の原因に関わるとして事情聴取を受けた者
その他，危機事象の影響を受けやすい者
特別な医療対応や合理的配慮が必要な者 過去あるいは現在のメンタルヘルス不調を経験している者 過去に事故や災害を経験したことのある者 被災者と特に親しい関係の者 新入社員

神保健活動と同様に，産業医や産業保健スタッフによる面談を行う必要がある。面談においてアセスメントすべきポイントも，基本的には平時と変わらない。現在の体調で通常期待される業務の遂行が可能であるか，また安全配慮義務の観点から就業の継続によって症状が悪化していく恐れがないかを中心に精査していくことになる。その際，事故や災害に関連する刺激に接した際に著しい苦痛を感じたり，特定の刺激を回避するために業務に支障を生じたりしているようであれば，休業その他の就業上の措置を検討する必要があるため，就業に影響を与える症状の有無は丁寧に確認しなくてはならない。また，先述の通り職業ストレス簡易調査票やK6，CES-Dなどの質問紙を活用することも推奨される。「危機事象発生の対応マニュアル」では，これらに加えてIES-Rの実施についても紹介されている。

もちろん，何らかの精神症状が疑われる段階で精神科医療機関を紹介し，トラウマ症状に関する検査については医療機関に任せるという方法を取ることもできるが，産業医・産業保健スタッフとして，本書に解説されているアセスメント手法を一通り理解し，実施が可能なのであれば，組織内で実施することも選択肢の一つである。複数のハイリスク者に対して，定期的に検査が実施されていれば，ハイリスク者の人数の増減に加えて，ハイリスク者における各種質問紙の平均点などの集団的指標を得ることができる。もちろん個々の従業員をケアすることが産業医・産業保健職の役割であるが，同時に組織全体を俯瞰的にアセスメントすることは，危機事象に対する産業保健活動に示唆を与えると期待される。また，学術的に価値のあるデータを得ることにもつながるだろう。特に産業保健領域においては，データを取るという習慣がまだまだ定着していないように思われ，特に産業医・産業保健スタッフが本書を通じてさまざまなアセスメント手法を学び，それらを現場で活用することができれば大変意義深いと考えられる。

3．ハイリスク者の就業上の措置・職場復帰支援のためのアセスメント

ここまで述べてきた通り，産業保健領域において発生した危機事象に関するトラウマアセスメントはハイリスク者の抽出とハイリスク者の状態評価の順で行われる。その結果，何らかの医療的介入が必要と判断された者については，治療医療機関を紹介することになるだろう。その場合，診断と治療は主治医の仕事となり，治療に必要なアセスメントも治療医療機関側で行われることになる。

一方，産業医・産業保健スタッフは，必要に応じて主治医と書面のやり取りなどを通じて連絡調整を行うとともに，特に産業医は就業の可否判断や必要な配慮などについて，事業所に意見を提供していく必要がある。というのも，主治医は本人がどのような職場で，どのような業務を行っているかについて，本人の言葉を通じてしか把握できないことがほとんどだからである。したがって，事業所の意思決定においては，本人の業務内容や

事業所の求める就業レベルを把握していることが多い産業医の意見が尊重される。この点は，トラウマ事象の有無にかかわらず，メンタルヘルス不調における職場復帰の可否判断を行ったり，就業にあたって何らかの配慮を行うなどの措置を講じたりする場合と同様である。したがって産業医としては，トラウマ症状が本人の業務遂行にどのように影響を与えるか，休業を経て職場復帰する場合は就業を再開して症状が再燃するリスクがないか，職場復帰の成功率を高めるために配慮が必要か等について，面談や先述の評価尺度などを用いながらアセスメントしていく必要がある。ただし，面談や評価尺度だけで，復職の可否を推し量ることには限界がある。場合によっては，試し出社制度などを活用しながら，段階的に職場環境に接する機会を設け，その中でトラウマ症状の回復状況と復職準備性を見極めることも推奨される。このような手続き自体は，厚生労働省の「心の健康問題により休業した労働者の職場復帰支援の手引き」[5] に沿った対応であり，本来トラウマ症状を有しているか否かにかかわらず行われるべきことである。したがって，職場復帰を支援していく段階では，基本的には当該手引きを参考にしながらも，トラウマ症状という特異的な要因に対しては，IES-R などの質問紙を用いたり，トラウマ事象に関連する刺激に接したときに症状が再燃したりすることがないかを丁寧に確認したりすることが基本的な方針となるだろう。この際，1つだけ注意が必要なのは，トラウマ事象に関連する環境を避ければ就業が可能という見立てを行い，その配慮を事業所に求める場合である。例えば，夜勤勤務中に事故が発生し受傷した従業員が復職する際，産業医が配慮として夜勤を免除する必要があると意見を述べるといったケースである。治療論に関しては他書に譲るが，トラウマ関連疾患の治療アプローチとしてはエクスポージャー療法が基本方針となる。したがって，治療が進展している段階において，回避を助長する環境を作ってしまうことが，主治医の方針とも齟齬をきたす恐れがあることは自明である。また，先の夜勤の免除の例の場合でも，例えば本来の就業ができないことで従来の賃金が得られなくなってしまったり，本人が周囲に負い目を感じ悩んでしまったりするなど，不完全な就業が継続されることで結果的に本人のQOLを下げることにつながる恐れもある。したがって，産業保健の領域においても，治療的アプローチを念頭においたアセスメントを行う必要があるだろう。つまり，特定の環境が症状を再燃させる恐れを説くだけでなく，当該環境に対して段階的に再適応させていくためには，どのような支援が必要かということをアセスメントすべきである。そのためには主治医ともよく連携をしながら，状態把握に努めることが望ましい。

Ⅳ．まとめ

本章では，産業保健領域における基礎知識として法的制度の理解の重要性を解説し，職場で危機事象が発生した場合に産業保健職として行うべきアセスメントについて述べた。法的制度の理解は，危機事象後のあらゆる時点において有益な知識であり，治療者として関わる際にも重要な視点である。本章は，主に産業保健領域で業務を行う産業医，産業保健スタッフのガイドとなることを目的に書かれているが，治療医療機関で支援に関わる方が一読し，産業保健の領域ではどのような視点が必要なのか知っておくことも有益であると思われる。本章がさまざまな立場からトラウマケアに関わる方のお役にたてば幸いである。

文　献

1）厚生労働省労働基準局補償課職業病認定対策室：心理的負荷による精神障害の認定基準について（基発1226第1号），2011.

2）岡田邦夫：安全配慮義務―過労死・メンタルヘルス不調を中心に―．産業医学振興財団，東京，2015.

3）産業医科大学：危機事象発生時の産業保健ニーズ―産業保健スタッフ向け危機対応マニュアル― Ver2.0．産業医科大学産業医実務研修センター，福岡，2019.

4）独立行政法人労働者健康福祉機構：職場における災害時のこころのケアマニュアル．労働者健康福祉機構，神奈川，2005.

5）厚生労働省，独立行政法人労働者健康安全機構：改訂心の健康問題により休業した労働者の職場復帰支援の手引き，2009.

● 総 論 ⑦

医療人類学におけるアセスメント

宮地 尚子　　木村 美緒

Ⅰ．はじめに―トラウマと医療人類学―

トラウマは，個人の精神病理としてとらえられがちだが，実際には事件や犯罪，紛争，戦争などの社会的事象と密接につながっている。個人のトラウマを通して，背景にある差別や抑圧など，文化や社会の問題があぶり出されることも多い。

トラウマが関連する精神疾患として最も多く知られているのはPTSDであろう。PTSDは，もともとは命をおびやかすような単一性の外傷体験の後に生じるフラッシュバックや回避行動などの症状群を指していた。それに，継続的に受けた心的外傷から起こる症状を加えて「複雑性PTSD」とHerman[1)]が説明したのは1992年のことであった。その概念は，現在ではICD–11にも採用され，トラウマの長期的な影響が論じられるようになってきた。このような流れを汲み，今日のトラウマケアでは，一過性の出来事のみではなく，個人と所属集団との関係の中で長期的に積み重なる体験の影響についても読み解いていく必要が出てきている。

もうひとつ重要なのは，現代はグローバル化に伴い，異なる文化的背景をもつ人たちが，さまざまな形で接する機会が増えていることである。もともと多民族国家である米国などでは，1970～1980年代から，精神症状の解釈や，病気行動や家族の関わり方などにおいて，文化的背景の違いに配慮する必要性が指摘されてきた。言語や宗教の違いをどう乗り越えるのか，どのような言葉で苦悩が語られるのか（苦悩の慣用表現 Idioms of Distress），その文化における正常／異常，健康／病気，病気／逸脱（犯罪）などの境目はどこにおかれるのか，病者とされた人にはどのような行動が期待されるのか，病気へのスティグマはどうか，どのような癒しの技法があるのか，などが問われ，医療人類学が発達してきた[2)]。

本稿では，今日のトラウマケアと医療人類学の流れを踏まえて，トラウマを抱えるクライエントに接する際の２つの視点を提供する。１つは，治療者として，トラウマの見立ての中に社会文化的な側面を取り入れていくためのポイントとなる視点である。もう１つは，支援をしていく中で，社会文化的な規範や認識に影響された治療者自身を見つめ直す視点である。

Ⅱ．医療人類学におけるトラウマのアセスメント

１．文化の面から病いをとらえる試み―説明モデルと文化的定式化―

同じ症状や状態に対しても，それが生活の中でどのような困難に結びつくのか，またどのように理解し，対処しようとするかということは，クライエントがおかれた心理・社会的文脈により異なってくる。病いとは，クライエントや周囲の人々に，必ずしも医学的な疾患概念だけでは包括しきれない影響を与えるものである。これを理解しようと試みたのが Kleinman の“説明モデル”の概念である。説明モデルは，クライエントや家族，治療者が抱く病いについての理解や対処の仕方のことであり，たとえば以下のような疑問に答えてくれる[3)]という。

> この障害の本質は何かとか，なぜ自分がその病いに冒されてしまったのか，なぜそれが今なのか，どんな経過をたどるのか，自分の身体にどんな影響を及ぼすか，どんな治療をしてほしいと思っているのか，自分がこの病いと治療について最も恐れているものは何か，などである。（文献３，p.158）

同じ症状に対する，精神科医やカウンセラー，家族や友人，そしてクラ

イエント自身の説明モデルは，さまざまな齟齬をはらんでいることが予測できるであろう。

病気の発症とそれに対する行動は多様性をもち，たとえばその地域，民族における独自の症状解釈などからも影響を受けている。支援者は，このことを念頭に置いて，クライエントがおかれている文化的状況や，クライエント自身の（あるいはその周囲の人たちの）病いに対する見方を理解し，お互いの説明モデルの齟齬を埋めながら，共感的な支援を進めていかなければならない。そうでなければ，支援が行われているその瞬間に，その支援がストレッサーになることがあり得る[2]。

このようなKleinmanからの流れを汲んで，2013年におよそ19年ぶりに改訂されたDSM–5[4]には「Cultural Formulation Interview（文化的定式化面接）」(**表1**）という章が設けられている[5]。文化的差異を踏まえたクライエントの病いをアセスメントするこの概念自体は，DSM–Ⅳの時代から触れられているが，DSM–5では16項目の構造化された質問面接が提示されている。本章では参考までに表にまとめているが，ぜひDSM–5における該当の章や参考文献をあたってみてほしい。

すべてのクライエントにとって，彼らが所属する文化は，彼らが病いや苦痛をどのようにとらえ，体験するかに影響を与える。したがって，クライエントの文化的背景を知っておくことが，総合的なアセスメントのためには不可欠であることが，DSM–5においても強調されている[5]。

2．文化が及ぼすトラウマへの影響

上記に述べられていることはいずれも，クライエントの医学的な診断名やその治療法だけではなく，彼らが現実にどのような困難に直面しているのか，それをなぜ困難と感じるのかといった主観的体験をアセスメントするための手法である。Kleinmanは，より共感的で心のこもったケアを行うには，クライエントの症状について，所属している文化・集団における見方や対処がどのようなものか，その固有の文脈を理解し，治療戦略を立てる際に取り入れることが必要だと述べている[3]。それは精神科支援全般

表１　文化的定式化面接（Cultural Formulation Interview）（文献５，p.291-293より要約・筆者訳）

（1）　今日は何があってこちらに来られましたか？

（2）　ご自身の問題を，ご家族，お友達，あるいは地域の他の人たちに説明するとき，さまざまな方法があります。あなたは，ご自身の問題を他の人にどのように説明されますか？

（3）　あなたの問題について，あなたは何が一番お困りですか？

（4）　どうしてこんなことがあなたに起こっていると思いますか？　あなたの問題の原因は何だとお考えですか？

（5）　あなたのご家族，お友達，あるいは地域の方々は，あなたの問題が何によって引き起こされたと考えていますか？

（6）　ご家族，お友達，あるいは他の方々から，あなたの問題を改善するような助けがありますか？

（7）　金銭問題，あるいはその他のご家族の問題といった，あなたの問題を悪化させるストレスがありますか？

（8）　あなたのバックグラウンドやアイデンティティにおいて最も重要な要素は何ですか？

（9）　あなたのバックグラウンド，あるいはアイデンティティの一部で，あなたの問題に影響を与えているものがありますか？

（10）　あなたのバックグラウンド，あるいはアイデンティティの一部で，あなたにとって他の心配事や困難を引き起こしているものはありますか？

（11）　さまざまな方法でこのような問題を処理することができます。ご自身の問題に対処するために，あなたはご自身で何をなさいましたか？

（12）　さまざまな科の医師，支援者，治療者を含む，多くの異なるサポート源に助けを求める方々がいます。あなたは過去に，ご自身の問題について，どのような種類の治療，援助，助言，あるいは療法を求めてきましたか？

（13）　自分に必要な助けを得るために，何か妨げになっていることがありますか？

（14）　今の時点であなたの問題に最も役立つと思える種類の援助は何ですか？

（15）　今，あなたのご家族，お友達，あるいは他の人たちが，「今あなたの役に立つだろう」と言ってくれるような援助が他にありますか？

（16）　しばしば，医師と患者の間で，お互いの背景や考えの違いから誤解が生じることがあります。こうしたことについて心配がありますか？　あなたの必要とする治療を提供するために，私たちに何かできることがありますか？

にいえることであり，トラウマケアの領域においても同様である。

クライエントにとって，どのような出来事がどのようにトラウマ体験となり得るかは，文化や社会規範の影響を少なからず受けている。反対に，トラウマ体験から文化のほうが影響を受け，変化することもある。トラウマ的出来事の衝撃が，民族的価値観や，アートやサブカルチャーの中に表現されることなどがその例である。トラウマと文化の関係は，ルーツを辿れば非常に根深く，たとえば一神教文化においてはある種トラウマティックな出来事（カインとアベルの物語や，キリストの磔刑など）がその物語の中核をなしてきたし，トラウマ概念自体が西洋文化の中心に位置づけられている，という指摘もある[6)]。文化とトラウマの関連については研究領域が拡張され続けていて，さまざまな人類学的・社会学的な研究が報告されている[注]。

臨床においてトラウマへの文化的影響を理解することの重要性は，たとえば，男性の性被害などでよくわかる。男女を二分化するジェンダー規範のもとでは，男性の性被害は，そもそも社会において存在が認識されていないうえに，被害者にとっては自らの「男性性」，つまり強さや勇敢さといった「男らしさ」とされるものが切り崩されることを意味している。結果としてそのトラウマは，被害者が自分の脆弱性や恐怖を克服するために過剰な対処行動に駆り立てられたり，反対に，それらを否認しなくてはならないといった事態をもたらす恐れがある。治療者は，クライエントが現在取らざるを得なくなっている過剰な対処行動や，被害を打ち明けられないことによるソーシャルサポートの得にくさなど，副次的な影響をアセスメントする必要が出てくる。もし仮に，治療者が彼のもっているジェンダー規範を全く理解していなければ，被害を告白することへの不安の背景を想像することはできないし，暖かい共感を示すことも難しくなるだろう。

注：文献6の他，日本ではたとえば，『田中雅一・松嶋健編：トラウマ研究1：トラウマを生きる．京都大学学術出版会，2018.』，『田中雅一・松嶋健編：トラウマ研究2：トラウマを共有する．京都大学学術出版会，2019.』など。

臨床におけるトラウマへの文化的影響の理解が重要なもうひとつの例として，筆者が過去に取り上げた事例を要約したい[7)]。

事例（A さん）

50 代女性。不眠，意欲低下，抑うつ気分などで精神科外来を受診。

二度目の受診時に，夫から暴力をずっと受けてきたことを語る。一度は 110 番して途中で電話を切ったこともある。「夫の暴力を人に話したのは 30 年でこれが初めて」という。最近は直接手を下されることはなくなっている。夫と市民活動を 20 年来続けていて，生きがいを感じてきた。離婚を何度も考えたが，子どもがいること，自活能力がないこと，活動仲間とも切り離される可能性が高いことなどの理由で踏みとどまってきた。1 日でも長く夫より長生きして，のんびりして過ごすのが夢だという。

A さんは，夫の死を密かに願いながらも，DV は問題の主題とはなっていなかった。そこには，これまでの日本社会の規範を身のふるまいとして内在化し，血肉化してきた女性の人生が表れている。A さんのようなクライエントが現れたとき，治療者が一方的に「あなたの受けた行為は DV だ」と指摘することもまた，彼女のこれまでの耐え忍ぶ人生を否定することになりかねない。これは，指摘してはいけないということではない。内在化してきた所属社会のジェンダー規範からクライエントが自由になっていってもらうことも重要な支援の一部である。ただ，どのようなタイミングで，どのようにその問題を取り上げるかという臨床的判断は，クライエントの生活史を作り上げてきた文化や，その中で生きてきたクライエントに対する敬意を基盤としてなされるべきである。

3．回復のための資源

文化は，クライエントの目指す回復のありようや，その道筋にも影響をもたらす。どのような状態，どうなったら回復といえるのかは，前述してきたようなクライエントの属する文化を考慮したとき，症状の消失以外にもさまざまな解釈が可能である。回復とは，症状を受け入れてくれる集団やパートナーと安定した関係を築けることかもしれないし，環境を変えて症状のトリガーとなるような出来事がない，安全な場所で暮らせることかもしれない。同様に，回復の手段もひとつではない。西洋医学では医療の遅れとみなされがちなシャーマニズムも，かつては伝統的な治療システムとして機能していた地域があるし[8)]，現在も多くの社会において日常生活に息づいている。

Cohen らの『子どものためのトラウマフォーカスト認知行動療法』[9)] では，子どもたちがトラウマから回復するうえで，彼らが所属しているコミュニティの独自の文化を踏まえた支援について丁寧な方針立てがなされている。軍人家族の子どもたちには，兵役が国家への奉仕だという価値観を家族全体で共有していることを踏まえながら，ラテン系移民の子どもたちには，彼らのもっている文化的価値や信念を尊重しながら，支援を進めていく。同じ「虐待を受けた子ども」であったとしても，彼らの出自や，属する文化圏，受けてきた教育，それらに内在する民族性などを考慮して関わろうとすれば，治療で重みづけられるポイントも微妙に変わってくる。

われわれの社会では一般に，大変な出来事にあった後には，社会機能の低下を起こしても当然だ，と受け止められ，服喪や追悼，役割猶予の機会や期間が与えられたり，社会的な区切りが与えられる。このような時間や区切りが，実はトラウマからの「自然」な回復に非常に役立っている。たとえば，性暴力被害の後の PTSD 罹患率が高いのは，偏見を恐れて被害を隠さざるを得なかったりして，こういった環境が与えられにくいためかもしれない。こうしたケースでは回復を待てる時間や場所をどうやって確保するのかも重要な課題である。

喪失体験もひとつのトラウマティックな出来事となり得る。死んだはずの大切な人の姿が鮮やかに見えたり，声が聞こえたりすることが必ずしも不思議ではないという認識が共有されることも，喪失をゆっくり受け入れていく過程で重要である。そういった生活文化の中に潜在する治療的要素をクライエントとともに見つけ出したり，作り出したりして活用すること，当事者やその所属するコミュニティの回復能力を信頼することが治療者には求められている[10]。

PTSDの治療法の多くは，トラウマ記憶に対する曝露と馴化を治療要素のひとつとしている。しかし，せっかくトラウマ記憶が整理され症状を克服できても，その後の生活がクライエントにとって物理的，経済的，また精神的に安全なものでなければ，新たなトラウマ体験を重ねてしまう危険性もある。「回復」には，症状の消失というゴールだけを目指すのではなく，その後にどれだけクライエントにとって望ましい生活を送るための土台作りがなされるか，という長期的な視点も必要である。その際に，次に述べるクライエントの恥やスティグマ，マイノリティのトラウマについても，考慮しておく意義があるだろう。

4．恥とスティグマ

スティグマとは，社会学者のGoffmanが提唱した言葉で，「徴（しるし）」や「烙印」といった語源をもつ。スティグマを刻みつけられたものは，社会において，穢れているとか，避けられるべきものとして扱われる。それは目に見える形のもの（たとえば皮膚の発疹や怪我の痕跡など）に象徴されることもあるし，目に見えない不名誉として，疾患や民族性，セクシュアリティに付随することもある。たとえば，19世紀から20世紀初頭のヨーロッパでは，精神遅滞，てんかん，精神病は，「進化レヴェルの低い」家系において世代を超えて受け継がれる変質傾向であると考えられ，優生学という「科学」がこの蔓延の防止を目標としていた[3]。

スティグマは，その人のことを他人と異なり，欠陥があり，信用を失いかねないものとして徴づける。スティグマのラベルを貼られた人は，周囲の人びとから避けられたり，嘲笑を浴びたり，面目を失わされたりする。最終的に，スティグマを負わされた人は，そういう反応を予想するようになり，こうした段階に至る頃には，内面化されたスティグマは深い羞恥心と傷ついたアイデンティティになっている[3]。ここまでは，病いやトラウマのもつ文化的意味について触れてきたが，スティグマはもう少し具体的な，社会や専門家，家族を含む周囲の態度や反応によって形成される相互的な概念である。

恥とスティグマがクライエントにどのような心理的影響を及ぼすのか，Kleinmanの示した事例から一部を引用したい。

> ポール・センサボーは，脳損傷によって，日常生活においていつも使用する多くの能力（スキル）を失った。しかし彼は，彼なりの世界を築いていた。ポールはよく私にこう言っていた。「僕は大人なんです。他の連中と同じなんです。自分の面倒は自分で見れるんです」。その世界を見る彼の視点のもっとも核心をなすのは，「他の人と同じでありたい」，異なった人と見られたくない，馬鹿にされたり，拒絶されたくない，あるいは人間でないような思いをさせられたくないという欲求である。(p.220–221)

ある日，大雪で診察が大幅に遅れてしまい，「今日は話をゆっくり聞く時間がない」という治療者（Kleinman）の言葉に，クライエント（ポール）は深く傷つく。話を聞けない葛藤を打ち明けた治療者に，クライエントは以下のように語った。

> 「ぼくは，だめなんですよ，頭が弱いんです。みんなが言うようにうすばかなんでしょ？　世の中の動きはぼくにとっては速すぎるんですよね？他の人は偉すぎるんですよ。だから彼らが怒れば，人を傷つけることもできるんですよね？　そんな世の中は，ぼくにはほんとに危険すぎるところですよ。たぶんぼくはホームで暮らすべきなんです。言ってることわかるでしょ，ぼくみたいな人間のための施設（ホーム）ですよ」(p.222)

ポールが自分の抱える恥やスティグマを生々しく語ったのは，このときが初めてであった。Kleinmanは，そのような恥の感覚をさらけ出させてしまったことに対して，治療者として深い悲しみと恥を感じている。このように，恥やスティグマは，そう簡単に明かすことはできないし，治療者のちょっとした言動によって刺激され，傷を深めてしまう。

上記は脳障害の事例であるが，述べられている恥やスティグマは，トラウマを体験した人々においても共通するものがあるはずである。「事件の被害者である」とか「精神疾患を患っている」というスティグマ，「他の人とは違ってしまった」という恥の感覚は，周囲の反応を介して内面化され，トラウマ体験後のクライエントを蝕んでいく。

人がスティグマを負ったときにそれをはねつけるには，強い自己概念を養うことと，同じような状況にある人に社会的支持を求めることが重要である，といわれている[11)]。トラウマ体験をもたらした単一の出来事やその後の症状の変遷のみに治療者がとらわれ，クライエントと社会との関係の中で生じる立ち位置の変化，羞恥心に鈍感になることは，トラウマの被害者としての役割を押しつけ，クライエントの自己概念を混乱させる。その結果，トラウマから立ち上がる行動を制限してしまう危険性もはらんでいる。こうした状況における治療者の仕事は，ステレオタイプな被害者像にクラエイントを押し込めるのではなく，クライエントが社会の中で人間らしさや居場所を感じられるようにサポートすることである。症状を抱えて社会的機能が低下した中で，潜在的に可能なことを見出すこと，恥やスティグマを感じなくてもよいようにクライエントの人間性を支持し続けること，生活世界の限界とともに自助グループなど新たな可能性を一緒に探ったりすることなどに，治療者が取り組めるとよい。

5．マイノリティのトラウマ

マイノリティとしてある集団の中で多数派から疎外されるということについての，臨床的な影響はまだまだ論じきられていない。ここでいうマイノリティは，少数民族ということだけではなく，社会において構造的に不利な立場に置かれていたり，異なっていると考えられているなど，属する集団の中で少数派的な立ち位置にある人々を指している。

マイノリティ体験にはいくつかの共通点がある。第一に，自己否定や自己嫌悪など，セルフ・エスティームやアイデンティティに関わる苦悩が非常に深いことである。第二に，マイノリティの人々は，差別や偏見を受けやすいため，狭義のトラウマ体験を受ける機会や回数も多いことである。第三に，マイノリティ集団の中でも差別や序列化は起き，お互い排斥し合ったり，他のマイノリティ集団と衝突が起きたり，葛藤や不安定性をもたらしやすいことである[7)]。

マイノリティ体験は，一過性のトラウマ体験とは異なり，たとえ命の危険に晒されたり深刻な被害や喪失を体験したりしていなくても，日常的な差別や偏見などによって，その人の尊厳や自己肯定を掘り崩していく可能性をはらんでいる。

著書『恐怖に凍てつく叫び』で子どものトラウマと治療について論じたTerr[12)]は，単一性の外傷体験をⅠ型トラウマ，長期反復的で，発達にも影響を及ぼすものをⅡ型トラウマとして分類した。長期の慢性的なトラウマ体験は，否認，心的麻痺，自己催眠，解離，極度の受身性と憤怒爆発との交代などの症状をもたらす。マイノリティ体験は，Ⅱ型トラウマや，ICD–11の複雑性PTSDで定義されるような「逃れることが困難もしくは不可能な状況で，長期間／反復的に，著しい脅威や恐怖をもたらす出来事に曝露された（たとえば拷問，奴隷，虐待など）」というトラウマ体験には微妙に当てはまらない場合がある。しかし，些細に見えても，マイノリティ体験は，長期的に存在を蝕んでいくような体験である。筆者はこのようなトラウマを，Ⅲ型トラウマとしてとらえている[7)]。

Ⅰ型，Ⅱ型，Ⅲ型と，簡単に概念化してしまうことで，過度な医療化・病理化をもたらす危険性もあるが，クライエントの個人的な体験の何が理解され，何が理解されてこなかったのかということを，治療者も一緒に振り返る視点は有用であろう。自分の生きづらさとマイノリティ性の関連がどれほど複雑なものかを，クライエント自身も気がついていない場合が少なくないためである。事例を挙げよう。

事例（Bさん）

40代男性。抑うつ気分や悪夢，不安感に悩まされて来院。

治療の中で，自分には伴侶がいなく今後も結婚の予定がないこと，その理由として自分の性的指向が同性であることを語った。ただ，同性愛者であることについては，大きな葛藤は語らず，職場や私生活で大きな問題になったこともないとのことだった。Bさんの主訴は孤独と疎外感，自己への否定的な見方であり，人生の後半をいかに過ごすかということが大きなテーマであった。しかし治療後期になり，亡くなった父親から最期まで自分のセクシュアリティを受け入れてもらえなかったことを「人生の重要な出来事」として語るようになった。Bさんにとっては，現在の孤独や将来の不安も重要な問題ではあったが，所属する家族という集団の中で認めてもらえなかったということと，ありのままの自分を肯定できない気持ちについて，振り返り整理することが有用であった。

Bさんのような性的マイノリティの事例では，マイノリティであること自体がクローズアップされがちであるが，家族などの所属集団との関係から事例をとらえる視点も重要である。マイノリティであること以外にも，家族からありのままの自分を受け入れてもらえなかったことや，その後の孤独感や自己否定などが，Bさん固有のⅢ型トラウマとして影響を及ぼしたという理解の仕方も可能であろう。

トラウマの治療においては，どのようなアプローチでもクライエントの安心・安全の感覚を確保することが最優先される。マイノリティのトラウマを扱ううえでは，彼らのアイデンティティが否定されず，ありのままでいられる空間やコミュニティこそが，安心・安全につながるといえるだろう。それは一般的に安心感を得られやすいとされている身近な家族や地域コミュニティとのつながりとは限らず，マイノリティ同士のピアグループや，ネット上のつながり，マイノリティでロールモデルとなる人物の存在であるかもしれない。

Ⅲ. 治療者自身のアセスメント

1. 治療者の社会・文化的背景を理解する

第Ⅱ節ではクライエントの抱える困難を理解するうえでのいくつかの視点について論じたが，クライエントについて述べてきたことの多くは，実は治療者にも当てはまる。治療者もまた，自分が生きる社会の構成員として，文化や規範の影響を免れないことは自明である。にもかかわらず，日本の精神医学や心理臨床の実践や研究において，治療者側のもつ文化や規範がセラピーに及ぼす影響は，あまり触れられてこなかったのではないだろうか。

治療者のアンテナから外れたもの，治療者にとって当たり前で自明視されていること，無意識によって抑圧されているものは，事例の振り返りにも記載されず，スーパーバイザーや査読者の目にも留まることがない[13)]。しかし，既存社会におけるドミナント（支配的）な価値観は，治療者の介入の仕方や，事例の方向性さえ決めてしまうほどの効力をもっており，それらの影響は無視してよいものではない。先に紹介したCohenらも，治療の最初のステップとして，クライエントの文化やコミュニティに対する治療者自身の偏見や信念，態度に気づく必要があると述べている[9)]。

2. 民族的アイデンティティを考慮する

民族的差異をもつクライエントと接するとき，治療者はクライエントの文化に同一化するのではなく，あくまで治療者として中立の立場から理解しようとする。その際，治療者のもっている文化的アイデンティティが揺るがされたり，戸惑うことも多い。筆者が30年ほど前に体験した中では以下のような事例があった[7)]。

事例（Cさん・Dさん夫妻）

ともに20代，米国に在住。妻であるCさんは，中国系アメリカ人2世の女性。夫であるＤさんは，日本人男性。

結婚後半年でＤさんの暴力があり，Ｃさんのほうから面接を望んだ。１回目の面接は夫婦同席で行われ，事実関係とそれぞれの気持ちの聴取で終わった。ＣさんはＤさんが何を考えているかわからないこと，暴力をふるうのは未熟であると思うこと，問題があるなら言葉で言ってほしいことなどを語った。Ｄさんは，いつも正しいことを言われて言い返せないから余計苛立つこと，仕事で疲れて帰ってきても，米国では夫婦は緊張関係などで疲れること，相談に来るのはみっともない，恥ずかしいと思うことなどをポツポツと語った。

筆者は当時，DV が見過ごされがちな文化であった日本と，DV が厳しく批判される米国の文化に，どう折り合いをつけるべきか葛藤していた。個人的には DV は許せないことだと思っていたが，「DV は普遍的に悪いことだ」と断言する勇気はまだなかった。Ｃさんとは女性として，Ｄさんとは日本人として，どちらとも共通点があり，理想的な仲介者として，できるだけ中立でありたいと考えた。しかし，そのとき，中立が何かという判断が文化依存的であることには思いが至っていなかった。実際には，アメリカ人への日本の文化についての説明，男性への女性の心理についての説明，というような翻訳作業それ自体が，文化に彩られて行われていた。

ある「文化」を意識するとき，その文化の内部と外部に明確な境界線があるような幻想をもつことがある。実際には文化は常に不合理や矛盾をはらんでおり，変化している。特に中立を重視する治療者としては，その文化における「マジョリティ」とされるものを基準とせざるを得ないこともあるだろう。しかし同時に，クライエントの現状認識や，内在化され身体化された規範，治療者自身の認識の整合性，事例に振り回されるその振幅，学問分野における主流の見解，それらをすべて含めて文化だと考える必要がある[7)]。事例を分析するとき，既成の枠として文化を用いるのではなく，それによって判断停止をするのでもなく，文脈の中をかき分けて状況に迫っていくことが重要である。たとえば，Ｃさん・Ｄさん夫妻の場合は，Ｃさんがアメリカ人であること，中国系であること，２世であること，そのような細分化されたカテゴリーの意味を，ステレオタイプ化に抵抗し

表2 トラウマ臨床におけるジェンダーセンシティビティ・チェック（文献13,『トラウマにふれる』の p.57 より）

1）クライエントのもつジェンダーやセクシュアリティの規範はどのようなものか？

2）家族等，周囲の人のジェンダーやセクシュアリティ規範はどうか？

3）外傷的事件はジェンダーやセクシュアル・アイデンティティにどう影響をもたらしたか？

4）事件後の回復環境に，ジェンダーはどう影響を及ぼしているか？

5）治療者側のジェンダーやセクシュアリティ規範はどうか？

6）適用する理論や診断体系，治療技法にジェンダー・バイアスはないか？

7）治療関係や治療チームが過度にジェンダー化，セクシュアル化，権力化していないか？

8）ジェンダー・バイアスのある社会にどう再適応していってもらうか？

9）事例検討において性別を逆にしても同じ解釈をするか？

つつ，カップルの歴史的生成の一部として理解に役立てていくことが必要であろう。

3．ジェンダー・センシティブであること

治療者のバイアスとしてもっとも表れやすいものは，ジェンダー規範に基づくバイアスであろう。ジェンダーは，人間を縛る二分法の最も根深く強力なもののひとつである。ジェンダーはいわゆる「男らしさ」「女らしさ」という，社会的・文化的に作り出された性差のことを指す。ジェンダー規範とは「女だからこうあるべき」「男だからこうあるべき」という社会的価値観であり，道徳的判断である[14)]。自分の内側にある規範を見直し，自己のバイアスがセラピーに与えている影響を認識する。そのような，ジェンダー・センシティブなセラピーが今求められている。たとえば，**表2**のようなチェックリストを用いるのもよいだろう。

4．指導者のバイアスに気づく

医療や福祉などにおける支援者もまた，師となる支援者から知識や技法，振り返りなどの教育を受けていくものである。治療者のもっているアイデンティティや規範意識に目が向けられてこなかった理由の一端は，治療者と指導者との同質指向的な関係性にある。近代精神医学や臨床心理学において，治療者もスーパーバイザーも，多くは男性であった。また，日本では，スーパーバイズや教育分析を受けるためには比較的高額なコストがかかる。さまざまな流派のスーパーバイザーから同時に指導を受けるような流動性には乏しく，また指導者を頻繁に変更するような行為は望ましくないという暗黙の前提があり，職人的師弟関係による実践教育が根付いている。そこには職業的・学派的な同質性と同一化による再生産システムがあり，はみ出せば破門の憂き目にあうかもしれない。そのようなシステムのもとで，治療者の偏見や信念は是正されずに凝り固まってしまう。治療者が学派や技法の壁を超えたさまざまな視点からの指導や助言を受け入れ，「そうあるべき」同質性の幻想を意識化し，脱構築することができるようになること，それこそがクライエントに臨機応変な受け止め方や自己認知の修正を可能にするしなやかなマインドを育んでもらうための礎になるといえるだろう。

治療者のバイアスを意識化するためのポイントとして，Unlearning（学び落とし），Privilege of unknowing（知らないでいることの特権），Unconsciousness raising（無意識覚醒）という3つの視点を提示しておきたい（**表3**）。

Ⅳ．おわりに

「医療人類学におけるアセスメント」というテーマは，実際のトラウマ臨床に関わる支援者にとって，目の前にある喫緊の問題に直面している人々（たとえば，現在進行形でPTSD症状に苦しむ患者や，DVパートナーから逃げてきた人など）を支える手段としては抽象的に感じられるか

表３　セラピーにおける治療者のバイアスを見直す３つの概念（文献13より作成）

	Unlearning	Privilege of unknowing	Unconsciousness raising
意訳	学び落とし	知らないでいることの特権	無意識的覚醒
意図	すでに学んだ知識を取り消す，学び落とす，新しいことを学び直すことで，既存の規範にとらわれない見方や行動を身につける。	ある問題の当事者やマイノリティの人々について，知らないことに伴う特権と権力に敏感になる（例：障碍のある人がどのような日常的困難を抱えているか）	目に見える社会構造だけではなく，無意識レベルでの抑圧にも気がつくことで，幻想や象徴分析におけるバイアスをも意識化する。

もしれない。しかし，本稿で述べてきたような視点は，面接室や病棟で出会う病者としてのクライエントではなく，当たり前に社会生活を送る一人の人間としてのクライエントを理解すること，その支援ニーズを汲み取ること，新しい生き方の可能性を探ることにおいて，有用である。また，治療者自身のスタンスや，介入の仕方を考えるときにも役立つであろう。

社会は大きく変動し，流動化しつつある。衛星システムや情報技術の飛躍的な発展により，テレビやインターネットで世界のさまざまな出来事がリアルタイムで放映され，私たちはあらゆることを「目撃」できるようになった。隣にいる人より，地球の裏側にいる人のほうがより親密であったり，価値観やライフスタイルを共有することも頻繁になってきた。それらは，人と人との心理的距離感を撹乱し，トラウマのあり方をも変え，文化にもさらなる影響を及ぼすであろう[10)]。社会において誰をマジョリティとするか，何が健常で何が病理かといった認識は，人々が相互に作用し合うことによって変化していく。治療者としては，常に社会が内包する規範や文化を意識し，相対的に自己をとらえなおすことが必要であろう。

文　献

1）Herman, J.L.（中井久夫訳）：心的外傷と回復．みすず書房，東京，1999.
2）Kleinman, A.（江口重幸，下地明友，松澤和正ほか共訳）：精神医学を再考する―疾患カテゴリーから個人的経験へ―．みすず書房，東京，2012.
3）Kleinman, A.（江口重幸訳）：病いの語り―慢性の病いをめぐる臨床人類学―．誠信書房，東京，1996.
4）American Psychiatric Association : Diagnostic and Statistical Manual of Mental Disorders, 5th ed., Washington, D.C., 2013.（髙橋三郎，大野裕監訳：DSM-5 精神疾患の診断・統計マニュアル．医学書院，東京，2015.）
5）Lewis-Fernández, R., Aggarwal, N.K., Hinton, L. et al. : DSM-5 Handbook on the Cultural Formulation Interview. American Psychiatric Publishing, Arlington, 2015.
6）Ataria, Y., Gurevitz, D., Pedaya, H., Neria, Y. eds. : Interdisciplinary Handbook of Trauma and Culture. Springer, New York, 2016.
7）宮地尚子：トラウマの医療人類学．みすず書房，東京，2005，2019（新装版）.
8）宮西照夫：マヤ社会におけるトラウマを癒す伝統的システムの崩壊と PTSD．こころと文化，7；56-64，2008.
9）Cohen, J.A., Mannarino, A.P. and Esther, D.（亀岡智美，紀平省悟，白川美也子訳）：子どものためのトラウマフォーカスト認知行動療法―さまざまな臨床現場における TF-CBT 実践ガイド―．岩崎学術出版社，東京，2015.
10）宮地尚子：文化とトラウマ．こころの科学，166；22-27，2012.（宮地尚子：トラウマにふれる．金剛出版，東京，p.29-42，2020．に所収）
11）Harvey, J.H.（安藤清志訳）：悲しみに言葉を―喪失とトラウマの心理学―．誠信書房，東京，2002.
12）Terr, L.（西澤哲訳）：恐怖に凍てつく叫び―トラウマが子どもに与える影響―．金剛出版，東京，2006.
13）宮地尚子：治療者のジェンダー・センシティビティ．精神療法，3；41-47，2005.（宮地尚子：トラウマにふれる．金剛出版，東京，p.45-59，2020．に所収）
14）宮地尚子：ジェンダーと家族療法とトラウマ．家族療法研究，24；88-91，2007.

● 総 論 ⑧

臨床発達心理学の視点からのアセスメント

野呂 浩史

I．臨床発達心理学とは

発達心理学は，発達段階とそれぞれの特徴の明確化，発達の連関性の追求，発達の条件の追求，発達メカニズムの解明がその課題である。一方，臨床発達心理学はそれらの基本的方向を踏まえて，障害を示す支援対象者（以下：対象者）の状態像の記述，客観的な発達の評価，治療や養育への指針，予後についての予測が主な課題であると山口[1)]は指摘している。臨床発達心理学は，生涯発達という広い視野から日常の暮らしへの適応支援を考える心理学の一分野である。

秦野[2)]は，臨床発達心理学の視点からのアセスメントを行う際の発達的観点の3つのポイントとして，①「今ここにおける発達の理解（生物・心理・社会）」，②「生成としての発達理解（進化・歴史・個体史）」，③「発達の多様性・具体性・個別性の理解として捉える」を挙げている。

①「今ここにおける発達の理解（生物・心理・社会）」は，目の前にいる対象者を発達心理学的に理解するには，対象者がどのような状況や生活文脈の中で生きているのか，そのことをまず「今ここ」の視点からとらえる必要がある。支援者は，まず，対象者が生命体，有機体としてどのように機能し得ているのか，身体や発育を生物学的視点で正確に把握することが必要である。これらの生物学的視点は同時に心理的な側面や，社会的な側

面とも深く絡み合っている場合がほとんどである。

②「生成としての発達理解」は進化・歴史・個体史という3つの時間軸で，対象者のさまざまな行動を理解しようとしていることにある。3つの時間軸によって，対象者の発達は立体的な奥行きをもったものとして浮かび上がってくる。支援はこのような時間軸的理解をもつことで，はじめて未来への展望をもつことができる。

③「発達の多様性・具体性・個別性の理解として捉える」は生物・心理・社会的問題を抱えた対象者の多様性や個別性の理解に徹底的に取り組んでいかない限り，真の問題解決は難しいということである。一人ひとりの「具体」に現れる「多様性」や「個別性」を互いに真に尊重し合うことが，皆がそれぞれの固有性をもった存在であることを承認し合うことにもつながる。

Ⅱ．臨床発達心理学の視点からのアセスメント

1．包括的アセスメントの必要性

アセスメントは事前評価あるいは査定と訳される。藤崎[3]は，臨床発達支援活動の特徴は，発達観点に基づいた支援活動を行う点にあると指摘している。さらに藤崎[3]は，発達的観点では，人の発達を規定する要因として生物・心理・社会の3側面を密接な関係としてとらえることを強調している。アセスメントにおいては，対象者の生物学的側面と心理的側面からの発達の現状と問題点，対象者に関わる関係者（援助者や家族など）や環境に関する関係論的側面からの現状と問題点を把握することが必要であると述べている。関係論的側面にも着目してアセスメントを行う理由は，問題や困難は，生物学的特徴・心理学的特徴からなる個人要因のみから生じるのではなく，個人と環境の相互作用の結果でもある，と捉えるからである。

まず，対象者の過去から現在に至る発達の経過と現在の状態，さらに，将来への希望を捉える未来への時間軸をもつこと。次に，対象者の人的・

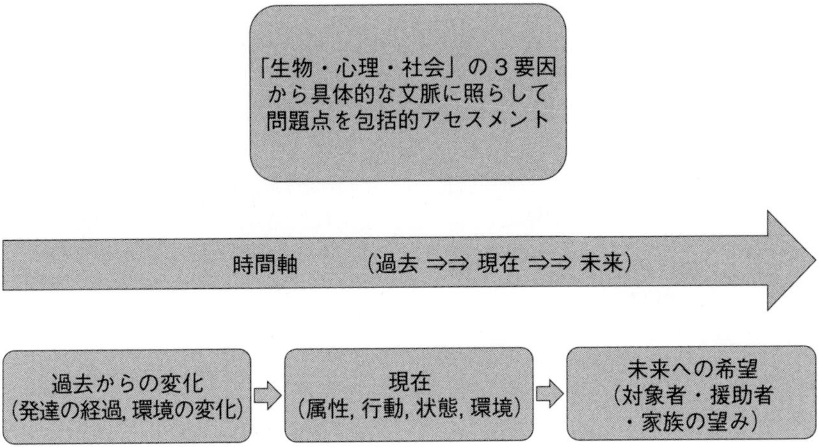

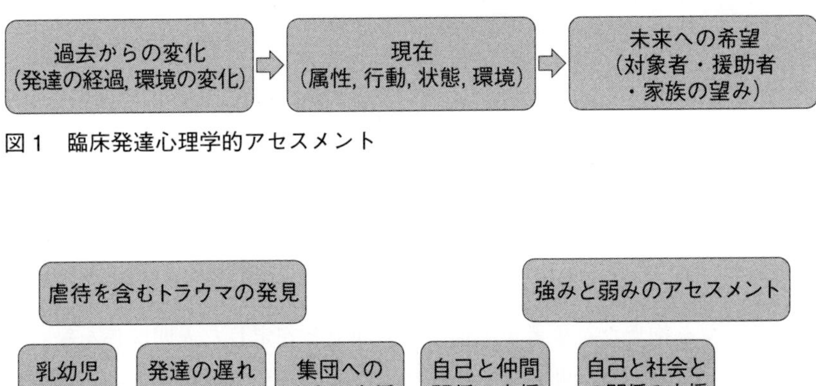

図１　臨床発達心理学的アセスメント

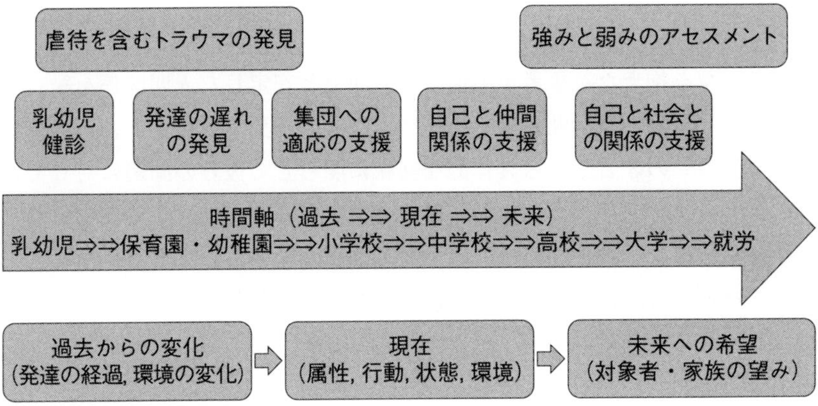

虐待を含むトラウマの発見
強みと弱みのアセスメント
乳幼児健診
発達の遅れの発見
集団への適応の支援
自己と仲間関係の支援
自己と社会との関係の支援
時間軸（過去 ⇒⇒ 現在 ⇒⇒ 未来）
乳幼児⇒⇒保育園・幼稚園⇒⇒小学校⇒⇒中学校⇒⇒高校⇒⇒大学⇒⇒就労
過去からの変化（発達の経過, 環境の変化）
現在（属性, 行動, 状態, 環境）
未来への希望（対象者・家族の望み）

図２　臨床発達心理学的支援

物的環境など，さまざまな要因（多要因性）を考慮した支援は，「アセスメント－支援計画の立案－支援の実施－事後評価」の４つのすべてを含むプロセスである（**図１～３**）。

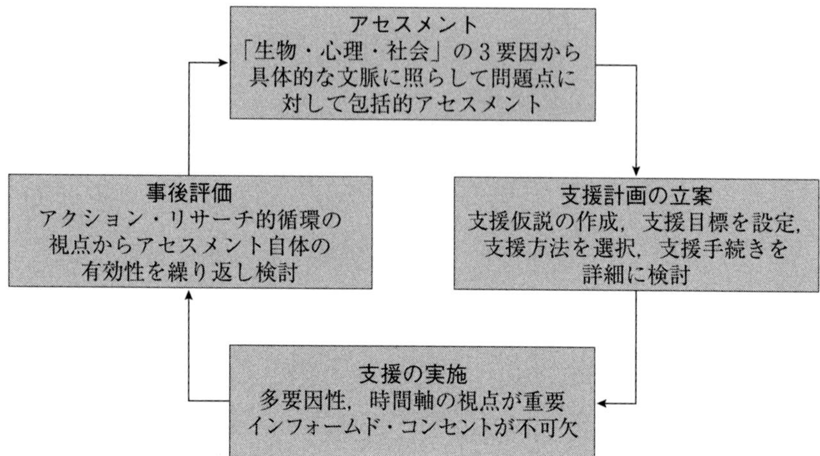

図３　臨床発達支援活動サイクル

トラウマを抱えた対象者が感情調節の向上と安定した人間関係を維持するために，対象者と周囲の人々の支援ニーズの確認を行う。次に，「生物・心理・社会」の３要因から具体的な文脈に照らして彼らの問題に対して包括的アセスメントを行う。包括的アセスメントの必要性は，対象者に関する多様な情報を，最終的に一つにまとめ上げ，総体としてとらえることにある。なぜなら，対象者は個々の側面の寄せ集めとして生活しているわけではないからである。山本[4]が指摘している多方面からのアセスメントを**表１**にまとめた。

トラウマを有する対象者の「生物・心理・社会」の３要因は具体的には，生物学的要因（年齢，性，トラウマの重症度），心理的要因（パーソナリティ，自己肯定感の低さ，ストレスへの不適切なコーピング），社会・環境要因（社会資源の少なさ，トラウマ受傷後の社会資源の喪失，民族や社会的背景）に整理される（**図４**）[5]。

表1　多方面からのアセスメント（文献4より引用，改変）

Ⅰ．医学的診断（精神疾患の有無とその在り方を把握する）

Ⅱ．心理学的アセスメント（言語・コミュニケーション，認知，社会性，情動などさまざまな心理機能領域に関して対象者の様子とその特徴，偏りを把握し，同時に支援の焦点を絞るために行われる。支援開始後にどのような変化が見られたかを客観的に把握するためにも用いられる）

Ⅲ．関係者面接（生育歴，家族の状況，支援歴など）

Ⅳ．環境アセスメント（対象者の日常環境の様子を客観的に把握する）

Ⅴ．行動問題アセスメント（行動問題がある場合は，環境との相互作用の正確なアセスメントが必要。行動問題が起こる場面と起こらない場面を，面接，直接観察などで把握する。行動問題がどのような強化や回避の行動随伴性によって維持されているか，適切な行動が起こる機会が少ないのか，などのアセスメントを行う）

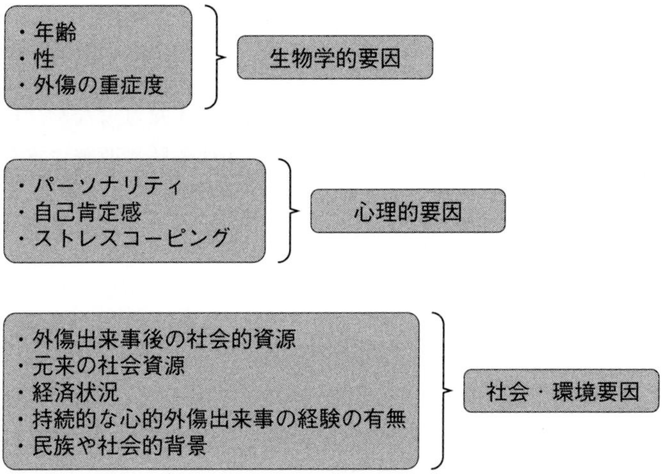

図4　「生物・心理・社会」の３要因の具体的なアセスメント
（文献5より引用）

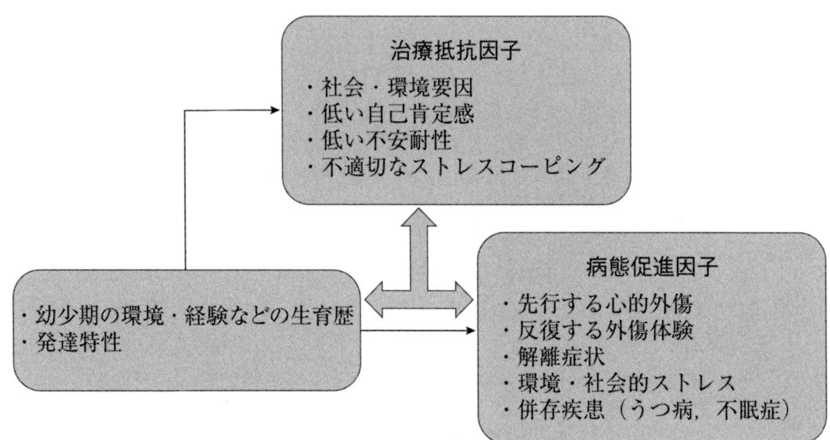

図５　PTSD が疑われる対象者のアセスメント

2．レジリエンスに着目したアセスメント

生体制御機構を含む逆境に適応するプロセスを促進する力はレジリエンスと定義される。前述した「生物・心理・社会」の３要因はレジリエンスに影響を与える要因となり得る。これらの要因を同定しアセスメントし，支援に結びつけることはトラウマ受傷の克服を促すだけでなく，PTSD に併発しやすいうつ病や不眠症など併存疾患の発症予防や改善に寄与することが期待される。さらに PTSD が疑われる対象者のアセスメントとして，①幼少期の環境・体験などの詳細な生育歴，②病態促進因子（先行するトラウマの有無，繰り返すトラウマの有無，解離症状，環境・社会的ストレス，併存疾患），③治療抵抗因子（社会・環境要因，自己肯定感，不安耐性，ストレスコーピング）などの確認が不可欠である（**図５**）。

3．強みと弱みのアセスメント

ここまで，対象者のレジリエンスの低下という，弱みにのみ着目したアセスメントに言及してきた。しかし，同時に重要なことは，対象者の強みについてもアセスメントを行うことである。藤崎[3]は，弱みにのみ着目したアセスメントは，対象者のウェルビーイングに資するものとはなりにくく，弱みへの対処を考えつつも，強みを積極的に生かしていくという支援計画を立てることが必要であり，そのためのアセスメントが重要になる，と述べている。

4．「アセスメント」の一般的な方策

支援の４つのプロセス（図３）のうち，まず１つ目のプロセスである「アセスメント」の一般的な方策として，対象者の現時点での諸機能について，CAPS-5 や WISC-Ⅳなどの標準化された検査を含めた客観的なアセスメントが必要である。その他に医学的側面から既往歴，現病歴を聴取し，睡眠や食事の状況，気分の側面，援助希求の困難さといった点についても，時間の経過を含めて対象者および周囲の人々からも聴取する必要がある。また環境要因の側面についても，対象者の家庭環境の状況，過去を含めて虐待はないか，過去・現在の学校生活環境の状況，などについて，本人および周囲の人からの聴取を含めたアセスメントが必要である。また，対象者あるいは周囲の人々は未来にどのような展望をもっているのかを聴取することも重要なアセスメントである。
「アセスメント」について具体的な例を挙げて検討したい。

A 君は現在，高校１年生の男子である。幼少期より両親から心理的および身体的虐待を受けてきた。さらに，中学入学後より同級生や先輩から激しいいじめを受けてきた。高校に入学後，情緒不安定に陥りやすく，人間関係をうまく構築できずにいる。小学生のころ当時の担任から発達障害を指摘されたという情報がある。

A 君に対する「包括的アセスメント」を以下に記す。具体的には，①自覚症状（感情調節や人間関係構築の困難さ），②日常生活（生活のリズム，睡眠，食生活など），③学習・身体上の問題（現在までの学習に対する関心や成績，運動機能面での問題の有無），④中学入学までの状況（発達に関する相談の有無，在籍した学級の種類），⑤中学校での状況（いじ

めの状況やいじめを受けた期間，登校状況，人間関係，情緒面の不安定さ，PTSD の可能性），⑥学校環境（集団における適応状況，情緒不安定時の同級生への態度や学校側の理解と対応），⑦家庭環境（保護者や兄弟との関わり），⑧その他（関係機関における CAPS-5 や WISC-Ⅳなど心理検査の実施状況，医療機関の受診や連携の確認）についてアセスメントを行う。

5．支援計画の立案[3)]

上記のアセスメント後に，支援仮説を作成し，支援目標を設定，支援方法を選択，支援手続きを詳細に検討して，支援計画を立案する。藤崎[3)]によると支援仮説とは，包括的アセスメントにより整理された問題は，どのように支援すれば，どのように変化し，解決に向かうのか，という問題解決のメカニズムや道筋についての仮説である。そして，その仮説のもとで，長期的・短期的な支援目標を立て，具体的な支援方法を選択する。この２つ目のプロセスである「支援計画の立案」において支援目標を立てる際には，まず中・長期的な目標を立て，次に対応する短期的目標を立てる。この短期的目標に基づいて作成されるのが支援計画であり，このように支援においても時間軸の視点が必要である。例えば，対象者の長期的目標として，感情調整やコミュニケーションのスキルを上げることを設定したとしても，アセスメントの結果によっては，まずは虐待環境から離れた新しい環境で，心身ともに安定した生活を送ることが短期的目標として優先されるかもしれない。支援目標・計画を立てる際に，先に述べた対象者および身近な人々が抱く未来への展望についてのアセスメントが活きてくる。

A 君の「支援計画の立案」について具体的な例を挙げる。①A 君への支援（クラス内での対人トラブルの軽減化，情緒の安定化，何らかの劣等感への心理的支援），②同級生への支援（A 君が情緒不安定に至らないための落ち着いた集団の形成，肯定的・受容的な雰囲気作り），③保護者への支援（心理的支援，A 君が情緒不安定時の迅速な連絡と面談），④校内指導体制の整備（各教員へのA君の特性や情緒不安定時の対応・配慮の確認），⑤クラス環境の調整（教室内での座席の配慮など）。

A君がPTSDを発症している可能性が強く疑われる場合は，医療機関への受診を促し，適切な情報提供を行い，医療機関と支援者との緊密な連携を図ることになる。

6．支援の実施

3つ目のプロセスである「支援の実施」においても，多要因性，時間軸の視点は重要である。具体的には，対象者本人への支援だけでなく，家族など身近な人への支援もまた重要である。さらに，その支援は時間的連続性をもった形で行われる必要がある。例えば，医学的な問題が認められた場合は直ちに対象者および家族への適切な治療，援助が開始される必要がある。また，特定の機能に問題が認められた際も本人の困り感に見合った支援，例えばアンガーマネージメント方法の習得やSSTなどといった支援の可能性がある。スクールカウンセリングなど心理的支援が必要な可能性もある。明らかな虐待が認められる場合など，環境要因の影響が大きい場合には，速やかに児童相談所等と連携し，福祉的な支援を検討する必要がある。

A君への支援の場合，支援前にA君や周囲の人々に支援計画を説明して同意を得て，契約を結ぶインフォームド・コンセントが不可欠である。「支援の実施」中は，常に進行状況を観察し，彼らのニーズに対する有効な支援ができているか確認する。A君は，感情が優先するタイプであり感情と行動を切り離した助言が必要と思われる。そこで，「A君の行動に問題があったが，A君自身を否定しているわけではない」という視点をもって支援することが肝要である。

7．事後評価―アクション・リサーチ的循環―(図6)

最後のプロセスである「事後評価」は対象者と周囲の人々の変化・発達を支援と関連づけて検討する。高橋[6)]によると，上記のアセスメントと支

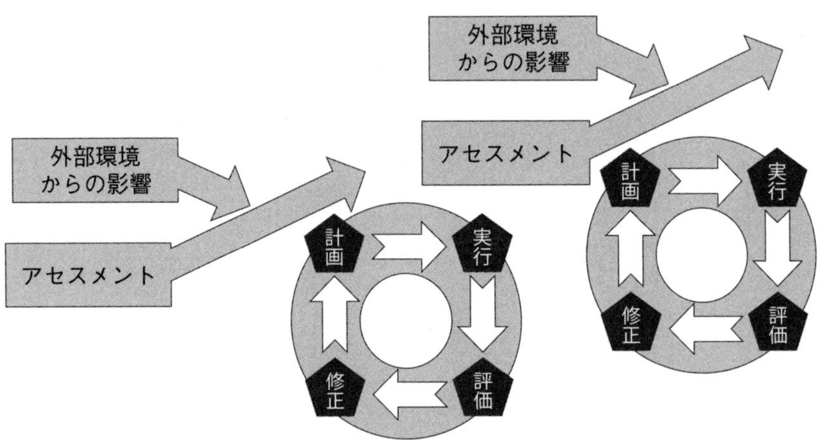

図6　アクション・リサーチ的循環（文献6より引用，改変）

援との関係は直線的なものではなく，常に実践を振り返り，評価をし，計画を修正し，という循環的な過程が含まれているのである。つまり，支援計画に沿って行われた支援を評価し，その結果に基づいてもともとのアセスメント，支援目標，支援がさらに見直されることが必要である。支援の有効性と妥当性を確認し，支援は彼らのニーズを満たしたのか，随時，見直し修正を行う。「計画－実行－振り返り」の循環，つまり，アクション・リサーチ的循環の視点からアセスメント自体の有効性を繰り返し検討する。A 君の場合も支援後も A 君のニーズを再確認し人格を認めつつ，さまざまな支援を通じて感情調節の向上と人間関係における行動変容を促していくことになる。

アクション・リサーチ的循環は，PTSD の医学的，心理学的治療においても不可欠である。治療はいつも順調に進むものではない。治療中，患者の状態が悪化し，治療者と患者が互いに陰性感情が生じるのはトラウマセラピーではよくみられることである。その際，アセスメント，支援仮説の作成，支援目標の設定，支援方法および支援手続きを迅速に見直し，必要があれば修正することが重要である。例えば，医師の場合，常に併発疾患の存在を確認すること，薬物療法は適切なのか診察ごとに見直すこと。心理技術者の場合，現在施行中のトラウマセラピーは患者の負担になっていないのか，もし，負担となっていた場合，面接の時間や頻度の見直し，中断の検討，代替えのトラウマセラピーの検討を患者とともに行うことが重要である。

Ⅲ．心的外傷後成長のアセスメント

トラウマを有する対象者の最終的なアセスメントは，前述したレジリエンスの低下から向上の形態として，PTG の確認であろう。PTG では具体的に以下の５つの成長が確認されている。①他者との関係：より深く，意味のある人間関係を体験する。②精神性的変容：存在や霊性への意識が高まる。③人生に対する感謝：生に対しての感謝の念が増える。④新たな可能性：人生や仕事への優先順位が変わる。⑤人間としての強さ：自己の強さの認識が増す。

支援者にはこれらの成長の有無を的確にアセスメントすることが求められる。臨床発達心理学の視点からの心的外傷体験からの回復・成長への支援，つまり，「アセスメント－支援計画の立案－支援の実施－事後評価」の最終的な目標は，支援者が対象者の PTG を促し，PTG およびトラウマセラピーの有効性をアセスメントすることに尽きると思われる。

文　献

1）山口俊郎：発達臨床心理学．岡本夏木，清水御代明，村井潤一監修：発達心理学辞典，ミネルヴァ書房，京都，p.563-564，1995.

2）秦野悦子：臨床発達心理学とは何か．一般社団法人臨床発達心理士認定運営機構編：臨床発達心理士わかりやすい資格案内第３版，金子書房，東京，p.2-6，2017.

3）藤崎春代：支援活動の展開．山崎晃，藤崎春代編著：臨床発達心理学の基礎，ミネルヴァ書房，京都，p.151-171，2017.

4）山本淳一：事例のまとめ方の実際とポイント．本郷一夫，金谷京子編著：臨床発達心理学の基礎第2版，ミネルヴァ書房，京都，p.198-201，2016.
5）長尾賢太朗，河村葵，栗山健一：PTSD治療奏功率向上のためのストレスマネジメント．臨床精神薬理，21；479-487，2018.
6）髙橋登：支援計画のまとめと評価―アクション・リサーチ的循環―．本郷一夫，金谷京子編著：臨床発達心理学の基礎第2版，ミネルヴァ書房，京都，p.139-146，2016.

● 総 論 ⑨

心理臨床（開業心理士）におけるアセスメント

土持 さやか　　原田 憲明

はじめに

筆者（土持さやか）は司法領域に長く勤務した後，東日本大震災を機にEMDR専門の心理相談室を開設し現在に至っている。

個人相談室では受付担当者や他の心理士が在室せず心理士がひとりで対応していることが多い。そのため大きな相談室では得られない利点がある反面，個人相談室特有の限界や課題もある。

この章では開業心理士がどのようにして個人相談室の利点を生かしながらアセスメントを行っているか，またそれらのアセスメントに基づいてどのようにクライエントとの信頼関係を築き，どのようにきめ細かな治療や支援につなげていくかを見ていきたい。

前半（Ⅰ，Ⅱ）は筆者が相談室で用いているアセスメントとそのツールを紹介し，後半（Ⅲ）では同業者であり東京EMDR開業者協会のメンバーでもある共著者の原田憲明氏の実践を紹介する。

Ⅰ．アセスメントのポイント

1．「対話と観察」

個人相談室では多様な心理テストをすべて実施することは難しい場合も

多い。そこで，筆者はあえて標準的な心理テストにはこだわらず，「対話と観察」から多くの情報を得るようにしている。また独自のアセスメントツール（後述「人生グラム」「安全度チェックシート」など）を活用している。

2．「安全第一」

安全の確保，とりわけトラウマを経験している人を二度と傷つけない支援はすべての臨床分野にとって基本である。

個人相談室はカウンセラーとの距離感の近さや信頼関係を作りやすい環境にある一方，1対1の関係は閉鎖的になりやすく，特に安全の確保は最優先となる。

開業心理士にとっての安全とは，守備範囲をわきまえること，書面などによりルールを共有し，双方がその枠内で信頼関係と治療関係を保つこと，自分の力を過信しないことなどである。

このように，安全第一を基本とし，守備範囲（できること・できないこと・できるがやらないこと）をわきまえ，個人相談室ならではの信頼形成とアセスメントを並行して行い，できるだけ早期にクライエントの状況とニーズを明らかにすることが開業心理士のアセスメントの基本姿勢と言える。

3．クライエントにとっての安全とは

次に＜クライエントが今どの程度安全を感じているか＞という視点はトラウマ治療を始めるにあたって重要な指標と言える。

なぜならばクライエントが安全と安心を十分に感じてはじめてクライエント自身の安定度が高まり，同時に治療者との間に信頼関係が形成され，トラウマ治療が可能になるからである。

トラウマの被害者の多くはこの安全を奪われた，あるいは傷つけられた人たちであり，トラウマ治療に際しては，その対極にある「安全」「安心」

「安定」を感じることではじめて治療に向けて「変わる」第一歩を踏み出すことができる。

そこで，クライエントにとっての“安全度”（逆にいうとクライエントにとっての“困難度”）を把握することを，トラウマ治療の開始を判断するアセスメントの一つと位置づけた。

Ⅱ．アセスメントの方法

1．「安全度」をどのように測るか

ところでクライエントに「安全とは何か」と尋ねると，「危険ではないこと」と答えることはできても具体的にはイメージしにくいかもしれない。

「安全」とは，言ってみるとその人にとって“大切なもの”が攻撃されることも奪われることもなく，尊重され，そのままであり続けてよく，なければ作られ，減ったら補充される，といったものであろう。

そこでクライエントの安全度を，次の4項目をどう捉えているかで把握した。

＜項目＞

①「世の中」「他者」をどう捉えているか（信じられるか）
②自分をどう捉えているか（大切にできるか）
③「症状・不調」をどう捉えているか（敵対視していないか）
④治った後の見通しをどう捉えているか（リソース・指向性はどうか）

クライエントが①から④をどう捉えているかを知ることで，クライエントの安全度を把握することができれば，その安全度によってケースの見立てや治療方針を立てることができると考えた。

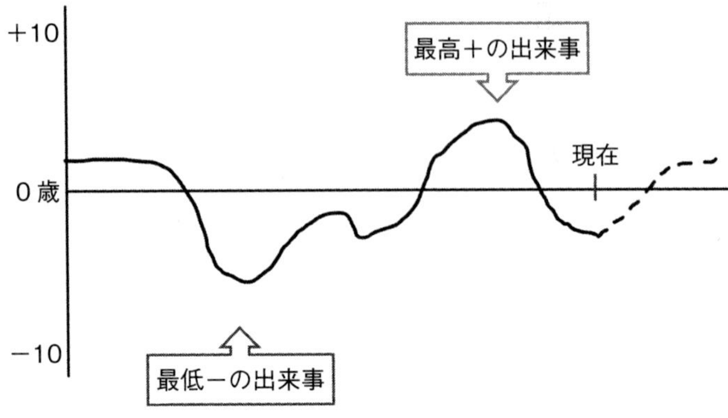

図１　人生グラムの見本

2．アセスメントツール「人生グラム」

多くの分野で使われ，さまざまな名称で呼ばれている自己評定尺度である。「自分の人生」を−10から+10の範囲で，出生から現在（将来）までを１本の曲線で描くものである（**図１**）。

筆者はこのツールを「人生グラム」と呼び使用する。場面によってさまざまな活用法があるが，今回は「安全度チェックシート」と組み合わせ，安全度を把握する方法を紹介する。

＜人生グラムの実施方法（**表１**）＞

A4の白紙１枚と鉛筆を用意し，クライエントに「グラフ上に自分の人生を１本の曲線で表わす」ことを教示する。

描き終わったら次の順でインタビューを行う。

①これまでの人生で一番よくなかった出来事

②その出来事をどうやって乗り越えたか

③これまでの人生で一番よかった出来事

である。各項目について表１の具体的質問を行う。さらに他の+，−出来事の概略を聞き，曲線の全体を眺めながら，④対象への認知，⑤人生についての認知を尋ねる。

表１ 「人生グラム」の実施手順

	手順	具体的質問	目的・ねらい	治療者の態度
1	曲線（過去～現在）を描いてもらう	（質問せず共有する気持ちで）	・体験の客観視 ・安全な自己開示	・安全な場を提供
2	クライエントにインタビューする			
	1）一番よくなかった出来事	①時期・概要・数値（－10～＋10） ②そのことを表す言葉（感情・評価など） ③一言で表すと『　　　』 ④この出来事から学んだ教訓・信念（自分・家族・人・世の中について）	・トラウマ特定 ・認知の特徴 ・トラウマの種類 ・否定的信念	・１）は概要を聞く
	2）1）をどのように乗り越えたか	①何のおかげ・力で乗り越えたか	・解決方法	・十分に傾聴・共有
	3）一番よかった出来事	①時期・詳細・数値（－10～＋10） ②そのことを表す言葉（感情・評価など） ③一言で表すと『　　　』 ④この出来事から学んだ教訓・信念（自分・家族・人・世の中について）	・資源の発見 ・認知の特徴 ・資源の種類 ・肯定的信念	・３）は詳細を聞く
	4）現在をどう捉えているか	①自分について「私は～～だ」 ②家族について「父は～～，母は～～」 ③他者・世の中について「人は～～」 ④症状はあなたにとって「～～～」	・自己認知 ・家族認知 ・対人認知 ・症状への認知	
	5）人生全体をどう捉えているか	①全体を眺めて思うのは「～～～」	・人生への認知	
3	未来の曲線を描いてもらう（点線）	①この後未来はどうなったらいいか ②そのためにあったらいい資源は何か ③その資源は自分の中／外にあるか ④この曲線の中から使える体験はどれか	・改善の指向性 ・資源 ・資源の強化 ・資源の活用	・解決に向けたロードマップの共有

2020 Counselingroom Soil 土持

そこまで終わった後に再度用紙を渡し，将来の予想の曲線を追加してもらう。そして表1の具体的質問を行う。

3. アセスメントツール「安全度チェックシート」(表2)との組み合わせ

面接終了後，クライエントからインタビューした内容を「安全度チェックシート」を使って整理する。「世の中」「他者」「自分」「症状・不調」「治った後の見通し」をどう捉えているかをレベル別にチェックしていく。

＜レベル＞次のものを受けていると感じている（対象への評価）
レベル1　攻撃・干渉・略奪（信じられない）
レベル2　無視・軽視・無関心
レベル3　中立
レベル4　理解
レベル5　理解と支援（信じられる）

レベル1に近いほど「困難度」が大きく，レベル5に近いほど「安全度」が高いと見ることができる。

また，表2を「トラウマ治療開始のガイドライン」として見ると，レベル1や2ではまだ治療に入れず，安全度を高める期間であり，レベル5に近づくにつれてトラウマ治療に入る準備が整っていると見ることができる。

また「変わるための準備度を示すシート」として見ると，レベル1や2ではまだ変わる時期ではなく，ケアや支援が先と見ることができ，レベル5に近づくにつれて変わる準備が整ってきていると見ることができる。

4．解決への「ロードマップ」を共有する

「人生グラム」を利用することで，クライエントの安全度を知るだけでなく，クライエントにとっての人生やトラウマの位置づけを知ることができ，困難を乗り越えた体験や成功体験，本人の内外にある資源（リソー

表２　安全度チェックシート

項目	困難度　大 ←――――――――――――――――――――――――→ 大　安全度				
レベル	1	2	3	4	5
1 「世の中」「他者」をどう捉えているか（信じられるか）					
	攻撃・干渉・略奪・否定される（信じられない）	軽視・無視される・関心を持たれない	攻撃もないが支援もない	理解してくれる	理解・支援してくれる（信じられる）
2 「自分」をどう捉えているか（自分を大切にできるか）					
	嫌悪・否定・自責・自分を傷つける（大切にできない）	諦め・無関心・見ないようにしている	どちらとも言えない	時々理解できる	自分を理解できる・自分を肯定できる(大切にできる)
3 「症状・不調」をどう捉えているか（敵対視しているか）					
	嫌悪・排除したい(敵対視)	諦め・無関心（ないことにする）	そのまま・現状維持	症状の意味を探求・否定的に捉えない	症状の意味を理解し解決をめざす（敵対視しない）
4 治った後の見通し（リソースがあるか・見通しを持てるか）					
	困難が続くと思う・よくなるはずがない	リソースや見通しはあまりない	どちらとも言えない	条件や相手による	リソースや見通しがある
トラウマ治療開始のガイドライン					
	治療に入らない（準備期・安全度を高める） ←――――→ 治療に入る（トラウマ処理が可能）				
変わるための準備度					
	まだ変われない（ケア・支援が先） ←――――→ 変われる（課題に向き合う）				

2020 Counselingroom Soil 土持

ス）などを知ることができる。

さらにアセスメントしながら並行してクライエントの人生に触れ共感をする姿勢は信頼形成につながり，未来への解決に向けたロードマップ（目標と行程）を共有することもできる。

この他，トラウマの侵襲性を十分留意した対話やインタビュー，自宅で不安定になった際のセルフケアの習得，面接内容のイメージ上の保管（封印）終了手続き等はアセスメントの面接回であっても当然留意すべきである。

Ⅲ．EMDR のアセスメントを用いた症例

筆者（原田憲明）は，メンタルクリニックと併設の心理相談室において，常勤・非常勤として 20 年ほど個人相談主体の心理臨床を続け，併行して心理相談オフィスを 6 年前に開設し現在に至っている。

筆者はトラウマ臨床においては主に EMDR を用いており，この項では EMDR のアセスメントを用いた症例を紹介する。

なお，EMDR におけるアセスメントの基本については，本書の各論⑤にある市井雅哉先生の「EMDR におけるアセスメント」を参照願いたい。

1．ファーストコンタクト

トラウマのケースに限らず，アセスメントはクライエント（以下，Cl.）から相談の申し込みがあった時点から始まる。申し込みがあった際，筆者は電話で一度は Cl. と直接話すようにしている。当該 Cl. が，筆者一人の私設の心理オフィスで対応が可能かどうかをある程度見極めなければならないからであるが，それも広い意味でアセスメントと捉えられるだろう。筆者は Cl. の基本情報の他に，主訴，医療受診の有無（通院中であれば，「診断」／「服薬の有無」／「通院期間」／「治療への反応」等），社会的な適応など，あまり細部にわたりすぎないよう注意しながら訊くことにしている。過去に通院経験がある場合も同様である。また心理相談歴があれば，概略を訊くようにしている。

最後に，Cl. から来談にあたって“訊いておきたいこと”“不安に思っていること”があれば，訊いてもらう。いわば，Cl. のほうからも筆者と当

オフィスを査定してもらっているつもりである。Cl. と電話でこれらの話をする場合，Cl. の話す内容ばかりではなく，Cl. のノンヴァーバルな情報（滑舌のよさ悪さ，声のトーンや話すスピード，声にエネルギーがあるかどうかなど）は大事な情報である。

2．生育歴／病歴の聴取（第1段階／EMDR）

トラウマ治療を希望して来談するCl. の多くが，ホームページを見るなど，あらかじめ筆者やオフィスについて一定の知識を得て来談する。したがって，Cl. は最初からEMDRによる支援を希望することが多い。そこで初回面接では，電話で得た情報を肉づけ，あるいは補足する形で改めて主訴／生育歴／病歴を聴取する。特に生育歴／病歴が複雑なケースの場合，目の前にいるCl. が筆者一人の当オフィスで対応が可能かどうか，そもそもEMDRというアプローチが適切かどうかも含め，次の段階に入っていく前に吟味する。

この第1段階は，1回で済む人もいれば，主訴／症状が多岐にわたり複雑な生育歴や長い治療歴をもっている人の場合は，聴取に複数回が必要となる。この段階で当オフィス単独での対応ではなく医療受診が必要と判断した場合は，医療機関を紹介することもある。

3．準備の段階（第2段階／ EMDR）

この段階では，EMDR療法を行うために，Cl. を準備が整った状態に導き，治療同盟を確立し強化することが大事とされている。トラウマセラピーの場合，Cl. にとって，面接の場や面接者が「安心／安全」に感じられるということは特に重要なことであろう。足元がグラグラし目の前にいる治療者に信頼を置けない中で，過去のつらい外傷に触れることは危険だからだ。

筆者の場合，セルフコントロール法としてCl. とともにいくつかの呼吸法を試し，その中からその人に合うものを選択し自宅で練習してくるよう要請する。さらに安定化の一環として，主に「安全な／落ち着く場所」を想起し強化するエクササイズを行うが，当該場所を作れるか，なかなか作れないか，苦痛な状態から落ち着いた状態へ比較的容易にシフトできるかそうでないかは，支援の先行きを見極める一つのポイントであろう。

4．アセスメント（第3段階／EMDR）

EMDRでいうこの段階でのアセスメントの目的は二つある。一つは，EMDR処理のためターゲット記憶にアクセスをかけることであり，もう一つは処理にあたってターゲット記憶の「苦痛度」や選ばれた「肯定的認知（PC)」の「妥当性（VOC)」，いわば信じられる度合いなどについてベースラインを測定することである。

筆者はこのうち特に前者を意識しておくことが重要であると考える。つまり，次の脱感作の段階に入ったときに処理が進むためには，ターゲット記憶にアクセスしながらその記憶が活性化されることが必要だからである。援助者自身が記憶の各構成要素を訊きながらトラウマ記憶にアクセスをかけている，処理を前提としてそれらを活性化させるという意識をもちながら進めることが重要である。

5．EMDRのアセスメントを用いた症例の紹介

ここではEMDRでいう「要となる出来事」[1)]，「試金石となる記憶」[1)]（「試金石記憶」＝現在の症状や問題の原因となっている可能性のあるもっとも古い出来事の記憶）を最初に扱うことで，その後の処理が一挙に進み主訴が解消し，ごく短期間で終結に至った事例を紹介する。

なお，事例提示にあたっては，Cl.から事前に同意を得ているが，プライバシー保護の観点から必要な範囲内で改変を加えた。

1）事例の概要

【クライエント】A氏。50代男性。自営業。

【主訴】人前で緊張する。特に自分で何か発信するときに強いストレスを感じ身体に痛み（「坐骨神経痛」本人談）が出る。瞼をパチパチとしてしまう。視線恐怖症があり，見られていると思うとそちらのほうを見るこ

とができない。赤面する。これらのため社会的な制約がある。小さい頃のトラウマがありEMDRを受けたい。

【既往歴】パニック障害

【家族歴】会社員の父親（50代半ばで死亡）と専業主婦の母親との間の第2子として誕生。3つ上の姉と4つ下の妹がいる。現在，母親（80代）と娘2人（20代と30代）の4人暮らし。

【生育歴・現病歴】幼い頃から両親は不仲であった。父親の転勤に伴い転校。転校先の小学校でいじめを受ける。中学時代から人前で何かをするのが苦手で，社会に出たとき，逆療法の意味で営業の仕事に就いた。場慣れはしたが根本解決はできなかった。何事もスッと動けず躊躇してしまう。生きているだけでプレッシャーを感じてきた。

X−30年，めまい，痺れや心悸亢進を伴うパニック発作を起こすようになり，8年間通院加療を受ける。一時やや落ちつくが，X−13年に再発。B病院のC医師にパニック障害の治療を受ける。外回りのとき，コンビニで休憩を取りながら何とか仕事を続けた。最近，起業。心底ハッピーと感じたことはなく，いつも怯えてビクビクしてきた。こういう自分だが普通を装わないと社会で生きていけなかった。

【面接で扱った＋の記憶と－の記憶】

・24歳。自分の働いたお金で初めて車を手に入れる（＋10）

・3歳か4歳の頃，夜，母親に耳掃除をしてもらっているとき，自分の発見したことを口にして父親にいきなり顔面を“ぶっ叩かれる”（－10）

・高校2年か3年。学校から帰宅し母に「ただいま」と声をかけるも無視をされる。「自分なんて」と嫌になる（－2か－3）

２）治療経過

ベースラインとなるトラウマ関連症状の評価：

・IES−R　16点（3，4歳頃。父親に顔を叩かれる）

・DES−Ⅱ　4点

・DES−T　算出せず

・LSAS-J　恐怖感／不安感39点，回避17点，計56点
・BDI-Ⅱ　7点

主訴・生育歴・病歴・外傷歴聴取に基づき行った面接経過は下記のとおり。面接時間は初回と2回目と8回目は50分。3回目から7回目までは90分（**表3**）。

以下，要となった4回目と5回目の面接の逐語を掲示する。

＜第4回：EMDR#1＞3，4歳。発見したことを口にして父にいきなり“ぶっ叩かれる”

3，4歳の頃，食事後，家族の布団が敷かれている部屋にいて父親がTVを観ている。自分は横になって母親に耳掃除をしてもらっている。目の前に脱脂綿が積まれ，それが層をなしているのを発見し嬉しくて母親に言ったところ，父親に「うるせえな」と言われいきなり顔面をぶっ叩かれた。母親が「お父さん，何するの！」と叫び，自分は痛みと恐怖と血の味を経験した。人生で何かやろうとすると強烈な緊張感を経験する。前向きな気持ちでそれを口にすると地獄を見る。

アセスメント：

最悪の部分：叩かれたときの衝撃と痛みと血の味
否定的認知（NC）：私は邪魔者だ
肯定的認知（PC）：私は存在していてもいい
認知の妥当性（VOC）：2
情動／感情：虚しさ。絶望感
苦痛度（SUD）：9
身体感覚の場所：胸のあたり

脱感作と再処理（両側性刺激［BLS］はバタフライハグ）：

（1）何もない。
（2）…当時の記憶が蘇っている。怒鳴り声と叩かれた感覚。

表３　EMDR のアセスメントを用いた事例の経過

面接回数	面接内容・ターゲット	Pre SUD VOC	Post SUD VOC	結果 Cl. のコメント
初回 X	主訴・生育歴・病歴聴取	― ―	― ―	社会人(営業)になって場慣れはしたが根本解決せず。EMDRは一つの光明
２回 X+2W	ライフライン作成・テスト施行	― ―	― ―	
３回 X+4W	「安全な場所」〈家族とピクニックで行った広場〉			いい思い出と嬉しさ。
４回 X+8W	T①３，４歳。発見を口にして父に叩かれる NC：私は邪魔者だ PC：私は存在していていいのだ	SUD 9 VOC 2		涙が出て気持ちが揺れ動いた。心の奥に置いていたものを吐き出せた。
５回 X+11W	同上 New PC：私はここから新たに生きていけばよい	SUD 3 or 4 VOC 6 or 7	SUD 1 VOC 7	もうビクビク緊張しなくていい。解放された感じ。怖いだけじゃなく，父ともっと仲良くしたかった。
６回 X+13W	T②高２。帰宅時挨拶するも母は全く無視 NC：私なんかいないほうがよい PC：私はいてもよい 「現在の刺激」	SUD 2 or 3 VOC 7	SUD 0 VOC 7	効果を実感。これから前進する希望をもてた。全部が自分のせいではなかった，そう思える。
７回 X+16W	「未来の鋳型」人前で商品・事業をプレゼン PC：自分は大丈夫。私は頼もしい			チックはほぼ０。喋ることに抵抗がない。来談時，治療への期待を100とするとほぼ100満たされた。EMDRの効果を実感。自分はまだまだやれるのではないか。
８回 X+24W	フォローアップセッション			チック・対人恐怖・視線恐怖は感じない。仕事以外のことはあまり考えなくなった。今日の予約もカレンダーに書いておかなければ忘れるところ。

NC（否定的認知），PC（肯定的認知），SUD（自覚的苦痛単位），VOC（認知の妥当性），T（トラウマ的出来事）

（3）また同じ目に遭わないかな…
（4）…できたら，体験が記憶から消えてしまえばいい。もういい加減にウンザリ。
（5）……若干，光というか…それがある。
（6）この体験がなかったらどうだっただろうか，という思いが浮かんだ。
（7）そのことがあったのが悲しい気持ち。
（8）（9）とくにない。
（10）（もともとの出来事）……若干，記憶が薄くなった気が。（BLS）変わりはない。〈今のあなたがそこにいるとしたら？〉叩かれた自分を抱き上げ介抱したい。
（11）〈そうして〉…気持ちが温かくなった気がする。
（12）自分を抱っこして“お前は悪くない”と。〈この場合，悪いのは誰？〉間違えたのは父親。
（13）“お父さんが間違えたんだね。大丈夫”と声を掛けたい。
（14）〈そうして〉涙が出てきた。この辺（胸）から安堵感というか解放感が出てきた。
（15）…“もう苦しまなくてもいい。大丈夫”と。〈このことの責任は？　間違ったのは誰？〉間違いなく父親。
（16）父親の責任とわかってそのときの自分を許せそうな気がする。
（17）〈それを伝えて。小さなあなたに〉…そのことの後，いろいろ苦労してきた自分に“よく頑張ってきた”と伝えたい。
（18）〈伝えて。頑張りを労って〉（涙）泣ける。気持ちが楽に。込み上げるものがあって楽に。
（19）“もう大丈夫”と語りかける自分がいる。
（20）〈“もう大丈夫だよ～”と伝えて〉（涙）これからはもっとうまく生きられるという思いが。
（21）私はやれる，という思いが強くなった。
（22）私はやれる，と。

(23) 〈“思ったことを口にすると地獄を見る”と学んだそのときの自分には何て？〉あのときは仕方がなかった。これからは大丈夫。
(24) …自分は悪くなかったということで解放された。
(25) 〈3，4歳の自分の側に今のあなたがいてあげて。父親に今のこと言おう〉言えなかったことが言えて心が解放された。〈まだある？〉お父さんも会社で大変だったんだろうなって。
(26) 〈そのことも伝えて〉…ちょっと父と和解できた気持ち。もっと仲良くしたかった（泣く）。
(27) 痛かった怖かっただけじゃなくて，仲良くしたかったという気持ちがあったのに気づいた。心の底で父を恐れていた。
(28) 〈そのことに気づいていて〉先生や先輩を恐れる。いつも気が引けていた。

終了後の Cl. のコメント：心の底にしまっておいたものを吐き出せた。

＜第5回：EMDR#2＞前回の再評価と処理の続き　3，4歳。発見したことを口にして父にいきなり“ぶっ叩かれる”

前回のセッションを経験して。知らなかった人と一緒に仕事をしたが，前に比べて相手の目を見る・思ったことを口にする抵抗感が減った。EMDR でトラウマを解消するんだという気持ちが薄くなった。

（再評価）苦痛はまだ3か4。あれがなかったらもっといい生き方ができたのかなあ。

最悪の部分：このことで自分を表現できなかった。表現しようとするとロックがかかって自然に振舞えなかった。生きることに前向きになれず消極的・逃避的に。希望もなかった。

情動／感情：残念な気持ち。

苦痛度（SUD）：3か4

身体感覚の場所：胸のあたり（ちょっとグッと来る感じ）

脱感作と再処理：（バタフライハグ）

（1）…今，話したとおり，そのことがなかったら。
（2）変わらず。
（3）…前回の治療で軽減されたので，これが解決されたらと希望が湧いてきた。
（4）変わらない。
（5）（もともとの出来事）あのときは怖かったなあ。〈小さな自分に伝えて〉かわいそうに…。
（6）かわいそうに。小さい自分が抱きついてくる。
（7）〈抱きつかせて。小さな自分の背をタップするように〉そのときの自分が“怖かった”と。
（8）〈“怖くて当たり前だよ”と言って。“それはもう終わったこと”って〉もう終わったことだよって一生懸命伝えた。
（9）〈このことで間違ったのはどっち？　あなた？　お父さん？〉父親です。
（10）〈あなたは発見が嬉しくてそれを伝えただけ。間違ったのはお父さん，と伝えて〉「わかったあ」と言ってる。
（11）もう大丈夫，もう忘れよう，と声をかけている。〈声をかけたら？〉肯いている。
（12）身体から力が抜けた感じ。
（13）もう緊張しなくていいんだよと自分に言っている。
（14）（もともとの出来事）遠い昔のことのように。
（15）遠い昔のどうでもいいこと，と言っている。
（16）〈“ロックがかかる，自然に振舞えない自分”にはなんて？〉もう大丈夫。〈そう言ってみると？〉シックリ来る。納得できる。〈“ロックがかかる自分，自然に振舞えない自分”に“もう，大丈夫”と伝えて〉落ち着いている。
（17）〈落ち着きは身体のどこで？〉胸からみぞおちにかけて。〈そこに注意を向けておいて〉（BLS）脚のほうが，力が抜けている。
（18）〈気づいていて〉首が楽に。

(19) 〈気づいていて〉とくに変化はない。

(20) 〈もともとの出来事の苦痛？〉1。そんなこともあった。(BLS) もう終わった。

(21) 大丈夫。〈PC はまだピッタリ来る？　それとも？〉私はここから新たに生きていけばよい。(新しい PC)。〈どれくらいそう思える？〉6 か 7。

(22)〜(26) PC の植え付け。(25) で VOC が 7 に。ボディスキャンを経て終了。

終了後の Cl. のコメント：

・出来事が“そんなこともあったのか”となったのが嬉しい。もうビクビクしなくていいんだ，緊張しなくていいんだと解放された感じがする。

・話した他の出来事が“もうどうでもいいや”となっていった。

3）本症例の考察

初回から 2 週間〜 3 週間ほど空けながら面接を進めたが，「試金石記憶」の処理を終了した段階で他のトラウマ記憶の苦痛度（SUD）が大幅に低下もしくは 0 となり，小さな苦痛として残った母親の無視の記憶を処理するだけで「現在の刺激」「未来の鋳型」の段階へと進んだ。結局，7 回目終了 2 か月後のフォローアップセッションで変化が継続しており終結とした。その時点で採ったテストの結果は下記のとおりである。

・IES–R　1 点（3，4 歳頃。父親に叩かれる）▲ 15 点

・LSAS–J　恐怖感／不安感 3 点，回避 0 点，計 3 点　▲ 55 点

・BDI–Ⅱ　0 点　▲ 7 点

Cl. が長年の「社交不安症状」を短期で改善できたのはいくつかの理由が考えられる。その一つは，Cl. にはパーソナリティの偏りがあまり見られず，社交不安症状は「自我違和的」であり，同時に当該症状をもちながらも何とか社会で働き，結婚し，家庭をもつだけの強さ・健康さがあった

ことが挙げられる。また，セラピーの中で，３，４歳のときのつらい記憶を抱える子どもの自我状態が登場するが，十分了解できる範囲のものであり，重篤な「解離」がなかったこともセラピーがごく短期で済んだ理由として挙げられるかもしれない。

筆者はこの事例を通して，治療者が適切なアセスメントを通して治療計画を立てることの重要性，とりわけトラウマセラピーにおいて「試金石記憶」を扱うことの重要性をあらためて学んだ。

おわりに

この章では，前半では開業心理士が相談室で用いているアセスメントとそのツールを，後半ではEMDRのアセスメントを用いた症例を紹介した。このように，開業心理士がその利点を生かしながら実用的で精度が高いアセスメントを行うことで，慎重を期すことが求められるトラウマセラピーにおいて安全で効果の高い対応が可能になると言える。

文　献

1）Shapiro, F.：Eye Movement Desensitization and Reprocessing, Basic Principles, and Procedures. The Guilford Press, New York, 1995.（市井雅哉監訳：EMDR —外傷記憶を処理する心理療法—．二瓶社，東京，p.50–51, 2004.）

各　論

①子どものアセスメント

②複雑性 PTSD のアセスメント

③解離を有するケースのアセスメント

④難治例のアセスメント

⑤EMDR におけるアセスメント

⑥ナラティヴ・エクスポージャー・セラピー
施行におけるアセスメント

● 各 論 ①

子どものアセスメント

元村 直靖　　秋葉 理乃

はじめに

2020年1月中旬，日本で初めて新型コロナウイルス（COVID-19）の感染が確認された。当時は，どこか遠い話のように捉えていた人も少なくないであろう。しかし，その後怒涛の如く感染は拡大し，現在私たちは戦後最悪の世界情勢の中にいると言っても過言ではない。そのような中，最初に制限を受けたのは子どもたちであった。

子どもは発達し続けるものであり，それを支えるのが子どもに関わる大人たちの役割である。そもそも，大人に比べて子どもは環境に適応しようとする柔軟さがあり，トラウマティックな出来事を体験しても成長や時間の経過とともに自分で回復する力をもっている。

しかし，環境への順応能力が高い一方で環境からの影響を大きく受けすぎてしまうため，強烈すぎる出来事の体験や大人の不安を感じ取ることで受けたダメージを回復できずにPTSDの発症へつながってしまう。大人が子どもの異変に気づけず，治療の機会に恵まれないまま放置されると子どもの認知機能・パーソナリティ・自己評価や衝動コントロールに悪影響を及ぼし[1)]，子どもの発達は阻害され，将来的に心身の健康が危ぶまれる。

アセスメントは，子どもの状態を把握するためだけの手段ではない。子どもを取り巻く大人が子どもを理解し，そして適切な対応を行うための下地である。自分の力だけでは生きていけない子どもの発するヘルプを決して見逃さないよう，広い知識と視野を身につけることが望ましい。

Ⅰ．子どものPTSD

子どもにとってのトラウマとは何か。精神疾患の診断・統計マニュアルであるDSM–5[2)]では，6歳以上の子どもも成人の診断基準で評価されるが，基準の一部には注意が示されている。一方，6歳以下の子どもに関しては別の基準が設けられており，成人のPTSDの診断基準とはいくつかの違いがある（**表1**）。6歳以下の基準では，子どもの発達段階に応じたより具体的で行動的な臨床像の記述が示されている。生後1年目以降のどの年齢でもPTSDは起こりうるが，症状の出現は発達段階によってまちまちであるうえ，言語化が未熟なため自分の感情や認知を詳細に表現するのが難しいことへの配慮からであろう。

Ⅱ．子どもを取り巻くトラウマ事象

戦争や監禁，テロ，交通事故，死別などさまざまなトラウマ事象がある中で，子どものトラウマとなりやすく成長を阻害してその後の生活により大きな影響を与えるのが虐待，災害，犯罪であり，それらのトラウマ事象に共通するのが“人為災害”である。子どもたちの世界は大人に比べてかなり小さく狭い。生活の基盤は主に家庭と学校に置かれ，その環境の人間関係の中で日々を過ごし成長していく。安全なことが当たり前であった自分たちの世界が，突如他者によって破壊される体験が，子どもたちにどれほどの影響を与えるかは計り知れない。一方で，子どもにとっての“トラウマ体験”を客観的に評価することは難しい。大人の言う“しつけ”と“虐待”のように，事象への意味づけや衝撃，直接的曝露か間接的曝露かによって個人で大きくストレス反応が異なることは周知であろう。Terr[3)]は子どもにとってのトラウマを“子どもを一時的に無力たらしめ，今まで

表１　６歳以下の子どもの心的外傷後ストレス障害

A.　６歳以下の子どもにおける，実際にまたは危うく死ぬ，重症を負う，性的暴力を受ける出来事への，以下のいずれか１つ（またはそれ以上）の形による曝露
　（１）心的外傷的出来事を直接体験する
　（２）他人，特に主な養育者に起こった出来事を直に目撃する
　　〈注：電子媒体，テレビ，映像，または写真のみで見た出来事は目撃に含めない〉
　（３）親または養育者に起こった心的外傷的出来事を耳にする
B.　心的外傷的出来事の後に始まる，その心的外傷的出来事に関連した，以下のいずれか１つ（またはそれ以上）の侵入症状の存在
　（１）心的外傷的出来事の反復的，不随意的，および侵入的で苦痛な記憶
　　〈注：自動的で侵入的な記憶は必ずしも苦痛として現れるわけではなく，再演する遊びとして表現されることがある〉
　（２）夢の内容と表現またはそのいずれかが心的外傷的出来事に関連している，反復的で苦痛な夢
　　〈注：恐ろしい内容が心的外傷的出来事に関連していることを確認できないことがある〉
　（３）心的外傷的出来事が再び起こっているように感じる。またはそのように行動する解離症状（例：フラッシュバック）（このような反応は１つの連続体として生じ，非常に極端な場合は現実の状況への認識を完全に喪失するという形で現れる）。このような心的外傷に特異的な再演が遊びの中で起こることがある。
　（４）心的外傷的出来事の側面を象徴するまたはそれに類似する。内的または外的なきっかけに曝露された際の強烈なまたは遷延する心理的苦痛
　（５）心的外傷的出来事を想起させるものへの顕著な生理学的反応
C.　心的外傷的出来事に関連する刺激の持続的回避，または心的外傷的出来事に関連した認知と気分の陰性の変化で示される，以下の症状のいずれか１つ（またはそれ以上）が存在する必要があり，それは心的外傷的出来事の後に発現または悪化している。

刺激の持続的回避
　（１）心的外傷的出来事の記憶を喚起する行為，場所，身体的に思い出させるものの回避，または回避しようとする努力
　（２）心的外傷的出来事の記憶を喚起する人や会話，対人関係の回避，または回避しようとする努力

認知の陰性変化
　（３）陰性の情動状態（例：恐怖，罪悪感，悲しみ，恥，混乱）の大幅な増加
　（４）遊びの抑制を含め，重要な活動への関心または参加の著しい減退
　（５）社会的なひきこもり行動
　（６）陽性の情動を表出することの持続的減少
D.　心的外傷的出来事と関連した覚醒度と反応性の著しい変化。心的外傷的出来事の後に発現または悪化しており，以下のうち２つ（またはそれ以上）によって示される。

（1）人や物に対する（極端なかんしゃくを含む）言語的または身体的な攻撃性で通常示される，（ほとんど挑発なしでの）いらだたしさと激しい怒り
（2）過度の警戒心
（3）過剰な驚愕反応
（4）集中困難
（5）睡眠障害（例：入眠や睡眠維持の困難，または浅い眠り）

E. 障害の持続が1か月以上

F. その障害は，臨床的に意味のある苦痛，または両親や同胞，仲間，他の養育者との関係や学校活動における機能の障害を引き起こしている。

G. その障害は，物質（例：医薬品またはアルコール）または他の医学的疾患の生理学的作用によるものではない。

▶いずれかを特定せよ

解離症状を伴う：症状が心的外傷後ストレス障害の基準を満たし，次のいずれかの症状を持続的または反復的に体験する。

1．離人感：自分の精神機能や身体から遊離し，あたかも外部の傍観者であるかのように感じる持続的または反復的な体験（例：夢の中にいるような感じ，自己または身体の非現実感や，時間が進むのが遅い感覚）
2．現実感消失：周囲の非現実感の持続的または反復的な体験（例：まわりの世界が非現実的で，夢のようで，ぼんやりし，またはゆがんでいるように体験される）

注：この下位分類を用いるには，解離症状が物質（例：意識喪失）または他の医学的疾患（例：複雑部分発作）の生理学的作用によるものであってはならない

▶該当すれば特定せよ

遅延顕症型：その出来事から少なくとも6か月間（いくつかの症状の発症や発現が即時であったとしても）診断基準を完全には満たしていない場合

の平時の対処方法や防衛操作を破壊するような，突然の一回性の打撃，もしくは繰り返される一連の打撃の結果陥った心的状態”と定義している。さらに，“子ども自身が危険な状態にあることを理解もしくは何らかの戦慄的な出来事を目撃していること，外傷的な記憶の知覚あるいは記憶の貯蔵があるもののこと”としている。

幼少期の心的外傷的出来事を生き抜いた人たちの多くは，対人関係の中で苦痛が生じている。子どもは人間関係の中に“安全で守られている”と感じようとするが，トラウマ体験で受けた衝撃から回復できないまま成長

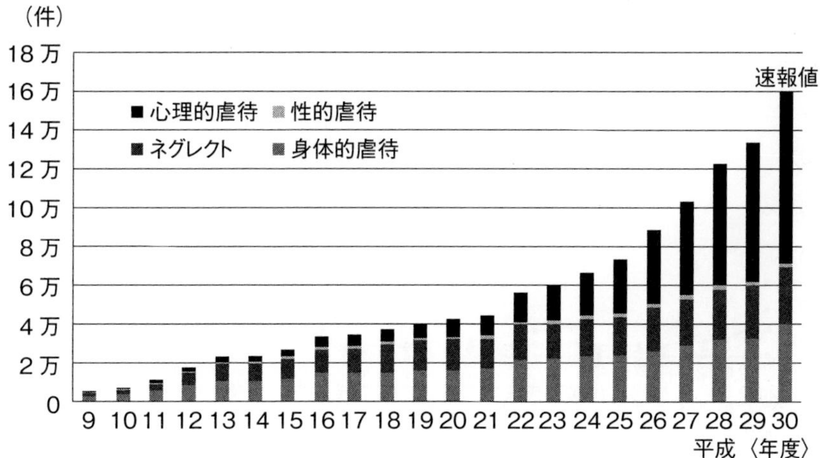

図１　児童虐待相談件数と相談内容（文献５より引用）

した場合，他者との健全な境界を築く方法がわからないのである。特に児童虐待は，自殺の危険性を増大させる[4)]。日本は少子化が進んでいる一方で児童虐待相談件数が増加の一途を辿っており，2019 年には約 16 万件もの相談があった[5)]。虐待による死亡事例も頻繁にメディアで取り上げられるようになった。新型コロナウイルス感染拡大のため自粛生活を強いられた当初，メディアでは虐待および DV の増加が懸念されるニュースが日々放送されており，相談専門ダイヤルが設けられた。これは示されているデータが氷山の一角であり，実際にはもっと多くのケースがあると世間にも認識されているからであろう（**図１**）。

子どもの人生を変えてしまうのは幼少期の虐待だけではない。虐待による PTSD は自殺企図もしくは自殺の実行へ大きな影響を与えるが，他の出来事によって発症した PTSD も自殺念慮および自殺企図と関連している。高校生の自殺者数は年々増加傾向にあり，子どもたちを死へと追い詰めたものの 2.7％が“いじめ”であった[4)]。いじめ発生件数もここ数年は特に増加しており，中学校以降よりも小学校で多く認知されている（**図２**）。

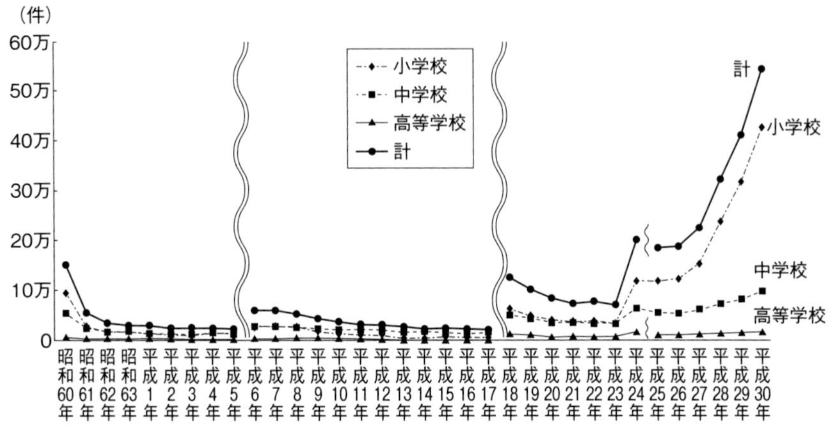

図２　いじめの発生件数の推移（文献４より引用）

Ⅲ．子どものストレス反応

トラウマティックな出来事を体験するとさまざまな症状が出現するが，それは自己防衛のための当たり前の反応であるにもかかわらず一般的にあまり知られていない。子どもも大人と同様の反応を示すが，年齢が幼いほど漠然とした不安，後退，身体症状，問題行動といった形で現れやすい。一方，PTSDの特徴的な症状である再体験・侵入，回避・麻痺，過覚醒の3つは子どもにとってはっきりと言語化されにくい。特に大人と大きく異なるのが侵入症状である。侵入症状は，その人の発達段階において変化し，7歳未満の子どもは侵入症状を遊びを通じた表現としてより呈しやすい（**表2**）。また，トラウマ事象と特定できないような悪夢の経験から症状が始まることもある。なお，性的被害を受けた子どもには，教えられていないのに年齢にそぐわない性的な知識をもっている，過度のマスターベーション，口や性器の痛みを訴える，過度な性的行動化（乱交，誘惑的態度，他者への性的攻撃），自傷行為（体を傷つける，髪の毛やまつげを抜く），自殺企図等のトラウマ事象に関連した特異的な症状もみられる。

表２　各発達段階とトラウマ反応（文献６より引用）

発達段階	年齢（歳）	各発達段階の特徴	通常のトラウマへの反応
乳幼児	0–2.5	健康な愛着形成 独立した個であるという認識の形成 運動，言語，認知領域での急速な成長	イライラ，大泣き 過度な分離不安 成長の失敗，発達の遅れ 親や，他の刺激への過敏さ
就学前（探索期）	2.5–6	自己中心的 魔術的思考 死が可逆的であるという認識	退行（夜尿，指しゃぶり，べたべたする） 不十分な言語表出と言語理解（認知能力の未熟さによる） 親から離れることへの恐れ 親の反応への過敏さ 感情を認識することの難しさ 悪夢，睡眠障害 養育者の“自暴自棄”に関係した悲しみ
小学校年代（習熟期）	6–12	さまざまなスキルの習熟，論理的思考 他者の視点を参照できる 現実の危険を認知できる 死の概念が明確となる	身体的愁訴 不登校，成績低下 退行 イライラ，かんしゃく，攻撃的言動 睡眠障害，悪夢 社会的ひきこもり，興味の喪失 自責感，罪悪感 親の不安への敏感さ 再演遊び（養育者がびっくりしたり，誤解したりしうる）
思春期	12–18	抽象的思考 自主性，性的関心が強まる 有能で分離，独立した自分を見せようとする 自己や他者からの評価に直結する身体的魅力 死が最終的で不可避なものという認識 仲間集団，仲間関係の重要性	大人の反応に類似（例；フラッシュバック，悪夢，回避，感覚麻痺，物質依存，社会的ひきこもり） 身体的愁訴 希死念慮 抑うつ，罪悪感 睡眠障害 通常の機能を障害する程度の怒りや復讐に関する空想 人間関係の突然の変化 学業成績の低下 トラウマに起因するアクティングアウト 事故への巻き込まれやすさ

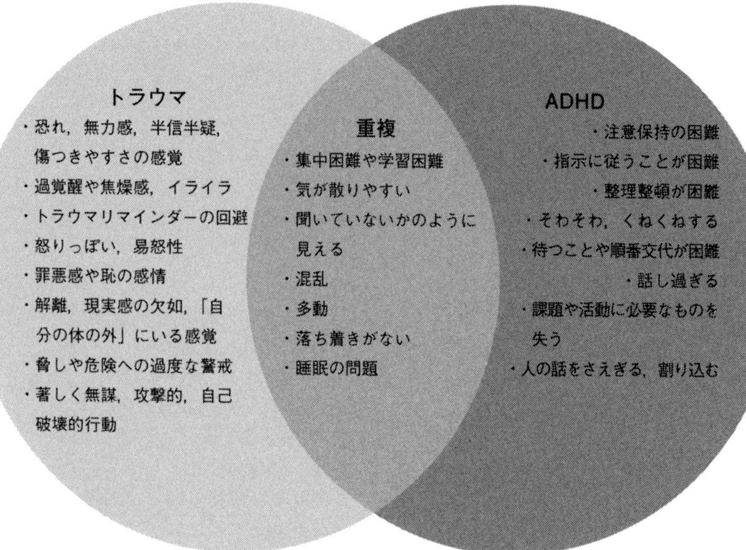

図３　PTSD 症状と ADHD 症状の重複例（文献８より引用）

子どもの場合，抱いた主観的な恐怖や無力感が大きいほどトラウマ反応は大きくなり，程度が激しいほど心身への影響も大きくなる[7)]。さらに，罪悪感を抱くような場合はより衝撃が強くなる。これは単回性 PTSD と複雑性 PTSD に関連する特徴である。単回性 PTSD であれば，たとえ大人が受け入れ難い事象を体験していたとしても子どもはトラウマ事象の詳細な記憶を長期間保持し，他者に表現することができる。しかし，虐待やいじめのように長期にわたり繰り返されてきた複雑性 PTSD ではより多彩な精神症状を生み，問題行動として外在化され，不安障害，うつ病，愛着障害，発達障害，解離性障害などの精神疾患との併発も生じやすい。特に愛着障害と発達障害は PTSD と重複する症状が多く，PTSD のアセスメントをより困難なものにする（**図３**）[8)]。誤診の誘発や支援，治療を難航させるため，トラウマ事象の詳細や子ども元来の特性を事前にしっかりと把握しておく必要がある。

Ⅳ．アセスメント技法

1．アセスメントの実施にあたり

1995年，阪神淡路大震災が起こった。今も当時のニュース映像を容易に思い出すことができる。子どもたちへの心理的サポートも積極的に行われ，全国からメンタルヘルスの専門職を含むボランティアが被災地の小学校を訪れた。そして，子どもたちは震災直後からトラウマ事象に関する話をするように導かれていた。

PTSDのアセスメントを行うにあたり，トラウマ事象の詳細を確認するのは重要なことである。しかし，曝露直後にトラウマ事象を想起させ，語らせることは子どもたちをより苦しめることにつながりかねない。アセスメント時期の見誤りは，子どもをさらなる危険に曝すことと同意であり，本来の目的である正確な状態把握と早期介入を阻害することになるであろう。

Herman[9]は，PTSDの回復の一歩は“安全感の確保”と述べている。アセスメント時も同様のことが言える。子どもとその周囲の大人のライフラインが確保され，些細な関わり合いから他者への信頼と安心感を取り戻し，人とのつながりを感じられるようになることを第一とする。他者から受けた衝撃を理解され，寄り添われることで，子どもは安心できる。

また，PTSDに関する十分な心理教育を行い，症状の出現は当たり前であることを伝えることで，子どもは症状の訴えを適切に行えるようになるであろう。子どもが検査者に求めているものは，アセスメントスキルだけではないことを心得ておいてほしい。

2．アセスメントにおける留意点

子どものPTSDに関する治療ガイドラインには以下のような留意点がある[1]。各項目について簡潔にまとめる。トラウマ事象を体験した子どものPTSDをアセスメントするにあたって，以下の点に留意しながら評価することを心掛けてほしい。

1）トラウマの重篤度とタイプの評価

トラウマ事象の詳細について子ども自身，養育者，第三者の単身のみから情報を集めるのではなく，子どもに関わるさまざまな関係者から情報を得て判断する必要がある。

2）PTSD および関連する併存障害の評価

前述のストレス反応でも述べた通り，PTSD はさまざまな障害と併存しやすく，PTSD の診断を阻害しかねない。他の疾患による症状である可能性を否定せず，定期的な再検査やテストバッテリーによるアセスメントを行い，正確に症状を把握する。

3）子どもの行動評価

子どもの行動評価は複数の場面で多くの観察者による情報収集が必要である。言語的発達は個人差が大きいこともあるが，精神的な症状は子どもや大人による過小評価・過大評価が生じるため，客観的に観察・評価が可能な行動をターゲットとしてさまざまな状況で評価することが重要である。

4）家族機能の評価

子どもは大人の影響を受けやすく，特に養育者の健康状態は子どもに大きな影響を与える。そのため，子どものアセスメントとは別に養育者の精神状態も評価することが望ましい。

5）子どもの機能状態

PTSD の主たる症状の他に，日常生活にどの程度支障が生じているのか，社会的行動がきちんと機能しているかを確認することが必要である。

6）年齢と発達段階による差異

子どもの年齢や発達段階によって，症状の現れ方は異なる。前述の通り，各年齢・発達段階に合わせた視点をもって，必要に応じてサポートしながらアセスメントを行うように注意する。

7）危険因子と保護因子

子どもが PTSD から回復するにあたり影響を与える危険因子と保護因子がある。性別や複数のトラウマ事象，既往歴，ソーシャルサポートの欠如等が危険因子とされる。一方，家族からのサポートや周囲の人の心身の健康状態，安全地帯の存在は保護因子となる。子どもの周囲にある因子をしっかりと確認しながらアセスメントを行うことが望ましい。

3．面接法

面接者は，自身の言動が子どもに与える影響を意識し，細心の注意をもって面接を行わなければならない。子どもに対して，無条件の肯定的尊重および共感的理解を言葉・態度・表情・動作で伝えるように努める。そのうえで，子どもの発達段階に合わせた理解しやすい言葉を用い，子どもが“何を言っているのか”ではなく“何を言おうとしているのか”を理解しようとする心構えで関わるようにする。

子どもとの面接を行うにあたり，まずは保護者・療育者・関係者との面接を行い，①トラウマ事象の詳細，②トラウマ体験後の子どもの言動の変化，③トラウマ体験以前の性格特性・生育歴・既往歴，④家族の既往歴，⑤トラウマ体験時・後の家族の心身の状態を確認した後，子どもとの面接を実施する必要がある。

1）M.I.N.I. KID 2005（M.I.N.I. INTERNATIONAL NEUROPSYCHIATRIC INTERVIEW for Children and Adolescents 日本語版 2005）

精神疾患簡易構造化面接法 M.I.N.I. は，DSM−Ⅳの主要な第Ⅰ軸精神疾患を診断するために作成されたものである。わが国においては 2000 年に大坪らによって日本語版が作成され，信頼性・妥当性の検討がなされている。2005 年に小児・思春期を対象とした M.I.N.I.−KID 日本語版が作成された。15 分程度で実施でき，技術のある面接者による結果と精神科医の診断で 85％の一致率を示す。PTSD の診断決定に最も重要と考えられる症状によって構成され，「はい」「いいえ」の 2 件法で回答する。該当項目数による判断および質問項目の中のスクリーニング項目で判断する。スクリーニング項目に「いいえ」と回答された場合，他の症状が「はい」であっても PTSD には“現在該当していない”と判断される。

２）CAPS–CA–5（Clinician–Administered PTSD Scale for DSM–5–Child/Adolescent Version）

National Center for PTSD において開発された心的外傷後ストレス障害のための構造化臨床診断面接尺度の中でも，7 ～ 15 歳を対象に作成された尺度である。DSM–5 に対応しており，兵庫県こころのケアセンターにて日本語版が作成されている。CAPS については本書内のツール①「CAPS と IES–R 他のアセスメントツール」（飛鳥井望）の稿を参考にしていただきたい。

３）K–SADS–PL（KIDDIE–SADS–PL）

DSM–Ⅲ–R および DSM–Ⅳの診断基準に沿って作成された半構造化診断面接である。さまざまな精神疾患を対象にしており，各疾患の症状を評価するための質問項目と基準が設けられている。親と子どもに対して面接を実施し，子どもの発育レベルに応じて質問を自由に調整し，質問内の文言は親や子どもが使用した言葉を用いることを薦めている。前青年期以前の子どもの場合には親から面接を実施し，青年期以降の子どもの場合には子どもから面接を実施する。親子間で回答内容に不一致が生じていた場合，親子に対して追及する必要があるが，最終的には評価者が最も適当だと考える臨床的判断を用いる必要があるため，臨床経験が豊富で面接・検査に慣れており症状を熟知した医療従事者か訓練を受けた検査者による実施が適当である。

実施にあたり，①導入部の構造化面接，②診断のためのスクリーニング面接，③追加質問完了チェックリスト，④適切な診断のための追加質問，⑤サマリーの生涯診断用チェックリスト，⑥小児用全般的評価尺度（Children's Global Assessment Scale：C–GAS）のすべてのデータを集計して評価する。

①子どもと評価者の疎通性を確立するため，10 ～ 15 分程度で主訴・以前の精神疾患・全般的機能レベルに関する情報を収集する。年齢や学年，家族構成，家族の年齢等から生活状況や人間関係に関する情報を検討するが詳細に確認する必要はない。しかし，主訴に関する質問

は，症状を誘発する因果関係や機能障害の原因を検討するのに非常に重要であるため慎重に導き出す必要がある。

②主要な症状について，現在のエピソード（CE）と最も重症の過去のエピソード（MSP）を同時に調査する。各質問に対して 0「情報なし」，1「症状なし」，2「症状あり（閾値レベル未満）」，3「症状あり（閾値レベル）」で評価し，各症状の具体的な状態が基準として定められている。

③④追加質問が必要だと判断された場合，各疾患の症状が出現した順番に行う。例えば，ADHD とうつ病を併発している子どもなら，先に出現した疾患の症状に対する追加質問を行う。また，共通する症状の場合，後発した疾患の症状に影響している可能性に配慮する必要があり，後発した疾患の追加質問では 2 ～ 3 の「症状あり」と評価してはならない。

⑤現在・過去のエピソードの有無，発症時期・時間を含めたあらゆる情報から判断する。

⑥子どもの現在の機能レベルを評価する。精神疾患の既往歴がない子どもには現在の C–GAS を使用し，既往歴のある場合には現在と過去の C–GAS を実施し過去から現在にかけて最も重いエピソード中の機能レベルを検討する。

4）CPTSDI（Children's Posttraumatic Stress Disorder Inventory）

National Center for PTSD のホームページで紹介されている構造化面接尺度である。2000 年に Saigh らによって開発された尺度の日本語版であり，単回性外傷体験のある 6 ～ 18 歳が対象となる。質問項目は，外傷的出来事への曝露と反応（4 項目＋ 4 項目），再体験症状（11 項目），回避・麻痺症状（16 項目），覚醒の亢進（7 項目），著しい苦痛（5 項目）の 5 領域に分かれている。各質問項目に対して 0「いいえ」，1「はい」の 2 件法で評価する。合計得点と持続期間により PTSD の有無・急性・慢性・発症遅延の診断を行える。明らかに外傷体験の客観的な証拠があるにもかかわらず本人が外傷体験を認めない場合は，「診断つかず」と判定する。

構造化面接のため，質問内容や採点基準が決められており，一定の研修を終えていれば臨床経験の浅い面接者でも短時間で実施することが可能である。

4．検査法

1）UPID−5（UCLA PTSD Reaction Index for DSM−5）

トラウマ体験に関するスクリーニングとPTSD症状をみる自記式質問紙である。6歳以上の子どもに適用される。まず子ども自身・保護者・療育者や第三者から得られた情報でトラウマ歴のプロフィールを作成する。トラウマ事象の詳細を確認した後，直近1か月間のPTSD症状に対して5件法で回答する。兵庫県こころのケアセンターにて日本語版が作成されている。

2）IES−R

米国のWeissらが開発した単回性のトラウマ体験のインパクトを測定する尺度である。災害から個別被害まで，幅広い種類の心的外傷体験者のPTSD関連症状の測定が簡便にでき，横断調査，症状経過観察，スクリーニング目的など広く活用されている。IES−Rについては本書内のツール①「CAPSとIES−R他のアセスメントツール」（飛鳥井望）の章を参考にしていただきたい。

3）日本版TSCC，TSCC−A（Trauma Symptom Checklist for Children）

Brierによって作成された自記式質問紙である。原版では8～16歳を対象とし，トラウマ体験後の心理的・精神的な症状を評価する検査であり，主として身体的虐待および性的虐待を受けた子どものためのアセスメントとして用いる。TSCCは不安尺度（ANX）・抑うつ尺度（DEP）・外傷後ストレス尺度（PTS）・怒り尺度（ANG）・解離尺度（DIS）・性的関心尺度（SC）の6つの下位尺度から成る54項目に対して，0～3の4件法で回答する。日本版では，対象年齢が7～15歳となり，直接的な性的表現が含まれる性的関心尺度を含まないTSCC−Aも作成された。日本版を作成するにあたり，年齢の上限・下限の再考および文化的背景による妥当性が検討されたが，教育関係者の協力が得られないことからTSCC-Aが作成された。そのため，対象の子どもに性的逸脱行動や性的被害を受けている可能性が考えられる場合，TSCCを使用するかどうかを判断する必要がある。

過剰反応尺度（HYP）と過少反応尺度（UND）の2つの妥当性尺度を設けており，精神的な状態が適切に反映されているかが確認できる。2つの数値が高すぎると，TSCCの結果に妥当性が認められないことが示唆される。

V．おわりに

例年のように自然災害が訪れる中で，防災に対する市民の意識は高まっているように思う。さまざまな防災用品を準備し，ライフラインの確保に余念がない。私たちは常にトラウマと隣り合わせな日々を送っていることを忘れてはいけない。

1995年の阪神淡路大震災を体験した子どもを対象としたコホート研究の中で，被災後の子どもは不安・うつ・混乱とともに愛他性も抱いていた。衝撃的なトラウマ事象の体験は恐怖の対象ではあるが，“愛他性の芽生え”ともなり，他者への愛を深めるきっかけにもつながるのである[10)]。子どもたちがよりよい人間関係を築き充実した生活を送るための手助けとなることが大人の役目である。正しい知識をもった大人が子どもの“安全地帯”となることを切に願う。

文　献

1）亀岡智美：子どものトラウマとアセスメント（特集トラウマとアセスメント：さまざまな場面における評価）．日本トラウマティック・ストレス学会誌，10；131-137，2013.

2）American Psychiatric Association : Diagnostic and Statistical Manual of Mental Disorders, 5th edition, DSM-5. American Psychiatric Publishing, Arlington, VA, 2013.（髙橋三郎，大野裕監訳：精神障害の診断と統計マニュアル第5版．医学書院，東京，2014.）

3）Terr, L.C.：The effect of psychic trauma four years after a school bus kidnapping. Am. J. Psychiatry, 140；1543-1550, 1983.
4）文部科学省：平成30年度児童生徒の問題行動・不登校等生徒指導上の諸課題に関する調査結果について，2019.（https://www.mext.go.jp/content/1410392.pdf）
5）厚生労働省:平成30年度の児童相談所での児童虐待相談対応件数（速報値），2019.（https://www.mhlw.go.jp/content/11901000/000533886.pdf）
6）富田博秋：災害精神医学．星和書店，東京，2015.
7）廣常秀人：子どもを理解する―「こころ」「からだ」「行動」へのアプローチ―．へるす出版，東京，2008.
8）兵庫県こころのケアセンター：ADHD？それとも子どものトラウマティックストレス？臨床家のためのガイド．The National Child Traumatic Stress Network（日本語版兵庫県こころのケアセンター），2016.
9）Herman, J.L.：Trauma and recovery. Basic Books, New York, 1992.
10）服部祥子，山田冨美雄：阪神・淡路大震災と子どもの心身―災害・トラウマ・ストレス―．名古屋大学出版会，愛知，1999.

● 各 論 ②

複雑性 PTSD のアセスメント

大江 美佐里

I.「複雑性 PTSD のアセスメント」とは

本稿では,「複雑性 PTSD のアセスメント」がタイトルとなっている。複雑性 PTSD というものが他のものから除外することが可能なうえで,その重症度や性状,治療可能性などをアセスメントすることが主眼となっていると推察される。また,トラウマセラピーを念頭に置いてのアセスメントということになるので,どのようなセラピーがどのような層に合致するのかということも読者は検討したいのであろうと考える。

しかし,よくよく考えてみると,本稿のタイトルとしてより適切な表現は,「複雑性 PTSD に至るアセスメント」ということなのではないだろうか。つまり,担当している症例が複雑性 PTSD の診断(例えば ICD-11 による),あるいは,従来言われている複雑性トラウマの見立てや van der Kolk 等の提唱する発達性トラウマ障害といった疾患概念に該当する症例ではないだろうか,と考えるプロセスがアセスメントであるだろう。ここに挙げた 3 つの疾患概念もそれぞれが重複しつつも同一ではない概念なので,もしこうした概念のいずれに該当するかを検討するのであれば,これらをひとつひとつ説明する必要があり,それだけで紙幅がとられることになる。本稿ではそれをせず(詳細にわたり引用が必要な論文ではなく,実践的な活用を旨とする単行本である利点ととらえ),複雑性 PTSD と類似概念を包括的に考えることとする。とはいっても，2019 年 12 月時点で筆者は ICD–11 の Complex PTSD（和訳は未定）を紹介する機会が多く，若干 ICD–11 の診断基準寄りの議論になってしまうことをあらかじめ断っておく。

Ⅱ．複雑性 PTSD はなぜ複雑と呼ばれるのか

さて，「PTSD」とはどのような疾患概念であるかは他の章に任せるとして，「複雑」という言葉をどう解釈したらよいのだろうか。Herman の著書である『心的外傷と回復』[1)]の発行は 1997 年だが，Herman は 1992 年には Complex PTSD に関する論文[2)] を書いており，そのタイトルには「持続・反復するトラウマ」という言葉が記されている。それより前，Terr は 1991 年に著した児童期のトラウマに関する論文[3)] で，Type Ⅰトラウマ，Type Ⅱトラウマ，さらに「クロスオーバー状況」という表現を用いて心的外傷体験を分類している。Type Ⅰトラウマは単発のトラウマ体験（典型的には交通事故，殺人の目撃）で，再体験症状等が主体として現れ，Type Ⅱトラウマは持続・反復的なトラウマ体験（例：繰り返される性暴力や戦闘体験）で，拒否や麻痺，自己催眠と解離，憤怒が現れるとしている。「クロスオーバー状況」では，突然の事故やショッキングな死亡という単発のトラウマでありながらも，その後に児童が後遺症を起こした場合などの状況を想定しており，このような場合には Type Ⅰと Type Ⅱの両方の特徴が存在するとしている。このように，Terr の分類では，心的外傷的出来事の種類が分類され，それによって出てくる症状も分類されている。

前述した Herman の Complex PTSD に関する論文[2)] を読むと，1992 年時点の PTSD 診断基準に合致しない症例は各方面から指摘されており，「パーソナリティの解体 disorganization」「パーソナリティ障害を真似た状態」，「心的外傷後性格障害 post–traumatic character disorder」，「複雑な PTSD complicated PTSD」と呼ばれてきた。児童期の性被害患者は慢性うつに物質依存や衝動性，自傷，自殺企図などを伴っていたとも報

告があり，「単純なPTSD Simple PTSD」とは異なる病像であるとされた。これがDSM-Ⅳで「他には特定不能の極度ストレス障害」（Disorders of Extreme Stress Not Otherwise Specified：DESNOS）という診断名となったわけであるが，この論文では「おそらくそうなるだろう」と記されている（このためにHermanは過去50年の論文をレビューしたと記載している）。論文の後半では，持続する被害体験の特徴として，症状の多様性multiplicity，身体化，解離，情動変化，対人関係の病的変化，同一性の病的変化，自傷が論じられている。ここで記された臨床像は，現在のものと大きな変化はないように見受けられる（呼び名や分類は違っていても）。ここまで見てみると，複雑であるのは心的外傷のあり方（反復性や持続性）もそうであるし，症状の出方もそうである，ということができる。

Ⅲ．ICD-11のComplex PTSD

ICD-11のComplex PTSD（以下，ICD-11の場合はCPTSDと表記する）診断では，ここまでの複雑性PTSDの定義とやや異なる考え方をとっており，複雑なのは出来事ではなく，「症状」であると説明している。もちろん，心的外傷的出来事でも典型的には反復する長期の出来事（例：拷問，児童期の性被害）であるとしてはいるものの，必須条件ではない。CPTSDで必須条件であるのは，「再体験」「回避」「脅威感覚」という3つのPTSD中核症状（DSM-5とは異なっていることに注意）に加えて，感情調整の問題，自己信念の問題，対人関係の問題（これらのネーミングは今後ICD-11日本語版で正式に決定されるものであり，現時点ではあくまで筆者のつけた仮称である）の3つの自己組織化の困難（disturbances of self-organization：DSO）症状が加わった6つの症状である。ここで強調するべきであるのは，6つの症状すべてが揃っていなければならないということである。1つでも欠けていれば，CPTSDの診断基準は満たさない。

本章では，Cloitreらの開発した国際トラウマ質問票（The International Trauma Questionnaire：以下ITQ）（金らの日本語訳版があり，2019年

12月現在，臨床では自由に用いることができる[4)]）に記載されている質問の表現を利用して，6つのCPTSD症状を順次説明する。

1）再体験：体験の一部を再現する，あるいはその体験と明らかに関連する苦痛な夢，今ここで再び起きているかのように感じられるような，強烈なイメージや記憶が頭に浮かぶ（ここで重要なのは，「今ここで再び起きているかのように感じられる」かという点である。単に出来事を想起しているのとは異なる体験であることが明確でなければならない）

2）回避：その体験を思い出させる内的なもの（例：思考，感情，身体感覚）や外的なもの（例：人，場所，会話，物，活動，状況）を避ける（この項目はDSM-5の基準とほぼ同一のものであると考えられ，理解しやすい概念である）

3）脅威感覚：非常に警戒して注意深くなったり，用心している，あるいはびくびくして驚きやすくなっている（この項目は覚醒亢進症状として知られているものである）

4）感情調整の問題：動揺すると落ち着くまでに時間がかかる。また，気持ちが麻痺したり，感情がシャットダウンされていると感じる（感情のコントロールに関する重度で広汎な問題。ささいなストレス因への情動的反応性の亢進，暴力的な［情動と行動面の］爆発，無謀なまたは自己破壊的な行動，ストレス下での解離性症状，情動の麻痺，特に楽しみやポジティブな情動を体験できないことがこの項目に該当するが，ITQでは爆発に関する表現は少ない）

5）自己信念の問題：自分が敗北した人間のように感じる，あるいは自分には価値がないように感じる（自分は取るに足らない，打ち負かされた，または価値がないという持続的な思い込み。これには，ストレス因に関する，深く広汎な恥辱感，罪責感，または挫折感が伴う。たとえば，不利な状況から逃げられなかった，または屈してしまったこと，または他の人の苦しみを防げなかったことに関して，罪責感を感じることがある）

6）対人関係の問題：他人との間に距離を感じたり，切り離されたように感じる，あるいは他人と感情的に親しくすることが難しい（人間関係を維持し，他の人を親密に感じることへの持続的な困難。人との関わりや対人交流の場を常に避ける，軽蔑する，またはほとんど関心を示さない。あるいは，時として非常に親密な対人関係をもつこともあるが，それを維持するのは困難である。この項目は特に境界性パーソナリティ障害との異同が問題となる）

ここで示したITQはスクリーニングを目的とした自記式質問票であり，面接尺度ではない。現在，The International Trauma Interview（ITI）と呼ばれる半構造化面接尺度が開発されているところであり（日本語版についてはまだ公開されていない），妥当性検証などがなされれば，将来使用されることになると考えられる。海外ではすでに妥当性研究が出版されている[5)]。この半構造化面接の構成もITQとほぼ同様で，6つの症状のそれぞれについて2つずつ質問項目があり，その回答を各項目0～4まで（0は症状なし，4は極度）で採点する。PTSD得点が0～24点，DSO得点が0～24点，CPTSD（PTSD + DSO）得点が0～48点となる。

Ⅳ．複数回のトラウマで症状が複雑化するのか

ICD-11のCPTSD診断について簡単に説明したが，そもそも複数回のトラウマ体験によって症状も複雑化するのか？　という疑問が湧くのは自然なことである。これについては，Cloitreらの研究[6)]でトラウマ体験の複雑性は累積的に増加することが示されている。この研究では児童期と成人期の両方のトラウマ体験をアセスメントできた者582名を対象に，トラウマ体験の回数と，症状の複雑性（症状の広がりがあるか）を検討した。この論文では，症状の複雑性について，PTSD，感情調節，うつ，怒り，解離，対人問題のそれぞれの尺度のカットオフ値以上であるかどうかをもとに症状の有無を決め，その個数をカウントすることで複雑性の得点を計算した。その結果，トラウマ体験の数が増えるほど症状の複雑性も増すこ

と，児童期のトラウマ体験の累積数が，成人期と比較して，より症状の複雑性と関連していることが示された。

V．解離をどうとらえるのか

上記 Cloitre の論文では，解離が症状の複雑性を示す項目に含まれている。しかし，ICD-11 の CPTSD 自体に解離を強調するような文面は存在していない。一方，DSM-5 では診断基準に特定用語として「解離症状を伴う」の項目があり，ストレス因への反応として，離人感（自分の精神機能や身体から遊離し，あたかも外部の傍観者であるかのように感じる持続的または反復的な体験）または現実感消失（周囲の非現実感の持続的または反復的な体験）のいずれかの症状があれば，それを特定するように指示している。

複雑性 PTSD の臨床を考えるとき，解離症状を素通りしてしまうことはありえないほど，解離症状は重要な位置を占めると考えられる。Hyland らの論文[7]では，CPTSD 群で PTSD 群と比較して解離症状が重度であったとされている。また，そもそも PTSD の症状である再体験・侵入症状はフラッシュバックをはじめとして解離の病態が関係している。解離症（解離性障害）という疾患群は以前より独立して存在しているので，重複を防ぐという意味で解離に関する症状記載が CPTSD 診断基準に入ることはないと考えられるが，感情調整の問題のうち，気持ちのシャットダウン等は解離が関連していることもあり，また自己破壊的な行動にも解離が伴う頻度が高い（例：リストカットしたことを覚えていない）。トラウマ臨床における解離は，特別な病態としてとらえるのではなく，アセスメントのうえではむしろ「あって当たり前」であるという認識が望ましい。

VI．アセスメントにおける心的外傷的出来事の取り扱い

PTSD，複雑性 PTSD の両者において，心的外傷的出来事の存在が診断

の前提となっているので，当事者や家族の訴えるトラウマ体験が心的外傷的出来事に該当するのかどうかについて検討する必要がある。臨床家は警察や司法関係者ではないので，当事者や家族の「語り」の内容が真実であるという仮定のもと，話を聴いて判断を行っているのが実情である。もちろん，関係機関からの紹介の場合には証拠書類等があり，出来事の信憑性は増す。しかし，どのような場合であっても，臨床家が過去にさかのぼって当事者の体験に同席することはない。であるから，臨床家がまず寄り添うのは，トラウマ体験を語る「人」である。

診療の最初から心的外傷的出来事の細部を明らかにすることに過度に熱中している治療者の存在を耳にすることがある。事実確認をすることがアセスメントであるとその治療者は考えているのかもしれないが，人を見ずに出来事のみ見ようとする態度は，「木を見て森を見ず」となりそうである。もちろん，当事者が自ら治療者を信頼して体験を語るのであれば何ら問題はない。しかし，信用・信頼関係がはっきりしない段階で心的外傷的出来事について尋ねることは，再体験（侵入）症状のきっかけを与えることになりかねない。しかし，だからといって，出来事の内容を全く尋ねないままでは，アセスメントは成り立たない。このジレンマに接することそのものが，トラウマ臨床の難しいところといってもよい。

例えば当事者（ここでは患者）が精神科まで足を運んでくれた場合を想定する。患者は心的外傷体験について語りたくない気持ちをもつ場合がほとんどである（もちろん，積極的に話したいと表明する者もいるが，その場合も100％話したいだけ，という場合は少なく，話すことと隠すこととの葛藤状況にあることが多い）。しかし，私のことを理解してもらいたいという気持ちも同時にもっていることがほとんどである。この両者の相反する気持ちを汲んで，ねぎらうところから始める。

初診の時点で複数の心的外傷的出来事の存在を明らかにし，さらに，例えばICD–11における上記の6つの症状を同定してCPTSD診断をつけることはほぼ不可能ではないかと考えている。本稿では読者層の関係で詳細を記載しないが，精神科医師であれば器質的・症状性精神疾患や統合失調症をはじめとした精神病性障害等，除外診断するべき疾患を頭の中で巡らせながら患者の診察を行うことになる（統合失調症の当事者であっても複数のトラウマ体験を有する場合はあるが，その一方で統合失調症の症状のために，実際には存在しない体験を語る場合もあり，これらの鑑別が困難な事例もある）。

心的外傷的出来事に該当しない出来事であっても心身に強い影響を与える出来事は存在し，時にはCPTSD症状を呈することがある。筆者の場合は，うつ病の診断基準を満たさず，ストレッサーが関連している病態の場合には，適応障害の診断をつけることが多く，PTSDやCPTSD診断を確定させる前の段階でも，適応障害の診断で対応することがある。これはストレッサーというものが，心的外傷的出来事よりも広い概念であることに起因する。

Ⅶ．早期に自殺の危険性について検討する

診断をつけることだけがアセスメントではなく，重症度を判断して適切な対応をすることもアセスメントに含まれる。そのような意味で，自殺の危険性を判定することは強調しすぎることがないほど重要である。WHOが世界の21ヵ国を対象とした調査[8)]では，PTSDは自殺の危険性が高い疾患として位置づけられている。PTSDとうつ病の併存率が高いこともよく知られている事実であり，うつ病の診療において自殺の危険性のアセスメントは特に重要な項目である。

必ずしもうつ病の診断がついていなくても，ストレッサーが関与する適応障害において自殺の危険性があることも知っておく必要がある。本邦の研究[9)]によれば，うつ病ではなく適応障害レベルで自殺企図を起こした症例が全体の約20％にのぼったという。自殺念慮について軽視することなく，常に念頭に置いておくことが重要である。

Ⅷ．心的外傷的出来事「以外」の要因の関与について

複雑性 PTSD では，典型的には複数回の心的外傷的出来事が症状形成に関わっていることをここまで説明してきた。しかし，心的外傷的出来事「以外」の要因について検討することがアセスメントの際に必要となる。

ここで，PTSD，複雑性 PTSD を問わず，アセスメントの際に考えておくべき極めて重要なポイントがある。これは，「後方視的に因果を検討することの危険性を認識しておく」ということである。通常，臨床家は心的外傷的出来事以前に当事者や家族と会うことはない。出来事以前にどのような環境であったのかは，当事者や家族の発言を元に判断するほかはない（前述の，当事者や家族の訴えるトラウマ体験を元に心的外傷的出来事かどうか判断するしかない，というのとほぼ同じことであるが）。疫学研究分野では想起バイアスという用語があり，過去の出来事を思い出してもらう場合には，思い出してもらう内容の正確さに問題が生じることがわかっている。心的外傷的出来事は心身に大きな影響を与えるような出来事であるので，「そのときから劇的に物事が変化した」と認識していることが多く，出来事以前には「何も問題はなかった」と語られることがしばしば見られる。この場合，

- 実際に何も問題はなかった
- 若干問題はあったが，程度が軽く，重要とみなされていなかった
- 問題として存在していたが，心的外傷的出来事の後に問題が顕在化したという認識に変化した

といった，複数の可能性が考えられる。何も問題はなかった，と語られたことは真実であっても，実際に心的外傷的出来事以前に立ち返って状況を見直すことはほぼ不可能である。ただし，心的外傷的出来事に起因する症状が改善した場合に，以前の環境要因についてより詳細に語りやすい雰囲気になることもある。よって，アセスメントは１度行えばよいものではなく，経過に沿って複数回行うものであると考えるのが妥当であろう。

心的外傷的出来事の影響（PTSD症状やCPTSD症状等）が改善した後に顕在化する問題のアセスメントに不確定要素があるのは，症状に共通するものが認められるから，という側面もある。例えば，ADHDとトラウマ体験後の症状の共通性について考えてみると，不注意，集中力低下（注意散漫と区別しづらい），落ち着かない，などの症状はどちらにも共通する。これら2つは理論上全く別の機序による疾患であるが，実際には鑑別は困難である。それは，幼少期のトラウマ体験や不適切養育，不安定・無秩序アタッチメント等がその後のADHD症状と関連する可能性が示唆されているからである。例えば，アタッチメントスタイルとADHDに関する総説では，不安定アタッチメントで認められる感情コントロールや行動コントロールの問題はADHDの中核症状と類似している一方で，安定アタッチメント環境下ではADHDの注意力は改善していると論じられている[10)]。また，2017年の論文[11)]では，8歳時点での無秩序アタッチメントが18歳時点でのADHD症状と関連が認められるとしている。不適切養育との関連では，1980年代ルーマニアにおいて直接に養子に出された，あるいは劣悪な施設環境で最長3年7か月養育された後に養子となり，英国に移住し20歳代になった165名についての調査がある[12)]。両群が20歳代になった時点の調査で，施設環境にいた期間が半年未満であった群での青年期ADHD発症率は一般人口と変わらず5％前後だったが，施設環境期間が半年以上の群では，30％近くに認められていた。トラウマ体験とADHDとの関連については，2018年の論文[13)]で，6－8歳のADHD群と健常群を比較した際，トラウマ体験を有する割合は健常群では16％だったのに対してADHD群では27％であった。また，トラウマ体験を有する群ではよりADHD症状が重度であるという結果であった。

このようにトラウマ体験の有無が他の疾患にも影響しているということが，アセスメントを複雑にしている。臨床的に極端な事例を想定すると，交通事故後のPTSD症状で来院した児童の治療を行い，改善した段階でADHD症状が優勢になって，発達障害をベースとした治療が必要だと考え治療をしていたところ，今度は養育者側の不適切養育が問題となって……，といった展開がありうるということになる。このような場合，最初からすべての養育環境が明らかになることは少なく，徐々に情報が得られてアセスメントの難易度が上がっていくことになる。極端な場合，最終的には背景要因が多彩で複雑，ということだけが明確になるアセスメントもありうる。これについて，筆者は複雑なものを複雑なものとして認識することこそ重要であり，トラウマの影響「だけ」を考えたり，脳の発達部分「だけ」を考えたり，養育環境（ボンディングやアタッチメント）「だけ」を考える態度は治療者として適切ではないと考えている。安易な因果論だけで症例を理解することは治療上妨げとなる場合もあるので注意が必要である。

Ⅸ．おわりに

本章では複雑性 PTSD のアセスメントについて検討した。ここで論じなかった話題として ICD-11 における CPTSD 診断と境界性パーソナリティ障害診断との鑑別の問題がある。パーソナリティ診断も ICD-11 では DSM-5 と大きく異なる診断体系となったので現時点で論じるのが困難であるのが除外した理由である。DSM-5 の境界性パーソナリティ障害の解説では，「身体的および性的な虐待，養育放棄，敵対的な争い，小児期における親の喪失が，境界性パーソナリティ障害をもつ人の小児期の生活歴によくみられる」と明確に記されているように，トラウマ体験とパーソナリティ障害との関連もアセスメント上無視できない項目である。上述した DSO 症状も境界性パーソナリティ障害患者に認められる症状と類似しているのではないかという点についても，今後の研究課題であると考えられる。

冒頭に述べたように「複雑性 PTSD」という単語を聞いて想起する概念について，治療者によって幅があるのが現状である。しかし，若干幅があったとしても臨床上重要視すべき点には共通点があるのではないかと考えている。木を見て森を見ず，ではなく，全体像を捉える姿勢がこの領域のアセスメントに求められている。

文　献

1）Herman, J.L. : Trauma and Recovery : The Aftermath of Violence from Domestic Violence to Political Terrorism. Guildford Press, New York, 1992.（中井久夫訳：心的外傷と回復＜増補版＞．みすず書房，東京，1999.）

2）Herman, J.L. : Complex PTSD : A syndrome in survivors of prolonged and repeated trauma. J. Trauma. Stress, 5 ; 377–391, 1992.

3）Terr, L.C. : Childhood traumas : An outline and overview. Am. J. Psychiatry, 148 ; 10–20, 1991.

4）金吉晴，中山未知，丹羽まどかほか：複雑性 PTSD の診断と治療．トラウマティック・ストレス，16；27–35，2018.

5）Bondjers, K., Hyland, P., Roberts, N.P. ET AL. : Validation of a clinician–administered diagnostic measure of ICD–11 PTSD and Complex PTSD : The International Trauma Interview in a Swedish sample. Eur. J. Psychotraumatol., 4 ; 1665617, 2018.

6）Cloitre, M., Stolbach, B.C., Herman, J.L. et al. : A developmental approach to complex PTSD : Childhood and adult cumulative trauma as predictors of symptom complexity. J. Trauma. Stress, 22 ; 399–408, 2009.

7）Hyland, P., Shevlin, M., Fyvie, C. et al. : Posttraumatic Stress Disorder and Complex Posttraumatic Stress Disorder in DSM–5 and ICD–11 : Clinical and Behavioral Correlates. J. Trauma. Stress, 31 ; 174–180, 2018.

8）Nock, M.K., Hwang, I., Sampson, N. et al. : Cross–national analysis of the associations among mental disorders and suicidal behavior : Findings from the WHO world mental health suveys. PLos Med., 6 ; e1000123, 2009.

9）張賢徳：自殺リスクの評価―ハイリスク者の発見と対応―．心身医学，56；781–788，2016.

10）Kissgen, R. and Franke, S. : An attachment research perspective on ADHD. Neuropsychiatr., 30 ; 63–68, 2016.

11）Salari, R., Bohlin, G., Rydell, A.M. et al. : Neuropsychological functioning and attachment representations in early school age as predictors of ADHD symptoms in late adolescence. Child Psychiatry Hum. Dev., 48 ; 370–384, 2017.

12）Kennedy, M., Kreppner, J., Knights, N. et al. : Early severe institutional deprivation is associated with a persistent variant of adult attention–deficit/hyperactivity disorder : Clinical presentation, developmental continuities and life circumstances in the English and Romanian Adoptees study. J. Child Psychol. Psychiatry, 57 ; 1113–1125, 2016.

13）Schilpzand, E.J., Sciberras, E., Alisic, E. et al. : Trauma exposure in children with and without ADHD : Prevalence and functional impairment in a community–based study of 6–8–year–old Australian children. Eur. Child Adolesc. Psychiatry, 27 ; 811–819, 2018.

● 各 論 ③

解離を有するケースのアセスメント

野間 俊一

Ⅰ．はじめに

解離とは，過去の一定時間の記憶をまったく思い出せなかったり，急にまるで他の人のように振舞ったり，周囲の世界が現実だという感覚がなくなったり，手足が麻痺して動かせなくなったりする，要するに，意識や身体感覚の一部が変化する精神症状のことである。一般に言われる「多重人格」とは，一定時間他の人のように振舞う「人格交代」という状態をもつ解離のことであり，「ヒステリー」とは手足の麻痺や全身けいれんといった身体面に症状が生じる解離のことを指す。

すでに１世紀以上前に，ウイーンのFreud, S.やパリのJanet, P.が解離を研究した際に指摘されたように，解離をもつ人には過去にトラウマ体験のある人が多い。逆に，トラウマに悩む人の何割かは解離症状にも悩んでいる。

しかし，だからといって，解離をもつすべての人に対してトラウマセラピーがそのまま有効というわけではない。自分の生活史を振り返っても目立ったトラウマ体験を思い出せない解離患者もいる。過去のトラウマ体験を覚えている場合でも，トラウマセラピーが奏功しなかったり，逆に解離が悪化してしまったりということもしばしば報告されている。トラウマと解離とは大きな関連があるのだけれども，患者が解離症状をもつ場合には，治療の際により慎重な対応が必要になるのである。

したがって，トラウマ体験を訴えて治療に訪れる人に解離症状があるかどうかというアセスメントは，今後の治療法を選択するうえで非常に重要である。本章では，解離の理解の仕方を整理したうえで，臨床場面での解離の評価方法を示し，治療上の留意点について論じたい。

Ⅱ．解離とは

1．解離の定義

解離とは，心身の個々の機能は保持されながらも，全体のまとまりを欠いた状態を意味する。脳や身体に原因が見つからず，心理的要因や誘因が想定され，症状の発現・消退は状況に左右されることが多い。

「解離症状」は，精神症状のみを指すことも，心身両方の症状を指すこともある。米国のDSM分類は前者で，身体症状は「変換症／転換性障害（conversion disorder）」と呼ばれる。一方で，ヨーロッパ精神医学の伝統を引き継ぐICD分類では，心身の症状をまとめて「解離症／解離性障害（dissociative disorders）」と呼んでいる。本稿では，精神症状と身体症状の意味合いの差異にも留意しつつ，後者の立場をとることにする。ちなみに，近年診断名の変更が頻繁に行われているため，初出時には複数の診断名を列記し，その後は最新の診断名を用いることにする。

ICD-11[1)]では，「解離症」に対して，以下の定義が与えられている——「同一性（注：自分が自分であること），感覚，知覚，感情，思考，記憶，身体運動のコントロール，行動のうちのひとつ，あるいはいくつかの正常なまとまり（normal integration）の，意図的ではない破綻（disruption）あるいは断絶（discontinuity）」（翻訳は筆者）。

私たちが周囲の事柄を体験する原則を考えると，解離はその原則が崩れた状態であることがわかる。私たちは，周囲の世界のさまざまな刺激を感覚し，また運動によって周囲に働きかけることによって，周囲の世界を知覚する。周囲の世界を知覚する際には，過去の体験の記憶も参考にするし，感情も動いているし，さらに周囲の世界がこのようなものだと思考している。

私たちにとって周囲の世界が当たり前のものとして体験されているのは，周囲の世界の事柄が，過去から現在に，そして同じように未来にもつながっているし，目の前の事物が見えていない事物とも同じようにつながっている，つまり時間的にも空間的にも連続しているということを，無条件に信じているからである。そして，周囲の世界の連続性が信じられているのは，私自身もまた，過去から現在に，そして未来にも，ここに感じている私がつながっているし，私の身体もまた周囲世界の事物と同じ性質のもので，世界とつながっていると信じられているからである。

解離とは，このように私たちが当たり前と信じている周囲の世界についての体験，そして自分自身についての体験の一部がばらばらになる状態だと考えるとよいだろう。

2．解離の症状

1）主要な症状

DSM-5[2] とICD-11では，以下の解離性の病態が疾患概念として挙げられている。

①解離性健忘（dissociative amnesia）：短期間あるいは数年，あるいはこれまでのすべての記憶の欠損

②解離性同一性症／多重人格障害／解離性同一性障害／解離性同一症（dissociative identity disorder）：複数の人格状態の交代

③トランス症（trance disorder）：他の人格や霊の憑依

④解離性神経症状症（dissociative neurological symptom disorder）／変換症：身体の運動感覚麻痺あるいは不随意運動やけいれん

2）陽性症状と陰性症状

解離症状を整理するうえで，陽性症状・陰性症状という分類がある[3]。陰性症状とは，健忘や麻痺などの心身の機能喪失を意味し，陽性症状とは，幻聴やフラッシュバックなどの通常なら見られない体験を意味する。

表１　解離症状の表現型からの分類（文献３より引用，改変）

	精神表現性解離症状	身体表現性解離症状
陰性解離症状	解離性健忘 離人 情動麻痺 性格特性の消失	感覚麻痺 無痛症 運動麻痺・脱力 失声 嚥下障害
陽性解離症状	幻聴 作為体験 フラッシュバック 人格交代 解離性精神病状態	作為感覚 チック けいれん フラッシュバック時の外傷に関連した感覚や身体運動

一方で，解離の精神症状と身体症状は，それぞれ「精神表現性（psychoform）解離症状」「身体表現性（somatoform）解離症状」と呼ばれることがある。解離の陽性症状・陰性症状という軸と，精神表現性解離症状・身体表現性解離症状という軸で，解離症状の表現型をプロットすると，**表１**のようになる。

陽性の解離症状については，患者自身がそれを異常体験であるとわかっており，人に知られたくないという思いから，自分からは他人に語らないことが多い。そのため，トラウマを論じる際には，一般に陰性の解離症状が注目される傾向があるが，より複雑な陽性の解離症状の有無を確認することが重要である。

３）離隔と区画化

解離症状の分類として，離隔（detachment）と区画化（compartmentalization）を分ける方法がある[4)]。離隔とは，現実検討が保たれながらも日常的な経験からの分離感覚を特徴とする意識変容であり，離人症（自分についての実感の消失），現実感消失（周囲世界についての実感の消失），体外離脱体験，記銘障害，情動麻痺などの解離症状が含まれる。区画化は，心身の機能をコントロールできない状態であり，健忘，遁走，人格交代，けいれんや不随意運動などの身体表現性解離，トランスなどである。

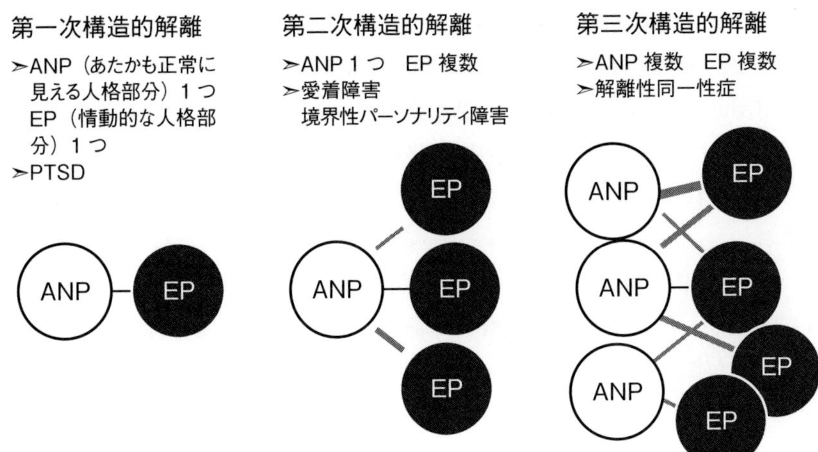

図1　構造的解離理論[3] の諸段階

解離といえば区画化症状が目立つが，離隔症状における意識変容こそが解離の本質ともいえる。

3．解離をもつということは何を意味するのか

1）解離とトラウマ

PTSD 患者の中で明確な解離症状をもつ患者の割合は 12 ～ 50％といわれ[5]，トラウマ体験があれば必ず解離症状が生じるわけではない。ということは，トラウマ体験があっても，トラウマの程度や質，あるいは元来の性格や以前のトラウマ体験，トラウマ体験時の生活環境など，さまざまな要素が加わってはじめて解離症状が形成されると考えられる。

2）構造的解離理論

トラウマに関連した解離について，van der Hart, O. らの「構造的解離理論」[3]（**図1**）が参考になる。この理論では，解離とは単なる症状と理解するのではなく，解離症状を生じさせるような心理構造の変容に着目し，その構造にアプローチするのである。

解離の基本形として，外傷体験などなかったかのように振舞う「あたか

も正常に見える人格部分」（apparently normal part of the personality：ANP）と，外傷体験を再体験している「情動的な人格部分」（emotional part of the personality：EP）の２つが交代して現れると考える。ANPとEPが１つずつあり，普段はANPが前景に出ているが，何かの誘因によってEPが現れる事態がPTSDであると考え，それを「一次構造的解離」と呼ぶ。

１つのANPに対して，怒ったEP，子どもっぽいEPなど複数のEPがある状態が，「二次構造的解離」であり，愛着障害や境界性パーソナリティ障害がこの状態だという。そして「三次構造的解離」とは，ANPもEPも複数化することであり，解離性同一性症（多重人格）がこれにあたる。一次，二次，三次と解離構造が複雑化するほど，治療には慎重さを要するため，どの次元の解離かを評価することも重要である。ICD–11[1)]で「部分的解離性同一性症」という疾患単位が提唱されたが，これはほぼ二次構造的解離に相当する。

３）危機の対処形式としての解離

Porges, S.は，1995年に発表した「ポリヴェーガル理論」[6)]において，トラウマや解離の議論に一石を投じている。通常私たちは，心身のバランスをとっている自律神経のうち，腹側迷走神経による表情や発声といった社会的活動によって互いに安全であることを確認し合っているが，危険を感じると交感神経が優位になって逃走／闘争反応が生じ，さらに危険が大きくなると背側迷走神経が優位になってフリーズ状態となり，離人，健忘，情動麻痺，運動感覚麻痺といった解離症状が生じる，というのがこの理論の主張である。またPorgesは，危険の察知は認知レベルではなく神経系レベルで行われるとして，それを「ニューロセプション」と名づけている。

４）解離的な体験様式とトラウマ

これまでの知見をまとめると，解離症状が一定期間持続しているということは，患者が大きな危険を身体レベルで感じているということであり，解離が複雑化するほど患者の安全感が薄く，トラウマ体験を扱うことは慎重になるべきである，ということになるだろう。構造的解離理論が示しているように，解離を理解するためには，解離症状のあるなしではなく，その人の体験が解離的な構造をもっているかどうかに留意すべきである。ポリヴェーガル理論の主張するとおり，解離とは認知レベルではなく身体レベルの反応であるならば，身体に働きかけるような治療的アプローチも重要なのだろう。

従来よく指摘されたように，「解離を取り扱うと症状を強化してしまう」という理解は一面的である。一過性の解離症状については，それにあえて焦点を当てずにアプローチすれば症状も消えてしまうことはしばしばみられる。ただ，日常的に解離を体験している場合は，解離的な心理構造になっていると理解し，患者の守りが極端に薄く，それを補うために解離症状が生じているという認識をもって，患者と出会わなければならない。必要に応じて解離症状を取り上げて，その対処法を共に検討することになる。

4．解離を診立てる

1）隠れた解離を見つける

トラウマ体験に悩む患者，あるいは，アルコールなどへの依存や摂食障害，自傷行為などに悩む人の生活歴にトラウマ体験と思われるエピソードが含まれている場合，トラウマ体験への治療的アプローチを検討することになるが，治療を開始する前に必ず，解離症状の有無を丁寧に確認するべきである。というのも，患者本人はそれを解離症状と理解していなかったり，不思議な体験なので話しづらいと思っていたりして，自ら話すことが少ないからである。

質問の際は「解離」という言葉はあえて用いずに，具体的な症状の有無で確認する。解離の説明が簡単ではないということに加えて，患者が解離についての知識を多少もっていた場合，先入観から回答内容に影響が出ることを防ぐ意味合いもある。症状は多岐にわたるため，解離症状を網羅的に把握するためには，表１の解離症状の表現型の２×２の表に沿って尋ねてもよいだろう。

表2-1　筆者の問診の仕方（離隔症状）

1．	集中困難・記銘力低下	「作業がうまく進まなかったり，物覚えが悪かったりすることはありますか？」
2．	現実感消失	「見えている世界に現実感がないと思うことはありますか？」
3．	離人感	「自分自身や自分の体がここにあるという実感がないことがありますか？」 「もう一人の自分が後ろから自分の行動を見ているような気がすることはありますか？」
4．	気配過敏	「誰もいないのに人の気配を感じることはありますか？」
5．	幻聴	「誰もいないのに人の声が聞こえることはありますか？」
6．	体外離脱	「意識が自分の体から抜けて自分を上から見下ろしているような体験はありますか？」

※この順で尋ねていく

表2-2　筆者の問診の仕方（区画化症状）

1．	健忘	「1，2時間の記憶がすっぽり抜け落ちていることはありますか？」
2．	遁走	「知らないうちにまったく別の場所にいるような経験はありますか？」
3．	人格交代	「部屋の中の物が勝手に移動したり，覚えのない物が部屋にあったりすることはありますか？」 「家族や友だちから，『別人みたいだった』と言われることはありますか？」 「自分の中に別の自分がいると感じることはありますか？」
4．	麻痺	「体の一部が動かしにくくなったり，何も感じなくなったりすることはありますか？」
5．	けいれん	「体中が大きくけいれんして倒れることはありますか？」

※この順で尋ねていく

筆者は，この表よりも患者の体験を自然に追うことができる理由から，離隔－区画化の分類を用いて順に尋ねることにしている（**表2－1，2－2**）。まず，集中困難，記銘力低下，現実感消失，離人感，気配過敏，幻聴，体外離脱の順で離隔症状を確認し，次に，健忘，遁走（知らないうちに別の場所にいる体験），人格交代（家族など他の人から人格が変わったと言われる，知らないうちに覚えのない物が部屋にあるなどの体験），麻痺，けいれんといった区画化症状を尋ねると，比較的スムーズである。もちろん，幻聴，体外離脱，人格交代など病的な体験について確認する際には，「妙なことをお訊きしますが，ときどきあるので確認させていただきますね」などと前置きをして尋ね，自分が奇異な精神病と思われていないかという患者の警戒を解くよう配慮することは大事である。

解離症状についての質問が終われば，最後に解離について説明する。すなわち，「心身の働きがばらばらになり，いつものようにうまく働かなくなる解離という状態」の有無を確認したこと，トラウマ体験のある人の一部には解離が生じていて，その場合には治療方針が変わることもあるので必要な確認だったことを伝える。

2）解離のある患者の特徴

解離的な心理構造をもつ人は，ふだんの言動の中にそれが現れることが多い。診察時の様子にも，特徴が見られる。

自分のつらい内容のエピソードを笑いながら話したり，他人事のように淡々と語ったりする人がいる。このような会話内容と感情の乖離は，もちろん精神病や自閉傾向のある人にも見られるが，解離のある人の特徴でもある。記憶内容に対して現実感を消失していたり，語るという行為の際に離人を体験している可能性がある。

解離のある人は，現病歴や生活歴を尋ねても，理路整然と時系列で話すことが難しい。話がどんどん別の話題に逸れたり，まとまりが悪かったり，話の焦点が追いにくかったり，それを話す患者の感情がつかみにくかったりと，会話がちぐはぐになりやすい。「困っていることを何でもお話しください」といったオープンクエスチョンに対して戸惑い，「具体的に尋ねてもらえれば答えやすい」と言うことも少なくない。

これらの特徴は，本人の解離傾向の強さを示しているのではあるが，診察や面接の場に対して安全感が薄い場合には，解離傾向が特に顕著に現れる。治療上は，初回の診察や面接ですべての事実を明らかにすることは重要ではなく，解離傾向をどの程度もっているかを査定できればよい。治療としては，まず治療の場に対して安全感をもってもらうことが最初の目標になる。

5．評価尺度と使い方

1）解離体験尺度（Dissociative Experience Scale：DES）（ツール②「DESおよびその周辺の病的解離性の評定尺度」［田辺肇］の章を参照）

解離傾向を評価する尺度としては，「解離体験尺度（DES）」がゴールドスタンダードとなっている。開発者のPutnam, F. が公開しているため，誰にでも使いやすい。わが国では，Putnamの著書『解離』[7]の巻末に掲載されている。

DESは28項目から成る。それぞれの項目に対して0％から100％までを示す10cmの線が描かれていて，その体験がどのくらいの割合で生じるかを線上にチェックする形で回答し，0からチェックまでの距離（mm）が得点となる。ただし，このような回答法の質問紙では，その作成も採点手続きも煩雑になるため，10cmの線をやめて「0」「10」「20」……「100」の11段階の数字で示した（リッカート尺度を採用した）ヴァージョンが「DES-Ⅱ」であり，現在一般にはこのDES-Ⅱが使われている（『解離』の巻末には，「DES-Ⅱ」と題された質問紙が載っているが，回答方法はDESの10cm線が［おそらく誤って］採用されている）。DESもDES-Ⅱも質問内容はまったく同じで，結果の互換性が確認されている。全項目の平均値がDESの得点となる。

DESの28項目にはさまざまな解離症状が含まれているが，全体の3分の1は解離性同一性症の症状である。そのうちの8項目は「DES-taxon」と呼ばれ，解離症でなければ体験しない病的な解離症状が記されている。項目だけを**表3**に列記する。

一般にDESのカットオフ・ポイントは30点とされていて，それ以上になると解離症である可能性が高いといわれる[8]。しかし，多くの健常者は20点以下であるため，20点以上あれば解離傾向があると判断してよいだろう。50点以上になることは稀であり，その場合は重度の解離の可能性以外

表３　解離体験尺度（DES）の項目

1	移動中の健忘	15	記憶と空想の混乱
2	会話中の集中困難	16	未視感（ジャメ・ヴュ）
3 *	移動についての健忘（軽度の遁走）	17	テレビへの没頭
4	日常活動（更衣）の健忘	18	空想への没入
5 *	日常活動（買い物）の健忘	19	痛覚消失
6	人格交代（覚えのない知人）	20	放心
7 *	離人（もう一人の自分）	21	独語
8 *	離人（他人についての相貌失認）	22*	人格交代（行動の変化）
9	重要な出来事の健忘	23	人格交代（能力の変化）
10	人格交代（覚えのない発言，嘘）	24	過去の行為についての不確実さ
11	離人・自分についての相貌失認	25	行動についての健忘
12*	現実感消失	26	自分の執筆・描画についての健忘
13*	自己身体についての離人	27*	命令性・批判的幻聴
14	タイムスリップ体験	28	離人・世界の疎隔体験

＊病的解離（DES-taxon）

に，誇張傾向によって修飾されている可能性も考慮すべきである。トラウマ治療を行う際には，DESが20点以上ならば慎重に治療を進めるべきであろう。DES-taxonが20点以上あれば，総得点が低くても注意を要する。

DES を評価する際には，得点だけではなく，個々の高得点が出た質問項目に留意して，被検者の体験を理解することが重要である。

その他，DES を青年期向けに改良した「青年期解離体験尺度（Adolecent-DES)」や，児童の解離症状を観察された言動から評価する「子供版解離評価表（Child Dissociative Checklist：CDC)」も開発されている。これらはいずれも，Putnam の『解離』[7] の巻末に掲載されている。

２）身体表現性解離質問票（Somatoform Dissociation Questionnaire：SDQ）

原因不明の身体症状について，それを解離性との診断を確定することは決して容易ではない。症状の性質が解剖学など現代医学では説明困難であったり，症状の発現・消退が状況に応じて浮動的であったりすれば，解

表4　身体表現性解離質問票（SDQ-20）〔翻訳は筆者〕

1	排尿がうまくできない	11	（耳が不自由な人のように）しばらく何も聞こえない
2	いつもは好きなものがおいしくない（女性の場合，妊娠中と生理時を除く）	12	（目の不自由な人のように）しばらく何も見えない
3	近くの音が遠くからのように聞こえる	13*	周囲の物がいつもと違って見える（例えば，トンネルの中から見ているよう，あるいは物の一部だけを見ているよう）
4*	排尿のときに痛みがある	14	いつもより匂いに敏感だったり鈍感だったりする（風邪をひいていないにもかかわらず）
5*	体全体あるいは体の一部が何も感じない	15*	体全体あるいは体の一部がなくなったように思える
6	人や物がいつもより大きく見える	16	物を飲み込むことができない，あるいは飲み込むのにとても苦労する
7	てんかんのような発作がある	17	何日も眠れないけれど，日中はとても元気だ
8	体全体あるいは体の一部が痛みを感じない	18*	話せない（話すのにとても苦労する），あるいはささやくことしかできない
9	いつもは好きな匂いがいやだ	19	体をしばらく動かすことができない
10	性器に痛みがある（性交時を除く）	20	体がしばらく硬直する

＊ SDQ-5

離性の可能性は高いが，いずれにしても慎重な身体的検索も同時に行うべきである。

ただ，トラウマ体験のある人が身体症状を訴える場合は，解離性の可能性をつねに念頭に置き，その症状の変動にも注目して治療の中で取り上げることで，治療がより深まることが期待できる。

解離性身体症状について，van der Hart の共同研究者である Nijenhuis, E. が「身体表現性解離質問票（SDQ）」[9] を開発した。Nijenhuis は解離症患者に固有の症状を抽出し，その 20 症状を問うものを「SDQ-20」，そのうちさらに特異的な 5 項目を抽出した簡易版は「SDQ-5」と呼ばれる（**表**

4，藤本，鈴木により日本語版［SDQ-20J］も作成されている[10)]）。それぞれの項目に対して，「1：まったくない」から「5：非常に」までの5段階で回答し，点数を合計する。

SDQ-20およびSDQ-5の得点はDESの得点と有意な相関を示すため，解離症患者は実は解離性の身体症状ももっていることがわかる。逆に，SDQが高得点の場合，解離症の可能性も高く，SDQ-20で40点以上，SDQ-5で8点以上なら解離症の可能性が高い。また，トラウマ体験との関連も深く，特に幼少期の身体的虐待との相関が高いとされる。

6．解離を有するケースのトラウマセラピーの留意点

ここまで述べてきたように，解離はトラウマ体験と関連が深いが，解離症状があると治療の中でトラウマ体験を直接扱うことが難しくなるというパラドックスがある。

トラウマ体験を思い出すことに耐えられないとさまざまな解離症状が生じてしまい，トラウマ体験そのものを扱うトラウマ治療は滞ってしまう。そこでまず，治療中に解離が生じないようグラウンディングを行いながら，トラウマ体験を少しずつ扱っていくという方法を採るのが一般的である。

しかし，より複雑な解離的心理構造が構築されてしまい，交代人格などの明確な解離症状が生じたり，日常的に離人や健忘を体験したりしている場合には，日常体験そのものがつねに危険に晒されていると感じ，四六時中怯えた状態になってしまっていると考えられる。そのため，治療の中でトラウマ体験を思い出す作業を行った場合，解離症状で何とか保ってきた心のバランスが崩れて混乱してしまう危険がある。

一見冷静で理知的に見え，トラウマ体験を十分に扱っていけそうだという印象を治療者がもったとしても，患者の冷静さが本当に健康な心理構造に由来するのか，あるいは「あたかも正常に見える人格部分（ANP）」が前面に出て，かりそめの健康さを装っているだけなのかを正しく判断しなければいけない。そのためには，先に述べたような診察や面接時の態度から解離傾向の有無を推測したり，DESやSDQで評価をしたりすることが

必要になる。

トラウマ体験をもつ人の治療をする場合には，少なくともDES−ⅡとSDQ−5を行って，DES−Ⅱあるいはその病的解離項目（taxon）が20以上，あるいはSDQ−5が8以上あれば，解離傾向が強いと考えて，安全なイメージを構築していくことにしっかりと時間を費やすことが望ましいと思われる。

文　献

1）World Health Organization : ICD−11（https://icd.who.int/dev11/l−m/en#/http%3a%2f%2fid.who.int%2ficd%2fentity%2f108180424）(2020年5月17日)

2）American Psychiatric Association : Diagnostic and Statistical Manual of Mental Disorders, 5th edition, DSM−5. American Psychiatric Publishing, Arlington, VA, 2013.（髙橋三郎，大野裕監訳：精神障害の診断と統計マニュアル第5版．医学書院，東京，2014.）

3）van der Hart, O., Nijenhuis, E.R.S. and Steele, K. : The haunted self. Structural dissociation and the treatment of chronic traumatization. W.W. Norton & Company, New York, London, 2006.（野間俊一，岡野憲一郎監訳：構造的解離―慢性外傷の理解と治療―上巻基本理論編．星和書店，東京，2011.）

4）柴山雅俊：解離の構造―私の変容と〈むすび〉の治療論―．岩崎学術出版社，東京，2010.（第二部第4章「空間的変容と時間的変容」）

5）Choi, K.R., Seng, J.S., Briggs, E.C. et al. : The dissociative subtype of posttraumatic stress disorder（PTSD）among adolescents : Co−occurring PTSD, depersonalization/derealization, and other dissociation symptoms. J. Am. Acad. Child Adolesc. Psychiatry, 56 ; 1062−1072, 2017.

6）Porges, S.W. : The pocket guide to the polyvagal theory : The transformative power of feeling safe. W.W. Norton & Company, New York, London, 2017.（花丘ちぐさ訳：ポリヴェーガル理論入門―心身に変革をおこす「安全」と「絆」―．春秋社，東京，2018.）

7）Putnam, F.W. : Dissociation in children and adoloscentes. A developmental perspective. The Guilford Press, New York, London, 1997.（中井久夫訳：解離―若年期における病理と治療―．みすず書房，東京，2001.）

8）田辺肇：解離性体験尺度．岡野憲一郎編：精神科医のための精神科臨床リュミエール20解離性障害，中山書店，東京，2009.

9）Nijenhuis, E.R.S. : Somatoform Dissociation. Phenomena, Measurement, & Theoretical Issues. W.W. Norton & Company, New York, London, 2004.

10）山内俊雄，鹿島晴雄編：精神・心理機能評価ハンドブック．中山書店，東京，p.277−279，2015.（田辺肇，小澤幸世：［解離症状］SDQ−20）

● 各論 ④

難治例のアセスメント

岡野 憲一郎

I．はじめに―「重ね着」的なケースの理解―

本稿のテーマは難治例のトラウマアセスメントである。トラウマの既往をもつ患者さん（以降「トラウマケース」という呼び方をさせていただく）の中には，長期にわたる治療でも症状が改善せず，社会適応を果たせない方々が少なからず見られる。これらの「難治例」のトラウマケースとどのように関わるかは臨床家にとって極めて難しい問題である。ただし本稿のテーマはアセスメントについてのものであり，治療方針に論を及ぼすことなく，いかにトラウマケースを見立て，理解するかについてを主として論じることとする。

トラウマケースのアセスメントとしては，病歴や家族歴を網羅的かつ綿密に取り直すことの重要性については言うまでもない。本稿ではそれらがすでにおおむね得られたことを前提として，それらをいかに組み立て，診断的な理解に結びつけるべきかについて論じる。その際に特に論じたいのは，トラウマケースをいくつかの層に沿って「重ね着」的に評価することである。

私はここ数年この種のテーマについて論じる際に，この「重ね着」的な理解という表現を用いている[1)]。それはトラウマケースを理解するうえで，あれか，これかのカテゴリカルな診断を下すのではなく，そのケースが纏っている病理のいくつかの層についての理解を深めることで多元的に理解するという趣旨である。その意味ではこの方針は近年パーソナリティ障害の分野などで論じられることの多いディメンショナルモデルに近いと言えるかもしれない。

この「重ね着」という表現は，もともと衣笠隆幸先生（以下，敬称略）の「重ね着症候群」という概念[2]に発想を得ているが，私はその意図とはかなり違った用い方をしているという自覚もある。そこでこの難治例のアセスメントという本題に移る前に，この「重ね着症候群」という概念に言及しておきたい。

Ⅱ．重ね着症候群について

衣笠はこの「重ね着症候群 layered-clothes syndrome」を以下のように定義している[3]。

1）18歳以上。2）知的障害はない。3）種々の精神症状，行動障害を主訴に，初診時に各症例が表面にもつ臨床診断はさまざまである（統合失調症，躁うつ病，摂食障害，神経症，パーソナリティ障害…）。4）しかしその背景には，高機能型広汎性発達障害が存在する。5）高い知能のために達成能力が高く，就学時代は発達障害とはみなされていない場合が多い。6）一部に，小児期に不登校や神経症などの症状の既往がある。しかし発達障害を疑われた例はない。

また本症候群は「各種パーソナリティ障害の臨床像をもっているが，背景に発達障害を合併していて，自己理解を促すような分析的精神療法に対しては多くの患者が適応の対象にならない」（p.36）とされる。衣笠がこの論文で言及しているパーソナリティ障害は，境界性パーソナリティ障害とスキゾイドパーソナリティ障害である。またそこで論じられている「高機能型広汎性発達障害」は，DSM−5やICD−11におけるASD（自閉症スペクトラム障害：autism spectrum disorder）と見なしてよいであろう。

この論文からは，ASDなどの発達障害が背後に存在していることが示唆されるのは，パーソナリティ障害だけでなく，統合失調症を含むあらゆる精神疾患ということになる。この「重ね着症候群」の概念が重要となるのは，ASDの中でも特に高機能の場合には，そうと同定されることなく他の診断が優先的につけられ，それを微妙に修飾するという事情を浮き彫りにしているからだ。ただし確定診断をつけがたい障害が他の障害を修飾するという事情は，あらゆる精神障害に当てはまる可能性がある。そしてもちろんトラウマケースについてもそれは言える。つまりそこで主要診断となっている心的外傷後ストレス障害（以下，PTSD），解離性障害などのトラウマ関連疾患だけでなく，それ以外の問題が「重ね着」されている可能性があり，臨床家がその点を看過することが，難治例をさらに「難治」にする可能性があるのである。

「重ね着」される問題として私が考えるのは，発達障害，パーソナリティ障害，気分障害，あるいは現在進行形のトラウマの存在などである[1)]。そしてそれらの数着を一枚一枚検討する必要があるのだ。

1．発達障害の層

最近の精神医学的な診断や治療場面においては，発達障害についての議論が極めて盛んである。それがいわゆる過剰診断であるという懸念を抱かせる立場もあるが[4-6)]，「難治例」に限らずあらゆるケースに関して，その発達障害的な問題の有無を問うことは極めて重要であると考える。私は個人的には発達障害を疑うことは，逆説的にではあるが，過剰診断を防ぐ意味があると考えている。衣笠が記載している通り，ASDはさまざまな精神疾患に「重ね着」され，その在り方を修飾する一方では，それ自身の存在はかえって見えにくくなっている。衣笠はトラウマケースについて特に言及はしていないが，同様の事情はPTSD，解離性障害などのトラウマ関連障害にも言えることである。

十一[6)]は，ASDの併存症状として，外的，感覚的な特徴に類似する第三の人物に対する攻撃性や堅調な転移感情が，条件学習に基づく投影的機序により生じることが多いと指摘する。また被害念慮，妄想様の観念も挙げている。

私[7] はかねてからASD傾向のある人の一部にみられる被害念慮や恨みの感情に着目してきた。彼らの「他者との自然な情緒的関係のもちにくさ，文脈に沿った行動を取れないこと」（DSM–5）という特徴は，これらの傾向と深く関わると思われる。そこでこの問題を「相互の対人的–情緒的関係の欠落」（DSM–5）（要するに「空気を読めない」）と表現しておこう。なぜこれが被害念慮や恨みに結びつくのであろうか。

これは一つの仮説であるが，相手の気持ちの中でも特にそれを汲むことが難しいのは，善意や優しさや親切心であり，そのことが受け取った側の感謝の念の低下とも連動しているのではないだろうか。他方では相手の気持ちを汲めないことは人間が本来陥りやすい傾向，すなわち被害妄想的な考えを増幅することにつながるのではないか。するとASD傾向をもつ人にとっては，それこそ人間関係をもつことがそれだけでさまざまなトラウマとして体験されやすいことになろう。しかもそのような体験は相手からの反発を買い，人間関係をいよいよ難しくするのである。私たちが出会うトラウマケースで，まぎれもないトラウマの体験者であり，その意味で犠牲者でありながら，人間関係の構築が難しく，そのために社会的なリソースを得られないために症状が遷延している方を見かけるが，そこにはこの発達障害的な要素が潜んでいる可能性がある。

ただしもちろん（そしてこれは他の層についても言えることだが）これは発達障害が「あるか，なしか」という議論ではない。どの程度そのような傾向を有しているかが問題となるのである。ここで特筆しておくべきなのは，トラウマケースの場合に，発達系の問題が絡んでいる際に，症状がより深刻化しやすいという点である。

2．パーソナリティ障害の層

パーソナリティ障害の中でも特定のパーソナリティ特性の難治例への関与については，次の「気分障害の層」で論じるため，ここでは特に境界性パーソナリティ障害（borderline personality disorder，以下 BPD）の傾向について，ICD–11[8] の表現に準じてボーダーラインパターン borderline pattern（以下，BP）と表現して論じる。

トラウマケースの中には，家族や配偶者ないしそれ以外の同居者との安定した関係を維持することが難しい場合がある。そしてそれが本人の社会適応上の問題となり，難治ケースとなることが少なくない。特に BP を有するケースでは，親密な他者が去ることを避けるための死に物狂いの努力[9] や対象に対する脱価値化等が特徴的にみられ，それが親密な他者を情緒的に追い詰めてしまうことが少なくない。一般的にトラウマケースにおいては攻撃的な振る舞いや自傷行為などがみられることは少なくない。しかし BP を伴う場合には，それが他者への攻撃性や注意への希求の発露と感じられることが多く，親密な他者を疲弊させ，関係の維持を一層難しくする。

トラウマケースに伴う BP の存在を，トラウマ関連疾患との合併と考えるのか，それともトラウマの帰結と考えるのかという点についてはさまざまな見解がある。しかし最近得られた知見は，それを生まれつきの性格傾向と幼少時の体験の双方が関与するものとしてみなすことをうながす。

BPD の病因に関する力動的な理解に関しては，従来は母親の過剰な情緒的巻き込み overinvolvement が問題視されてきたが，最近の実証研究はむしろ以下の点を指すという[10]。それは患者の抱く母親像は，葛藤的ではあるがむしろ情緒的に疎遠だったり，関わりをもたなかったりするものであること，母子関係の問題よりも父親の不在がより決定的であることなどである[11]。そして母親の過剰な情緒的巻き込みよりは，ネグレクトや人生早期の分離や喪失，そして身体的虐待との対比で性的外傷が BPD に特異的であると報告されている[10]。

このような幼少時の体験の結果として，子どもの自己を親が映し返す機能が果たせないと，怯えさせるか怯えている養育者 fightening or flightened caregiver が子どもの自己の構造の一部として内在化される[12]。そのため，「敵対的 hostile な」あるいは「よそ者的 alien な」表象が子どもの自己表象の中に棲みつくことになる[12]。Gabbard[10] の記載を参照しよう。「子供はよそ者的な自己を外在化することで，他者がその不快な特性をコントロールさせる必要をもちつつ成長する。この機制は，BPD の患者が迫害的と体験されるような人から苛められるような関係性をなぜ繰り返すのかということの一つの説明になる。投影同一化の過程を通して，患者はたとえば精神療法家のような重要な人物が「よそ者的自己」や「悪い対象」の特徴を帯びるように影響を及ぼすことがある」（文献 10 の p.436–437）。

最近の研究はまた，BPD が生まれつき有する気質にも注目する。Zanarini らは特に患者の脆弱で，「過度に敏感な気質 hyperbolic temperament」に注目する。これは「ある種の対人関係に刺激されて強烈な情緒的反応を見せる傾向」[13, 14] と説明される。そしてそれらの人がトラウマやネグレクトとあいまって BPD の病理が生まれると考えられている[14]。その結果として BP を有する人は，他者を自分を攻撃する可能性のある人として，常にびくつきながら体験することになる[10]。

これらの理論が示すのはおおむね，BPD の病理を生来の対人関係における敏感さと幼少時のトラウマやネグレクトから説明する。そしてこの理解はいわゆる複雑性 PTSD（ICD–11）の文脈にも通じるであろう。すなわち BP にみられる対人関係上の問題，特に低い自己価値観と援助者を信頼することの難しさなどは，複雑性 PTSD におけるいわゆる「自己組織化の障害 disorder of the self–organization」に一致すると考えられよう。

3．気分障害の層

トラウマケースの難治例にしばしば見られるのが，気分障害の併存である。フラッシュバックや解離症状そのもの以外にも，気持ちが落ち込み意欲がもてず，半ばひきこもり状態になることにより社会機能が低下するケースも多い。しかし合併症としてのうつ病が診断的な理解から漏れていることは少なくない。

トラウマ関連障害の中でも，PTSD のおよそ半分がうつ病を伴っているとされる[15, 16] が，それによりどのように治療や予後に差が生じるのかについてはいくつかの文献がある。PTSDがうつ症状を伴う場合，それがうつ病との合併状態なのか，それともPTSDのサブタイプとして捉えるべきかについては結論は出ているとは言えない。しかしいずれにせよ，両者が共存した際の予後はさらに悪くなるというデータがあり，その際一つの決め手となるのが，患者がもっている内在化internalizingの傾向であるとされる[17]。

Floryらは内在化internalizationは高い否定的感情（神経症傾向）と低い陽性情動により，外在化externalizationは高い陰性情動と低い衝動性により特徴づけられるとしたうえで，PTSDはどちらかにより特徴づけられる二タイプに分かれる数少ない精神障害だという[18]。そして特に内在化タイプにPTSDとうつ病との合併が多いとする。他方では外在化タイプは薬物依存と大きく関係するといわれる。さらにはこの内在化タイプの性格傾向は，将来PTSDとうつ病の合併状態を発展させやすい病前性格となっているという[17]。そしてPTSDとうつ病が合併したケースの成育歴には性的・身体的虐待が，PTSDのみのケースにはネグレクトと心理的トラウマがより多く見られるとする[19]。

これらの一連の研究が示唆するところは大きい。トラウマケースの難治例としてうつ病の共存が挙げられ，それがおそらくは生来の内在化傾向に深く関与し，またそのようなケースが性的，身体的虐待を伴うという所見は，これだけでも難治例の「重ね着」的なあり方をそのまま言い表しているといってもよいだろう。なぜならこれらの所見はトラウマの層，パーソナリティの層，気分障害の層を同時に含んでいるからである。

4．解離傾向の層

近年PTSDの分類に進展があり，そこには生理学的な所見の蓄積やポリヴェーガル理論[20]などのトラウマの身体性に関する新しい理論の貢献があった。それがDSM-5におけるPTSDの「解離タイプ」[21, 22]の掲載へとつながった。

Laniusらは，PTSDの診断を満たすケースの11～30％は離人体験や非現実体験などの解離を伴うサブタイプであるとする[21, 22]。従来のPTSDの理解においては，トラウマを思い起こさせるような刺激により，患者は脈拍の亢進等の交感神経系の緊張や，前頭前野の活動低下，扁桃核の活動亢進が起きるとされてきた。しかし解離を伴うサブタイプではそれとは逆の反応が起きることがわかった[23]。そしてこのサブタイプに属する患者はより機能の低下が著しく[24]，人生早期のトラウマもより深刻であり，また合併症も多い[25, 26]。一般に解離や抑うつを伴うPTSDには暴露療法は向かないとされるが，それには異論もあるとされる[27]。

5．現在のトラウマないしストレスファクターの層

最後の層として挙げたいのは，現在進行形のトラウマないしはストレスファクターの存在である。これらにはあらゆる種類のものが含まれる可能性がある。すでに述べた併存するうつ病やパーソナリティ障害，発達障害などはことごとく現在進行形のストレスファクターとして数えられることになり，その他の精神疾患の存在も同様である。さらには慢性的な身体疾患や身体障碍などもこれに相当するであろう。また腰痛その他の慢性疼痛のために日常生活が思うように送れないこと，あるいは被災，貧困なども多くの難治例を生む可能性がある。

さらに私が特筆したいのは，現在進行形の対人関係におけるトラウマファクターである。さらに具体的には，成人後の親との同居，ないしは配偶者との同居からくるストレスである。さまざまな事情から親との同居が継続し，そこで幼少時に生じたトラウマが形を変えて繰り返されるケースがある。幼少時の両親からのあからさまな虐待やネグレクトが存在していた場合にはなおのことであるが，そうでない場合にも親からの精神的な支配が継続している際にはトラウマからの回復のプロセスはさらに遠のく。さらには配偶者からの精神的，身体的なストレスを体験している人も多い。多くのトラウマの体験者が加害的な関係性から逃れることに困難さを抱えていることに注意しなくてはならない。

これらの現在進行形のトラウマが生じている際のトラウマ治療は事実上

不可能であり，結果的にそのケースは難治例となるであろう。

Ⅲ．考察

以上の考察が示すことについてまとめてみよう。私たちはトラウマケースに「重ね着」される可能性として，発達障害，パーソナリティ障害，気分障害，解離傾向などを見た。これらの多くが，早期のトラウマの深刻さと生来の気質の組み合わせから成り立っているという事実も理解した。

単純化して考えるならば，トラウマケースはその「重ね着」の状態が深刻になるほどに難治例として私たちに立ち現れるということが一般に言えるだろう。極端な場合には ASD 傾向や BP を有し，抑うつ傾向や解離傾向を併せ持ち，なおかつ現在進行形でトラウマ状況にあるケースが最も難治ということになる。あるいはさらに正確に言えば，そのような「重ね着」状態を理解することなく，それらに対する治療的な関わりを怠ることで，さらにそのトラウマケースは難治例とされるということになろう。ひとつ問われるべきなのはこれらの問題をどれだけ「重ね着」するかがトラウマケースの難治性の実態なのだろうかということである。残念ながらその問題について包括的に論じたものを寡聞にして知らない。

ここからは私見を述べさせていただく。私たちはおそらくトラウマ難治例に関して，大きく分けて二つの種類の「重ね着」状態を見ているのではないだろうかと考える。一つは BP を備えたタイプであり，それはおそらく必然的に ASD 傾向を併せ持つであろう。他者をよそ者と見なしてしまうという BP の傾向は，ASD による「相互の対人的情緒的関係の欠落」により，さらに深刻な問題を呈するはずだからである。そしてこのタイプは，いわば外部に敵を見出し，感情を外に向ける傾向があるという意味では，外在化タイプの難治例と呼ぶことができよう。

他方では，解離の病理が抑うつと結びつくことによる難治例にもしばしば遭遇する。私が日常的に出会う多くの解離のケースから感じるのは，彼らが最も難治になるのは，抑うつによるひきこもりの場合である。それらの多くのケースが回復に向かえないさらなる原因は，抑うつ症状により社会機能が低下して自宅から出られないことで，援助者やパートナーとの出会いの機会ももてないことであろう。こちらのほうは，いわば内在化タイプの難治例と言えよう。

もちろんこの両者の併存状態，例えば解離性障害においてBPやASD傾向が併存する場合もあろうが，解離性障害を有する傾向の人たちの常として，他人の気持ちをわかりすぎる，という問題があり，それはASDやBPとはむしろ反対の傾向と言えるのである。

これらのタイプに大まかに分類することの意味は小さくないだろう。一般に外在化タイプの場合には，MBT（mentalization-based treatment）[28]などのアプローチが意味をもつであろう。内在化タイプの場合には暴露療法はあまり適さないという方針はおおむね妥当と言える。むしろ支持的なカウンセリングや抗うつ剤による治療が大切である。

しかしいずれのタイプでも重要なのは，現在の生活でのトラウマへの暴露や対人間のストレスに注意を払うことである。現在進行形のトラウマは内在化タイプでも外在化タイプでもそのトラウマケースを難治にすることは疑いない。

文　献

1）岡野憲一郎：初回面接．滋賀心理臨床セミナー「アセスメント・導入・初期プロセス，滋賀県草津，2019年5月12日．

2）衣笠隆幸：境界性パーソナリティ障害と発達障害：「重ね着症候群」について—治療的アプローチの違い—．精神科治療学，19；693-699，2004.

3）衣笠隆幸，池田正国，世木田久美ほか：重ね着症候群とスキゾイドパーソナリティ障害—重ね着症候群の概念と診断について—．精神経誌，109；36-44，2007.

4）Frances, A.：Saving Normal：An Insider's Revolt against Out-of-Control Psychiatric Diagnosis, DSM-5, Big Pharma, and the Medicalization of Ordinary Life. William Morrow Paperbacks, Reprint edition, 2013,（大野裕監修，青木創訳：正常を救え．講談社，東京，2014.）

5）Cooper, R.：Diagnosing the Diagnostic and Statistical Manual of Mental Disorders. Routledge, London, 2014.（植野仙経，村井俊哉訳：DSM-5を診

断する．日本評論社，東京，2015.）
6）十一元三：自閉スペクトラム症の意義と問題点．村井俊哉，村松太郎編：精神医学の基盤［3］精神医学におけるスペクトラムの思想，学樹書院，p.140−147，東京，2016.
7）岡野憲一郎：発達障害と心理療法．臨床心理事例研究，41；15−23，2014.
8）World Health Organization : ICD−11 for Mortality and Morbidity Statistics, 2018.
9）American Psychiatric Association : Diagnostic and Statistical Manual of Mental Disorders, 5th ed.（DSM−5）. American Psychiatric Publishing, Arlington, VA, 2003.（日本精神神経学会訳：DSM−5 精神疾患の診断・統計マニュアル．医学書院，東京，2014.
10）Gabbard, G.O. : Psychodynamic Psychiatry in Clinical Practice, 5th ed. American Psychiatric Association Publishing. Washington, D.C., 2013.（奥寺崇，権成鉉，白波瀬丈一郎訳：精神力動的精神医学【第5版】―その臨床実践―．岩崎学術出版社，東京，2019.）
11）Zanarini, M.C. and Frankenburg, F.R. : The essential nature of borderline psychopathology. J. Pers. Disord., 21 ; 518−535, 2007.
12）Fonagy, P. and Target, M. : Playing with reality Ⅲ : The persistence of dual psychic reality in borderline patients. Int. J. Psychoanal., 81 ; 853−874, 2000.
13）Yalch, M.M., Hopwood, C.J. nad Zanarini, M.C. : Hyperbolic Temperament as a Distinguishing Feature Between Borderline Personality Disorder and Mood Dysregulation. In : (eds.), Choi−Kain, L.W. and Gunderson, J.G., Bipolar Illness Versus Borderline Personality : Red Skies Versus Red Apples, p.119−132, Springer, New York, 2015.
14）Hopwood, C.J. and Zanarini, M.C. : Hyperbolic temperament and borderline personality disorder. Personality and Mental Health, 6 ; 22−32, 2012.
15）Breslau, N., Davis, G.C., Peterson, E.L. et al. : Psychiatric sequelae of posttraumatic stress disorder in women. Arch. Gen. Psychiatry, 54 ; 81−87, 1997.
16）Kessler, R.C., Sonnega, A., Bromet, E. et al. : Posttraumatic stress disorder in the National Comorbidity Survey. Arch. Gen. Psychiatry, 52 ; 1048−1060, 1995.
17）Flory, J.D. and Yehuda, R. : Comorbidity between post−traumatic stress disorder and major depressive disorder : Alternative explanations and treatment considerations, Dialogues Clin. Neurosci., 17 ; 141−150, 2015.
18）Wolf, E.J., Miller, M.W., Krueger, R.F. et al. : Posttraumatic stress disorder and the genetic structure of comorbidity. J. Abn. Psychol., 119 ; 320−330, 2010.

19) Hovens, J.G., Giltay, E.J., Wiersma, J.E. et al. : Impact of childhood life events and trauma on the course of depressive and anxiety disorders. Acta Psychiatr. Scand., 126 ; 198-207, 2012.
20) Porges, W.S. : The Polyvagal Theory. W.W. Norton & Company, New York, 2011.
21) Lanius, R.A., Brand, B., Vermetten, E. et al. : The dissociative subtype of posttraumatic stress disorder : Rationale, clinical and neurobiological evidence, and implications. Depress. Anxiety, 29 ; 1-8, 2012.
22) Lanius, R.A., Vermetten, E., Loewenstein, R.J. et al. : Emotion modulation in PTSD : Clinical and neurobiological evidence for a dissociative subtype. Am. J. Psychiatry, 167 ; 640-647, 2010.
23) Eidhof, M.B., June ter Heide, F.J., van Der Aa, N. et al. : The dissociative subtype of PTSD interview (DSP-I) : Development and psychometric properties. J. Trauma Dissociation, 20 ; 564-581, 2019.
24) Boyd, J.E., Protopopescu, A., O'Connor, C. et al. : Dissociative symptoms mediate the relation between PTSD symptoms and functional impairment in a sample of military members, veterans, and first responders with PTSD. Eur. J. Psychotraumatol., 9 ; 1463794, 2018.
25) Blevins, C.A., Weathers, F.W., Davis, M.T. et al. : The posttraumatic stress disorder checklist for DSM-5 (PCL-5) : Development and initial psychometric evaluation. J. Trauma. Stress, 28 ; 489-498, 2015.
26) Blevins, C.A., Weathers, F.W. and Witte, T.K. : Dissociation and posttraumatic stress disorder : A latent profile analysis. J. Trauma. Stress, 27 ; 388-396, 2014.
27) Hagenaars, M.A., van Minnen, A. and Hoogduin, K.A.L. : The impact of dissociation and depression on the efficacy of prolonged exposure treatment for PTSD. Behav. Res. Ther., 48 ; 19-27, 2010.
28) Bateman, A.W. and Fonagy, P. : Mechanism of change in mentalization based treatment of borderline personality disorder. J. Clin. Psychol., 62 ; 411-430, 2006.

● 各 論 ⑤

EMDRにおけるアセスメント

市井 雅哉

Ⅰ．EMDRという治療法

1．はじめに

EMDRは1989年に米国の心理学者Shapiroによって発表されたトラウマ記憶を処理できる治療法である[1)]。2013年WHO[2)]が，2018年にはISTSS（国際トラウマティックストレス学会）[3)]が，子ども・思春期・成人のPTSDに有効な心理療法として推薦している。1989年発表当初はEMDとして，眼球運動による脱感作法と名づけられ，眼球運動がリラックスを導き，苦痛が脱感作されると考えられていたが，1991年頃から，名前に「再処理」が加わった。「再処理」とは処理過程を再開するという意味であるが，これを理解していただくためには適応的情報処理というモデルについて説明する必要があろう。

2．適応的情報処理

適応的情報処理とは，1）人はそもそも否定的な記憶を処理する能力をもっている，しかし，2）その能力が記憶の種類やそのときの人の状態によって，阻害されてうまく処理できないことがある，3）EMDRで用いるような両側性刺激を加えると，阻害されていた処理能力が再び働き処理が起こる，という3つの原則がセットにされたものである。この3）の部分が再処理に当たるわけであるが，この3つの原則をより詳細に見ていく。

1）通常の否定的な出来事に対しては，その経験の直後からその記憶に働きかけることが，意識しなくても行われる。例えば，その出来事について反芻して，原因を考え，不可抗力か，自身のせいか，相手の問題か，過剰な反応か，対処法が正しかったのか間違っていたのかを検証したり，友人や家族に話を聞いてもらい，意見を聞いたり，労ってもらったり，日記に書いて，客観的に冷静に考えたり，夢を見たり，いったん考えるのをやめて保留にしたり，などと多彩な方法で処理を試みる。そして，処理が進むと，どうでもいいことに変わったり，そこからむしろ教訓を得たりする。この最終的な状態を適応的解決とEMDRでは呼んでいる。このような情報の処理能力を我々の脳は備えている。これが，生来の脳の力，自己治癒力である。身体的な自己治癒力と同様の力と考えられている[4)]。

2）しかし，いわゆるトラウマと言われる出来事は，このような自然な処理過程に乗ってこない。「通常の状況では，19野（ブロードマンの脳マップ）で認識された画像は他の脳領域に迅速に拡散し，目にしたものの意味が解釈される（訳書p.81）[5)]」のに対して，「圧倒的なトラウマ体験は，ばらばらになり，断片化する（訳書p.111）[5)]」。嫌でも浮かんでくる光景が，悪夢やフラッシュバックとして戻ってきて，出来事から長い年月が経っていても，語るためのブローカ野が不活発になり，視覚野の19野が活性化し，今体験するかのように反応する[5)]。このように，トラウマ記憶が通常の情報処理と異なる形で脳に貯蔵されるために，自己治癒の力が阻害され，侵入思考，フラッシュバック，悪夢，などの症状として我々を長く苦しめる。一つ一つがそれほど強烈でなくとも，繰り返されるとやはり処理は滞る。これはCPTSDと呼ばれている。この処理が滞った状態を，Shapiroは，情報が孤立していると表現している[4)]。

3）EMDRで用いられる両側性刺激（視覚，聴覚，触覚の刺激のいずれか，もしくは複数）は，処理過程を再開させ，急速に情報を処理する。例えば，単回性トラウマによるPTSDにおいては，3セッションのEMDRで85–100％のPTSD症状の消失が報告されている[6, 7)]。その過程で，何が起こっているかのメカニズムは諸説あって，まだ，どれが優勢かの議論が続いている。ここでは紙幅の関係でこのことには深入りしないが，ワーキングメモリー仮説，定位反応仮説，REM 類似仮説，大脳半球交互作用仮説などが提案されているので，詳しくは Leeds[8] などを参照いただきたい。しかし，EM（Eye Movement：眼球運動）ありとなしを比較したメタ分析によって，EM が EMDR において重要な役割を示していることは Lee & Cuijpers により示されており[9]，EMDR の効果は Exposure で説明できるものではないことはわかっている。例えば，アナログ研究においては，水平方向の眼球運動による自伝的エピソード記憶の回復が，眼球固定に比べて優れていることが示されている[10]。Shapiro[4] は，この３つ目の原則では，孤立した情報が，適応的な情報（プラスの記憶）に結びつき，解決に導くと述べている。例えば，虐待を子ども時代に受けた成人のクライエントが，夏休みに遊びに行った祖父母宅での楽しい思い出を思い出すこともあるし，ずっと後になってからの恩師や親友との出会いや，自身の努力や成功をイメージできることもある。このように，眼球運動が連想を活発化することが示されている。EMDR においてはプラスの記憶が重要な働きを果たしていることを是非覚えておいてほしい。

Ⅱ．EMDR におけるアセスメント

1．8段階プロトコル

EMDR の標準的なプロトコルは８つの段階から成っている（**図１**）。この図では第３段階が「アセスメント」と名づけられているが，第１段階「生育歴・病歴聴取」において行われる情報収集から仮説生成，計画立案が通常の心理療法で行われるアセスメントに当たる。すなわち，クライエントの症状，主訴，生い立ちなどの全体像を把握して，ケースの概念化（見立て）や準備性の評価を行う段階と言える。さらには，第２段階の準備段階では，アセスメントから再処理（第３～７段階）という否定的記憶に焦点を当てる準備が整っていない場合には，追加の準備作業を行うこと

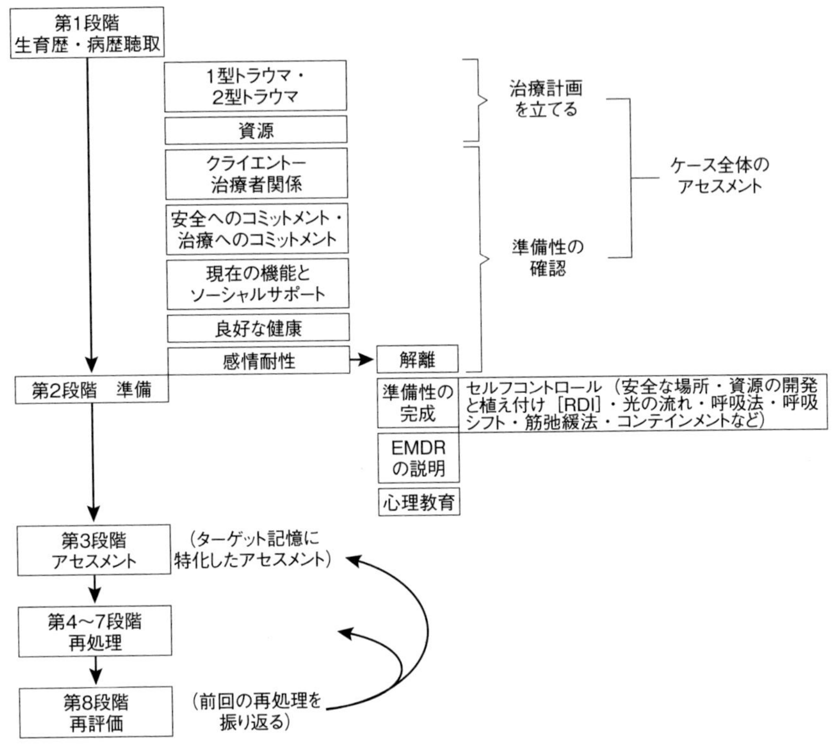

図１　EMDRにおける８段階とアセスメントの流れ

になる。もう１つ，第８段階の再評価でもアセスメントが行われ，その後の作業を決めることになる。

・第１段階でのアセスメント：主訴，生い立ち，病歴などを聞き取り，EMDRを用いることが適切かどうか，どのような順でどの記憶を取り上げるのか，EMDRの否定的記憶の処理という直面化作業を行うに当たって，準備は整っているのか，どのようなことを考慮する必要があるかを見極める際に用いるもので，治療の大きな流れを決めるものと言える。
・第２段階でのアセスメント：安全な場所（イメージを用いたリラク

ゼーション技法）などを実施する中で，クライエントの安定性を評価することができる。第1段階で準備性に懸念がある場合，ゆっくりと要件が揃うまで準備を続けることとなる。

・第3段階でのアセスメント：3つ目は，いざ取り扱うターゲット記憶が定まった際に用いるもので，その記憶についてのベースラインを「アセスメント」する。これは，脱感作段階の進行状況，終わり，植え付け段階の初め，および進行状況，終わり，ボディスキャンの初め，終わりを見定めるために用いる。具体的なアセスメントは，出来事を代表する場面の映像，それを今考えたときに出てくる否定的認知（Negative Cognition：NC），置き換わるべき肯定的認知（Positive Cognition：PC），それを信じられる程度（Validity of Cognition：VOC，1～7の7件法），映像とNCを考えて出てくる感情，その強度（Subjective Unit of Disturbance：SUDs，0～10の11件法），感じる身体感覚の場所を同定する。そこから眼球運動を加えて，再処理（脱感作，植え付け，ボディスキャン）へと進む。IES-Rをこの段階で測定しておき，治療後数週間経過した後，再度測定することで改善度合いを確認できる。

・第8段階でのアセスメント：これは，前回のEMDRによる処理を振り返り，その効果の維持を確認することになる。より改善している，維持されている，やや悪化している，全く元に戻っているなどいろいろな転帰があり得る。SUDsという数字で確認していくこととなり，問題が完全に解消されていなければ，前回の続きを行うこととなり，解消されていれば，次なるターゲット記憶へと進むこととなる（図1の2つの矢印）。

2．第1段階（生育歴・病歴聴取）におけるアセスメント

1）ターゲットを見つける

第1段階のアセスメントでは，EMDR（否定的記憶の処理）実施の可能性やその過程をおおよそ判断する（ケースの概念化）ことができるの

で，この部分は大変重要と言える。冒頭にEMDRがPTSDの治療に推奨されていると記したが，単回性のPTSDであれば，焦点を当てるべき記憶は明白であると言える。一方，EMDRはCPTSDへの効果も示されているのだが[12, 13]，この場合，丁寧に聴取段階を進めて，ターゲットとすべき記憶，その扱う順序を決め，またターゲット記憶を扱うまでにしておくべき準備についても慎重に把握しなくてはならない。

ICD–11[14]において，CPTSDが公式診断として収載されることになったが，この診断基準は「逃れることが難しかったり不可能だったりするような，長く反復的な出来事（例，拷問，隷属，長期にわたる家庭内暴力，幼児期の繰り返される性的身体的虐待）への暴露により生じる」経験をし，症状としては，PTSD症状（再体験，回避，脅威の感覚）に加えて，感情の調整不全，否定的な自己概念，関係性の障害（3つをまとめて自己組織化の障害［Disturbance of Self Organization：DSO］）を呈していることとされている。Terrは早くから，繰り返される子ども時代のトラウマをⅡ型トラウマと命名して，単一の出来事のトラウマであるⅠ型トラウマと対峙して注目していた[15]。Ⅱ型トラウマが引き起こすPTSDがCPTSDという位置づけとなる。EMDRのCPTSDへの有効性について，Royle & Kerr[16]は，TerrのTypeⅡをさらに，TypeⅡA，TypeⅡBに，さらにTypeⅡBをTypeⅡB（R）とTypeⅡB（nR）に分けて議論している。まとめると，**表1**のようになる。

Ⅰ型トラウマ：Big “T”–Traumaとも同義で，安全な場所を創造して，早めにEMDR（否定的記憶の処理）を実施できる。ただし，当初，過去や幼少期のトラウマを見つけ損なっているだけのこともあるので，丁寧な生育歴・病歴聴取は基本的に省かないほうが適当だろう[注]。

Ⅱ型以降のトラウマ：丁寧に複数のトラウマを把握するとともに資源に

注：EMDR研修は，Weekend 1とWeekend 2に分かれているが，Weekend 1のレベルはこのⅠ型トラウマが適当である。

表1　Type Ⅰ, Ⅱの区分とアプローチの違い（文献 16 より引用）

文献 4	文献 15	記述	文献 15, 17, 18	記述	文献 17	資源	資源への関係の必要性	アプローチ
"T" – trauma	Type Ⅰ	1 回きりのトラウマ（交通事故, 自然災害）					比較的早期にトラウマワークへと入っていける。	
"t" – trauma の積み重ね	Type Ⅱ	繰り返される複数のトラウマ	Type Ⅱ A	安定した背景。今のトラウマと以前のトラウマの区別が可能。				トラウマの数は比較的少ない。1 つずつのトラウマを個別に焦点化し，処理することが可能。優先順位，クラスター化。
			Type Ⅱ B	記憶により圧倒されそう。トラウマ間の区別が難しい。	Type Ⅱ B (R)	資源あり（例 1*）	資源の構築のために，治療者ークライエント関係が必須条件。	安定した背景。しかし，複数の圧倒するトラウマによりレジリエンス低下。
					Type Ⅱ B (nR)	資源なし，より早期のトラウマ（例 2*）		ゆっくり時間をかける。わかりやすいアプローチ，明確な境界，安全が基盤作りに重要

＊例 1 ：13 歳で両親と死別。養子先は冷たいおば。学校でひどいイジメに遭う。31 歳で職場での労働災害で同僚 2 名が死ぬところを目撃。パニック発作と組み合わされた否定的，困惑する感情。希死念慮。→初めは用心深い。治療者の明確な方針説明で，コミュニケーションがオープン，リラックスに。心理教育で体の変化を理解する。症状の管理ができるようになると，脱感作へ。小さい頃の資源の利用可能へ。

（解説）13 歳という年齢で両親を失い，その後の不遇を考えると Type Ⅱのトラウマであるだろう。その後成人してからの同僚の死の目撃という，大きなトラウマを経験したことで，発症に至っている。最近のトラウマの元に脆弱性があり，最近のトラウマに焦点を当てても容易に過去のトラウマにつながってしまうと考えられるので，Ⅱ A でなく，Ⅱ B と分類される。一方で，13 歳以前の両親との関係が比較的良好であった可能性が予想できる。それにより，心理教育などの対応で，治療者との関係を築いていけたと考えられ，安定した背景と言える。そこで，Type Ⅱ B（R）が妥当であるだろう。

＊例 2：子ども時代は混沌。母親は薬物依存で，食べ物なし，暖房なし，感情表出なしのネグレクトで外出。母親のパートナーはいずれも，冷酷，軽蔑的。母親のリハビリ治療中はフォスターケアを受けるが，母親は治らずに戻ることの繰り返し。愛されるとか，信じることがわからない。軍隊に入り，安定としつけを初めて体験。自尊心は低いが，軍隊環境では機能していたが，複数のトラウマ的事故があり，PTSD となって，ちょうど兵役が終了した。PTSD は診断が下りなかったが，怒り，孤立，うつから，アルコール依存で失職。→多くの退役軍人同様，メンタルヘルスに偏見があり，治療関係がなかなかできない。子ども時代の断片化した記憶が治療中に出てきた。人生に対処する肯定的なモデルについての作業が重要。安全，愛は未経験。自尊心は極めて低い。メンタルヘルスの問題を抱えたり，治療に行くことはアイデンティティに関わる問題。「弱い，軟弱，哀れ」と感じるので，実際的な事務的なアプローチが必要。治療の最後には，安全な信頼関係が築かれ，人生が向かうべき肯定的なモデルが得られた。

（解説）子ども時代は混沌で，乳児時代から，母親との関係は随伴性の経験ができていないので，無秩序型愛着と考えられ，自己の効力感，他者への信頼感がなく，その状態は長く続いた。軍隊という環境で，初めて随伴性を経験し，初めは適応していたが，感情耐性が低いので，トラウマへの暴露で，複数の感情問題や，病理的な依存となる。退役軍人のプライドもあって，治療者との関係の構築に長い年月が必要となり，Type Ⅱ B（nR）と考えられ，より長い経過を辿ったのだろう。軍隊生活は資源の候補ではあるが，最終的には解雇になるなどがあり，資源としての機能は弱い。

ついても把握する。ⅡB型と判断されたら，準備段階において，治療者－クライエント関係も含めた資源の構築に時間をかける。

生育歴を聞き取る中で，もしくは，ライフラインを書いてもらう中で，十分にプラス記憶があるのか，幼少期からマイナス記憶が積もっているのかを知ることは大事である。もし，安定した愛着があり，成人するまでの間に，学業や対人関係で成功体験が多い人の場合，自己に対しても高い自尊心をもち，少々の失敗体験ではくじけないようなレジリエンスの高さがあると考えられる。レジリエンスが高いので，こういう人はPTSR（心的外傷後ストレス反応）を示しても，もしくは，ASDを呈してもPTSDには発展しない，もしくは，PTSDになっても自然治癒の中で治っていく可能性が高い。PTSDを発症してもEMDRを適用することが非常に短期間での治療終結をもたらすことが予想できる。

一方，愛着が不安定，虐待やいじめのような長期に続くトラウマ体験があると，脆弱性を抱える。西澤[19]は，成人後のトラウマが人格の周辺部に留まり，影響も限定的なのに対して，虐待のような幼少期のトラウマでは，そのトラウマを包み込むように人格が形成され，人格全体を歪めると述べている。幼少期に我慢をして苦痛に耐えた歴史があるので，成人してからもDVのような，長期にわたるトラウマから逃げずに，受け入れてしまう。DV以前にも，自分の無力感，低い自己価値観といった歪んだ信念が下地になっている可能性についても考慮が必要だろう。Adverse Childhood Experience（ACE）Questionnaire[20]などを用いることが役に立つだろう。

こうした場合，プラスの記憶があったにしても，自己肯定感はうすく，抑うつ的で，無価値感，絶望感，希死念慮が高まる。自傷，過食嘔吐，危険な行動を行っていることも，強迫性障害や物質依存性障害に罹患していることも少なくない。こうした特徴はまさに，ICD-11に採用されたCPTSDの診断分類が当てはまる。

通常の生育歴聴取で扱うべき記憶が明らかになる場合は多いが，「漂い戻り」[21]という方法で，治療者に見えてきていない記憶を探る方法がある。

今現在焦点を当てている記憶や今の状況から，さらに遡ってその記憶と関連のある，より古い記憶を見つけ，より根っことなる，ネガティブな「養分を与える記憶」を見つける方法である。

「最近体験した（今焦点を当てている）記憶を思い出しながら，心に浮かんでくる映像，自分自身に対する否定的な信念（NC）とそれに伴う感情や身体感覚に気づいてください。そして，同じように感じた昔のときへと心を漂い戻らせてください。心に浮かんでくることに，ただ，気づいて，教えてください」と関連した記憶を探っていくのである。

記憶を扱う順番（治療計画）を決める原則は，Leeds[8] によれば，4つが挙げられている。

1．より古い記憶から始める。

2．最悪の症状から始める。

3．活性化している記憶を選択する。

4．クライエントから同意をもらえる記憶から始める。

この原則に沿って治療が進められる。

2）準備性の把握

治療効果を上げるには，さらには，第1段階で準備性を確かめ，否定的な記憶の処理を行う第3段階以降に進む前に資源や準備性が整っていないとしたら，丁寧な準備作業（第2段階）を追加していく。より土台となる準備性として，Parnell[22] は，以下の5つを挙げている。(1) クライエント－治療者関係，(2) 安全へのコミットメントと治療へのコミットメント，(3) 現在の機能とソーシャルサポート，(4) 現在の健康状態，(5) 情動耐性である（**図2**）。解離的対処はこの最後の情動耐性の低さ（耐性の窓の狭さ）の故と考えられる。

①クライエント－治療者関係

猜疑心が強く，なかなか関係ができないクライエントがいたり，治療者への信頼が揺れ動くクライエントがおり，信頼が安定するまでじっくりと時間をかける必要が出てくる場合がある。表面上は良い関係が築かれたように感じていても，これまで，従順であること，相手の顔色を窺うことで

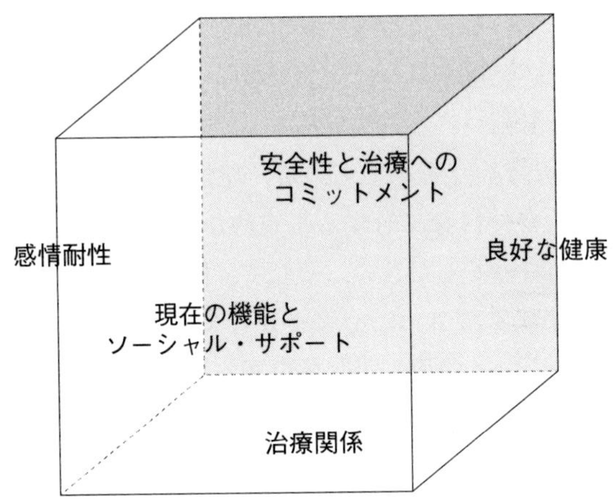

図２　準備の容器（EMDR 治療前にこれらの要素が整うこと）（文献 22 を原著本文に沿って改変）

生き延びてきたクライエントでは，我知らず，治療者に気に入られるように振る舞い，自身の過去の経験，治療中の経験を十分に伝えないこともありうる。

トラウマ記憶に立ち向かう際には，クライエント－治療者関係は大いに支えになってくれるだろう。治療者は資源の１つであり，再処理中にイメージの中で助っ人として登場することもある。

機能レベルの高いクライエントでは，数セッションで良好な関係が築かれる可能性もあるが，年単位でかかるクライエントもいるし，失敗すれば，ドロップアウトにつながることもある。

②安全へのコミットメントと治療へのコミットメント

物質乱用，自傷，自殺企図，自殺未遂，性的逸脱行動，暴力行為などには注意を要する。落ち着くまで（これらがすべてなくなることを意味しているわけではない）EMDR 処理に入らないことが賢明である。自らの意思で通って来ていることは動機づけの高さの１つの指標であるが，そうでないなら，動機づけを高める介入（EMDRの可能性を適切に伝えることを含む）から始めることが必要な場合もあるだろう。2次的疾病利得の問題があるかもしれないので，治療が成功したために失うものがないかの見当をつけておくことが必要である。

③現在の機能とソーシャルサポート

就労，安定的住居，家族・親友との関係，自助グループへの所属などをチェックする。これらはプラスの資源であり，治療を進める際の大きな支えとなってくれる。こうした分野に問題があるようなら，治療としては，記憶の処理以前に対人スキル，職業スキルの構築や福祉的な支援が必要かもしれない。

④現在の健康状態

発作，頭痛，目の問題などに注意する。心理由来の身体疾患もあり，気分の変調，性への無関心，睡眠障害，動悸などがありうるが，例えば睡眠時無呼吸，心疾患などの身体疾患を除外する必要がある。高齢かどうか，妊娠の有無も気をつけるべき要因となる。

⑤感情耐性

面接中，面接間に出てくる可能性のある強い感情への耐性がなければ治療は成功しない。Ogden, Minton & Painによれば，トラウマ体験の処理のためにとどまるべき最適な覚醒の領域があり，「耐性の窓」と言う[23]（**表2**）。これは，過覚醒と低覚醒の間に位置し，この範囲に留まれば，さまざまな強度の情動的，生理的覚醒を処理することができる。

過覚醒の場合には，交感神経の活性が過剰で，強すぎる感情（恐怖，怒りなど）を体験し，前頭前野が仲介する能力が一時的にシャットダウンし，認知統合反応の「高次モード」が反射反応の「低次モード」に置き換えられている[24]。衝動的，警戒的，侵入的なイメージ，感情，思考が浮かび，フラッシュバックが起こり，悪夢を見，高リスク行動を取る。自殺企図や物質乱用につながる場合もある。

低覚醒の場合には，副交感神経が活性化し，感情を示さず，麻痺し，認知的に解離するので，考えることができない。防衛的な反応ができず，無

表２　耐性の窓と過覚醒，低覚醒，凍りつきの関係（文献25より引用，一部改変）

交感神経優位の過覚醒（交感神経の覚醒）	凍りつき（交感神経，副交感神経の両方が活性化）
心拍数・呼吸の増加。 情動があふれ，反応的で，衝動的で，警戒的，恐怖，怒り。 侵入的なイメージ。侵入的な感情，侵入的な空回りする思考。 フラッシュバック，悪夢，ハイリスク行動。 この状態を減じるためにする行動としては，自殺企図，自傷，強迫的洗浄，アルコール乱用，オピオイド乱用。	無言，恐怖，凍った，防御反応。服従。内的な爆発。 身体は動けないが覚醒亢進。
耐性の窓（腹側迷走神経）	
適切な覚醒ゾーン，強い情動と穏やかでリラックスの状態の両方を含む，情動には耐えられ，情報は統合される。	
副交感神経優位の低覚醒（背側迷走神経）	
心拍数・呼吸の減少。 平板な感情，麻痺，「空虚」「死」。 認知的に解離した，考えられない。 崩れ落ちる，防衛反応ができない。 無力感，絶望感。 この状態を減じるためにする行動としては，自殺企図，自傷，強迫。	

トラウマ由来の自律系覚醒：交感神経系過覚醒，副交感神経系低覚醒状態が，情動的自律系調整不全を引き起こす。また，凍りついた恐怖状態で，交感神経，副交感神経の両方が極度に高まっている[24]。適切な覚醒と情動調整は相対的には稀か，維持が難しい。例としては，情動調整のために非機能的な行動がどのように利用されうるかである。それは，過覚醒の強度を下げるためであり，低覚醒状態を上げるためでもある。

力で，絶望的になる。対処として，自殺企図や自傷，強迫的になる。

凍りつきは，押し黙り，恐れおののいて，防衛反応が凍りつき，高い覚醒と生理的無動が組み合わされる（**表２**）[25]。この状態を（副交感神経の）背側迷走神経が活性化している状態との説明[26]も存在する。記憶への接続が切れてしまう。場合によっては解離し，別人格へのスイッチングが起こることもあって，当該記憶を感情的，身体的に保持しているパーツがいない状態になるので，記憶の再処理は起こらない。

3）解離

感情耐性の低いクライエントの中には，解離という対処手段を用いてストレス場面（トラウマ記憶につながりそうな引き金）に対処する者がいる。侵入思考，フラッシュバック，悪夢，引き金への過剰な反応などがあって，治療への動機づけが高まり，治療の場に身体を運ぶが，この状態では，トラウマ記憶は孤立したままで，意識は十分に向けられているとは言えない。

いざ，再処理を始めようと，その記憶に焦点を当て，イメージを思い出してもらい，感情を感じてもらい，身体感覚をよみがえらせる。語ってもらうかどうかはさておいても，距離を取ったままではうまくいかないので，意識に上らせて接近する。トラウマ記憶の孤立を解くことを試みる。

しかし，一気に耐性の窓の外に出て，副交感神経系優位の低覚醒，さらには凍りつきの解離機制が働くとこの過程は阻害される。強い感情への防御反応，生物学的な生き残り戦略で，ひどい頭痛に襲われ，考えられない。失声や失神が起こることもある。面接に行こうと考えても足が向かない。腹痛，腰痛，嘔気，過呼吸など，希死念慮，他害の恐れなどが高まり，治療者への敵意や恐れが出てくることもあって，治療からのドロップアウトにもつながり，ひきこもることも起こりうる。

したがって，治療の準備性としては解離についても把握することは必須である。あらゆる解離があってはいけないわけではないが，日常的に解離する場面が多いと，治療でトラウマ記憶を扱う際にも解離が起こり，治療が進まないことが予想できる。1つの尺度として，DES−Ⅱがあり，DES−Ⅱ得点，DES−Tで算出できる確率，さらにはDES−Ⅱの各項目での聞き取りも活用して，日常での病的な解離体験を把握する必要がある。

白川[28]は112症例の調査で子ども虐待と解離の関連を示した。無秩序・無方向型のD型アタッチメントと解離の関連も指摘されている[29]。その意味では幼少期からの親との愛着関係を捉えることも重要となる。AAI（成人愛着面接）[30] などを利用するとよいだろう。また，最初の大きなトラウマを受けた時期を問題にしている研究者もいる[31]。7歳以前では「<産まれたときの人格>はまだ完全には形成されておらず，たいていは弱すぎて<外に留まる>ことができなくなる」「心の奥底にひきこもってしまうと（中略）肉体的生存を可能にするような特徴を備えた偽の外面人格を作り出さなければならない」（文献31日本語版のp.259）。Piaget[32]の脱中心性の具体的操作期が7歳から始まることを考えると非常に興味深い境界と言えると思われるので，生育歴聴取で押さえておきたいところである。

解離があるクライエントにEMDRを用いるには，二重の意識を維持しながらターゲット記憶にアクセスできるようにすることが必要となり，解離を最小限に抑えながら，耐性の窓内に戻りながら，再処理を行うのが一つの方法となる。より解離が強いと，解離のパーツを自我状態療法などで明らかにし，再処理を行う方法もある。解離への介入については他書に譲る[33, 34]。

Ⅲ．症例[35]

クライエント（Cl）：40代男性Aさん。離婚。子どもなし。一人暮らし。無職。生活保護。

主訴：抑うつ，不眠，フラッシュバック，侵入思考。

診断：CPTSD。

家族歴：原家族は，父親，母親，2歳上の姉の4人家族。アルコールの問題がある暴力的な父親（母親へのDV。Clへの虐待：小学生の頃，お灸，逆さ吊り，縛る，裸にする，弱視を無視して野球チームに入れるなど）。DVの被害者である母親は父親の暴力には介入せず，中学生のClの体を執拗に洗う。姉はClへの虐待が始まると自室にこもった。父親はX−18年に病死。母親は本人への謝罪をし，微々たる慰謝料を毎月払い，治

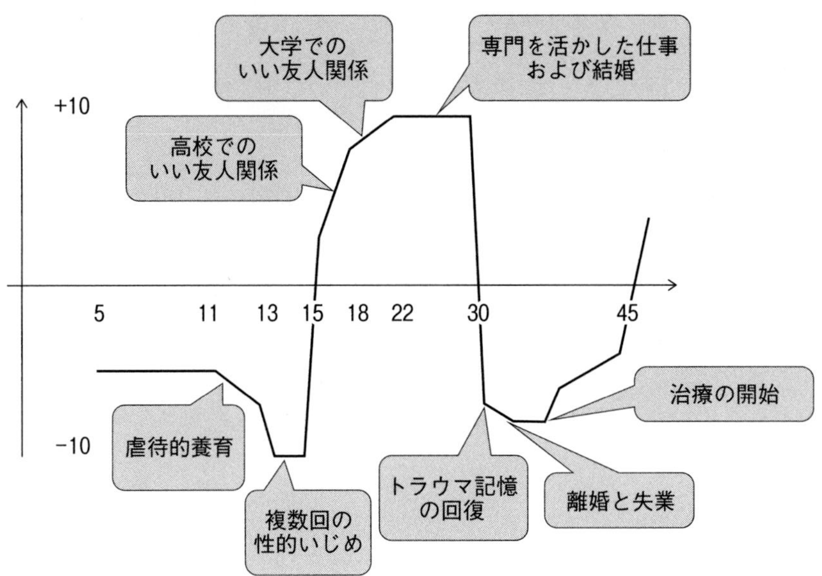

図３　症例のライフライン（トラウマ内容，トラウマの時期，思い出しての苦痛度を調べることができる）

療経過中に病死した。

生育歴・病歴（**図３**）：小学生までは厳しい父親に虐待的養育を受ける。中学時代に学校で，女子を含めた人前で裸にされたり，自慰をさせられる，他の男子の自慰を手伝わされるなどの性的いじめに遭い，１年以上被害が続く。転居後，高校時代は平穏で運動部に所属し，親友もできた。大学は親元を離れて生き生きと過ごす。大学卒業後，理系の専門知識を活かして，会社勤めをし，職場で元妻と出会い結婚。中学時代の友人の葬儀に出て，古い写真を見て解離していたいじめ被害の記憶が蘇り，不調となり精神科受診。元妻との性行為ができなくなり，また，元妻の浪費癖もあり離婚。睡眠障害，侵入思考，悪夢，フラッシュバック，抑うつ，頭痛，性器周辺の不快感，強い性衝動（幼児性愛的加害）などの症状で，仕事を退職。その後，生活保護を受給。自助グループ，人権擁護のNPO団体などに通う。

1．トラウマの評価

父親からの虐待と中学時代の強烈なイジメのⅡ型トラウマ。繰り返されているが，高校～就職，結婚時代までは充実しており，資源はあると判断してⅡB（R）と判定した。扱うトラウマには，(1) 父親からの虐待，(2) 性的ないじめ（中学時），(3) 元妻との離婚，さらには，(4) 小学校で見た原爆の映画，(5) 母親からの不適切な性的接触（中学生時），(6) 他の子どもへのいじめの目撃（小学生高学年時）なども候補として挙げられた。

2．準備性の評価

①当初から積極的な自己開示がなされていて，クライエント－治療者関係は良好と感じられた。

②自傷，自殺企図などはないが，小児への性加害が語られた。遠方まで熱心に治療に通い，十分な自己開示もなされ，治療への動機づけは高いと感じられた。

③失職，離婚，一人暮らし，生活保護の状態である。かつては専門職で長年勤めており，そうした職業技術，対人能力はある。NPO団体等で活動をし，自助グループに所属し，親友もいる。現状はやや問題ありというところだろうか？

④睡眠の不安定さ，躁的な多弁が一時的に生じることがあった。睡眠導入剤を服用しても眠れないことがあり，注意が必要であろう。

⑤解離していた記憶が蘇って，不調を起こしている。現在は解離のエピソードは見られない。やや感情の喚起は弱いように思われる。大きな問題はないと思われる。

3．その後（再処理）

②小児への性加害衝動は自身の性被害記憶を扱う中で消失した。

③については，長期に渡って問題が持続したためか，EMDRの再処理において，一旦改善しても，再発することは多かった。

④に関しては，主治医が変わり，薬の調整がうまくいって，好転した。

⑤の感情喚起の弱さから，再処理時にやや知性化が見られたが，繰り返し，記憶にアクセスをかけること，身体感覚に焦点を当てることなどで，記憶の処理は進んだ。

基本的には古い記憶から順に扱ったが，その時々の出来事による不調に依存することもあった。いじめ加害者への怒りは落ちついてきているが，失業状態が長く続いているため，社会復帰は容易とは言えない。

Ⅳ．おわりに

以上，EMDRでのアセスメントについて，特に第1段階でのアセスメント（ターゲット記憶の同定，準備性の評価）に焦点を当てて詳述した。EMDR実践家の道標となることを願っている。

文　献

1）Shapiro, F. : Efficacy of the eye movement desensitization procedure in the treatment of traumatic memories. J. Trauma. Stress, 2 ; 199–223, 1989.

2）WHO : Guidelines for the Management of Conditions Specifically Related to Stress, 2013.（https://apps.who.int/iris/bitstream/handle/10665/85119/9789241505406_eng.pdf）

3）ISTSS（https://istss.org/getattachment/Treating-Trauma/New-ISTSS-Prevention-and-Treatment-Guidelines/ISTSS_PreventionTreatmentGuidelines_FNL.pdf.aspx）（2020年5月11日参照）

4）Shapiro, F. : Eye Movement Desensitization and Reprocessing : Basic Principles, Protocols, and Procedures, 2nd ed. Guilford Press, New York, 1995/2001.（市井雅哉監訳：EMDR―外傷記憶を処理する心理療法―．二瓶社，大阪，2004.）

5）van der Kolk, B.A. : The Body Keeps the Score : Brain, Mind, and Body in the Healing of Trauma. Penguin Random House, New York, 2014.（柴田裕之訳：身体はトラウマを記録する―脳・心・体のつながりと回復のための手法―．紀伊国屋書店，東京，2016.）

6）Wilson, S.A., Becker, L.A. and Tinker, R.H. : Eye movement desensitization and reprocessing（EMDR）treatment for psychologically traumatized individuals. J. Consult. Clin. Psychol., 63 ; 928-937, 1995.

7）Wilson, S.A., Becker, L.A. and Tinker, R.H. : Fifteen-month follow-up of eye movement desensitization and reprocessing（EMDR）treatment for posttraumatic stress disorder and psychological trauma. J. Consult. Clin. Psychol., 65 ; 1047-1056, 1997.

8）Leeds, A.M. : A Guide to the Standard EMDR Therapy Protocols for Clinicians, Supervisers, and Consultants. 2nd ed. Springer, New York, 2016.（太田茂之，市井雅哉監訳：EMDR 標準プロトコル実践ガイドブック―臨床家，スーパーバイザー，コンサルタントのために―．誠信書房，東京，2019.）

9）Lee, C.W. and Cuijpers, P. : A meta-analysis of the contribution of eye movements in processing emotional memories. J. Behav. Ther. Exp. Psychiatry, 44 ; 231-239, 2013.

10）Parker, T.J., Page, A.C., and Hooke, G.R. : The influence of individual, group, and relative self-esteem on outcome for patients undergoing group cognitive-behavioural therapy treatment. Br. J. Clin. Psychol., 52 ; 450-463, 2013.

11）Asukai, A., Kato, H., Kawamura, N. et al. : Reliability and validity of the Japanese-language version of the impact of event scale-revised（IES-R-J）: Four studies of different traumatic events. J. Nerv. Ment. Dis., 190 ; 175-182, 2002.

12）Korn, D. : EMDR and the treatment of Complex PTSD. J. EMDR Pract. Res., 3 ; 264-278, 2009.

13）de Jongh, A., Bicanicet, I., Matthijssen, S. et al. : The Current Status of EMDR Therapy Involving the Treatment of Complex Posttraumatic Stress Disorder. J. EMDR Pract. Res., 13 ; 284-290, 2019.

14）WHO : ICD-11 Mortality and Morbidity Statistics. 6B41 Complex post traumatic stress disorder, 2019.（https://icd.who.int/ct11/icd11_mms/en/release）

15）Terr, L. : Unchained Memories. True Stories Of Traumatic Memories : Lost and Found. Basic Books, New York, 1994.

16）Royle, L. and Kerr, C. : Integrating EMDR Into Your Practice. Springer, New York, 2010.

17）Rothschild, B. : The body remembers : The psychophysiology of trauma

and trauma treatment. Norton, New York, 2000.
18）Shore, A. : The experience-dependent maturation of a regulatory system in the orbital pre-frontal cortex and the origin of developmental psychopathology. Development and Psychopathology, 8 ; 59-87, 1996.
19）西澤哲：子どものトラウマ．講談社，東京，1997.
20）松浦直己，岩坂英巳：不登校リカバリー群の心理・発達的特性—不登校経験者に関する準備的研究—．奈良教育大学教育実践総合センター研究紀要，20；73-78，2011.
21）Browning, C. : Floatback and float forward : Techniques for linking past, present and future. EMDRIA Newsletter, 4 ; 12, 34, 1999.
22）Parnell, L.A. : Therapist's Guide to EMDR : Tool and Techniques for Successful Treatment. W.W. Norton, New York, 2006.
23）Ogden, P., Minton, K. and Pain, C. : Trauma and the Body : A Sensorimotor Approach to Psychotherapy. Norton, New York, 2006.（日本ハコミ研究所訳：トラウマと身体—センサリーモーター・サイコセラピー（SP）の理論と実践—．星和書店，東京，2012.）
24）Siegel, D. : The Developing Mind. Guilford Press, New York, 1999.
25）Corrigan, F., Fisher, J.J. and Nutt, D.J. : Autonomic dysregulation and the window of tolerance model of the effects of complex emotional trauma. J. Psychopharmacol., 25 ; 17-25, 2011.
26）Porges, S.W. : The Polyvagal Theory : Neurophysiological Foundations of Emotions, Attachment, Communication and Self-regulation. W.W. Norton, New York, 2011.
27）田辺肇：解離性体験と心的外傷体験との関連—日本版 DES（Dissociative Experience Scale）の構成概念妥当性の検討—．催眠学研究，39；58-67，1994.
28）白川美也子：歴史とトラウマと解離．森茂起編：埋葬と亡霊—トラウマ概念の再吟味—，人文書院，東京，p.3866，2005.
29）Liotti, G. : A model of dissociation based on attachment theory and research. J. Trauma Dissociation, 7；55-73，2006.
30）上野永子：Adult Attachment Interview の臨床への適用とその展望．人文論究，59；164-180，2010.
31）Allison, R. and Schwarz, T. : Minds in Many Pieces, The Making of a Very Special Doctor. Wade Publishers, Rawson, 1980.（藤田真利子訳：「私」が私でない人たち．作品社，東京，1997.）
32）Piaget, J. : La Psychologie de L'Intelligence. 波多野完治，滝沢武久訳：知能の心理学，みすず書房，東京，1980.
33）Knipe, J. : EMDR Toolbox : Theory and Treatment of Complex PTSD and Dissociation. Springer, New York, 2014.（菊池安希子，大澤智子訳：EMDR

ツールボックス―複雑性 PTSD と解離の理論と治療―．星和書店，東京，2019.）
34）Forgash, C.（日本 EMDR 学会編）：EMDR による解離性障害・複雑性 PTSD の治療―キャロル・フォーガッシュ講義録―．二瓶社，東京，2014.
35）市井雅哉：エッセイ―EMDR―．精神療法，45；371–372，2019.

● 各 論 ⑥

ナラティヴ・エクスポージャー・セラピー施行における アセスメント

荒川 和歌子　　森 茂起

I．はじめに

本稿では，ナラティヴ・エクスポージャー・セラピー（以下 NET）施行におけるアセスメントについて，NET 施行前，施行中，施行後に分けて論じる。なお，NET は医療領域だけでなくその他の領域，例えば福祉領域においても用いられることが多いことから，医療領域での患者を含め NET を受ける者を「クライエント（以下 Cl)」，NET を実施する治療者を「セラピスト（以下 Th)」と表記する。

まず NET 施行前のアセスメントについては，NET に限らずどのようなトラウマセラピーを施行するにせよ，押さえておくべきポイントや重要な点は共通していると思われる。そのため，他の章とも共通した記述が多くなるであろうことを初めにお断りしておく。そのうえで，特に NET の導入を念頭に置いた際のアセスメントについて論じる。ここでのアセスメントは，Cl の状態・症状評価，NET の適応や Cl の治療意欲の検討が主となる。次に NET 施行中のアセスメントには，Cl の人生史そのものの理解と評価，NET 施行中の Cl の状態・症状，およびその変化の評価，NET の進捗状況の検討が含まれる。特に NET がうまく進んでいないと思われる場合，難局をどう理解し，どのように乗り越えるかが非常に重要である。最後に NET 施行後のアセスメントには，Cl の状態・症状，およびその変化の評価，NET 施行を通して得られたもの，今後に残された課題についての検討が含まれる。

Ⅱ．NET 施行前のアセスメント

1．トラウマセラピー導入の大前提

NET に限らずどのようなトラウマセラピーの導入を検討するにせよ大前提となるのは，Cl が現在，心身の安全が確保された環境にあるということである。そうでない場合，例えば今現在もまさに被害が続いているような状況では，いかなるトラウマセラピーもその治療効果を発揮することは困難である。このような場合，まずはケースワークや環境調整などが優先される。

また実施する側，Th の状況がいかなるものであるかも重要である。エクスポージャー法の一形態である NET では，治療は“Cl の回避”との闘いとなることも多く，テキスト[1)] では“Th 自身の回避”が治療の大きな妨げになる可能性について論じられている。エクスポージャー法では，不完全なエクスポージャーは効果に乏しいだけでなく，逆に Cl の不安や恐怖を増大させ，むしろ症状・状態を悪化させる可能性すらある。Th は自身が NET の治療原理について心から納得できているのか，Cl の外傷的な語りを継続して聞き取る用意はあるのか，NET を進めるうえで難局に遭遇した場合どのようにそれを乗り切る見込みがあるのか，同僚や上司などを含め所属施設全体としての協力やサポートは得られるのか，また，スーパーヴィジョンなど外部のサポート体制は利用可能かなどについて検討する必要がある。この意味で，Th 自身や治療環境についてのアセスメントも治療の前提として重要である。NET を含め，トラウマセラピーを実施する状況にないと判断した場合には，しかるべき機関へのリファー（紹介）を検討すべきであろう。

2．Cl の状態・症状評価

Cl と出会い，まずは主訴や現在の困りごと，生活史を聞き取ることになる。ここでのアセスメント手順は，例えば病院など医療領域で行われる場合と，例えば児童養護施設など福祉領域で行われる場合とで異なってくると思われる。そのため以下には，NET 導入を念頭に置いたアセスメントの際にポイントとなると思われる事項を列挙し解説する。

1）現実吟味能力

本人からの聞き取りにせよ心理検査の実施にせよ，アセスメントにおいて Cl の現実吟味能力の問題はまず初めに検討されるべきである。例えば明らかな精神病状態が認められる場合，外傷体験にまつわるアセスメント自体が非常に侵襲的になり，本人の精神状態を脅かしかねない。また，外傷体験そのものが妄想的症状の産物である場合もある。このようなケースにおいては，NET に限らずどのようなトラウマセラピーも禁忌であると考えてよいと思われる。

2）外傷体験の数や質

NET では逆境体験を含めた人生史全体を取り上げていくのであるが，この事前のアセスメントの段階で，ある程度 Cl の外傷体験の数や質，その複雑性について聞き取っておく。例えば，幼少期から逆境的な環境に置かれていたのか，あるいはある年齢までは健全な環境に置かれていたのか。Cl 自身が外傷体験として挙げる事柄は何か，そこに死別など喪失体験は含まれているのかも重要である。外傷体験の性質が次の 3）で述べる PTSD の診断基準（基準 A）に該当するのかどうかも検討する。また，外傷体験は「語りえない性質」を持ち合わせていることが特徴であるので[1)]，Cl が実際には非常に重要な外傷体験をこの段階では語りえない，さらにはそのことに Cl 自身も気づいていない可能性もあることを，Th は知っておく必要がある。事前のアセスメントで知りうる体験は部分的である可能性を常に想定しておくほうがよい。

NET は PTSD の治療のために開発された技法だが，「自伝的記憶」を構成する未整理な体験を幅広く扱うことが可能であり，Complex−PTSD

（以下，CPTSD）にも有効である。EMDRの開発者Shapiro[2]のいうスモールtも治療的対応の対象となる。こうした，幅広いトラウマ的事象を簡便にアセスメントするツールは今のところ存在しない。次の3）で述べるCAPSに含まれるライフイベンツ・チェックリスト（LEC）は，PTSDの基準Aに相当する出来事に対応しているが，家庭内の逆境体験のすべてを含まない。家庭内環境をチェックする逆境体験尺度（ACE）には，逆に自然災害，事故など，あるいは家庭外の暴力などが含まれない。ACEを参照する場合，より幅広い事象を網羅しているACE–IQ（WHO：https://www.who.int/violence_injury_prevention/violence/activities/adverse_childhood_experiences/en/）の考え方を取り入れ，家庭外の性被害，いじめ，地域社会での暴力などを，それらの目撃体験とともに含むべきである。要するに，**NETで整理する価値のある体験について幅広くその存在を見積もる**という姿勢が有効である。そうした姿勢は，NETの実践経験を重ねるにつれ獲得できるだろう。

3）PTSDの診断基準を満たすか

PTSD診断は米国精神医学会によるDSM–5[3]に準拠して行われることが多い。ここではその診断基準を詳しく取り上げることはしないが，Clの外傷体験の内容や現在の症状を診断基準A～Gに照らし合わせて検討する必要がある。基準Aに該当する体験として，実際に重傷を負う，死亡や重傷の脅威に直面する，性暴力被害に遭う，またこれらを間接的に体験することなどが規定されている。さらに侵入症状の存在（基準B），回避症状の存在（基準C），認知と気分の陰性変化（基準D），過覚醒症状の存在（基準E）についても評価する。これらは「PTSDの4大症状」と呼ばれることもある。その他，DSM–5では，次の4）で述べる解離症状の評価が重視された。PTSD診断のためのより客観的なアセスメント方略として，CAPS–5やIES–Rがある。これらの検査の詳細については本書ツール①「CAPSとIES–R他のアセスメントツール」（飛鳥井望）を参照していただきたいが，CAPS–5はDSM–5の診断基準を網羅しており，そのLECは2）で述べたように外傷体験の数や質，その複雑さの程度を評価するのにも役立つ。またIES–RはClの状態を全体的に捉えるために有用であり，Cl本人へのフィードバックや心理教育にも用いやすい。

さらに，PTSD診断に関して言及しておきたいのは，ICD–11で導入されたCPTSDの概念である。こちらの詳細については本書各論②「複雑性PTSDのアセスメント」（大江美佐里）を参照していただきたいが，この概念はこれまでの「複雑性PTSD」[4]の概念と同時に，NETの適応を検討するうえで重要であると考える。テキスト[1]には，NETの有効性はPTSDの診断基準を満たす患者において実証されていることと同時に，NETが「いくつもの外傷的出来事を体験しており，最悪の出来事を治療前に同定できない」場合を想定していることが明記されている。複雑性PTSDについても記述され，改訂版テキスト[5]では記述が拡張されている。NETはいわゆる「複雑性PTSD」やCPTSDへの対応を念頭に置いた技法であると考えられる。もちろんこの2つの概念にも差異があり，特にCPTSDは「複雑なのは出来事ではなく，症状である」と説明されているが（本書各論②「複雑性PTSDのアセスメント」［大江美佐里］），Clが治療前にすべての外傷体験を語り得るわけではないと考えられる以上，事前のアセスメントにおいて複雑性PTSDやCPTSDを視野に入れておくことは重要であると思われる。CPTSDではICD–11におけるPTSDの診断基準に加えて，感情調整における問題，自己信念における問題（例えば，自己に対する持続的な否定的認知），対人関係における問題が認められることが診断基準となっている[6]。Clの症状をこれらの点からも検討しておく必要がある。

4）解離

解離症状はその程度の差はあれ，トラウマ関連疾患のほとんどのClに認められる。NETを導入するうえで問題となってくるのは，より重度の解離性障害（例えば解離性同一性障害）を有する場合など，語られるべき人生史の大部分の記憶の欠落が認められるケース，および現在のClの状態として継続した語りが困難なケースであろう。こうしたケースでは解離性障害の治療が優先されるかもしれない。一方で，人生史の一部の記憶が曖昧であったり，重要なトラウマの記憶がNET開始前には想起されない（これは後に明らかになることであるが）のはよくあることであり，このような場合にはむしろNETがより有用であるともいえる。NETがその失われた記憶を想起するための方法ではないことは言うまでもないが，時系列に沿って丁寧に自分史を語りつないでいくことによって，自然にそういった記憶が思い出され語られることが非常に多いからである。また，語りの最中に認められる解離症状については，治療上の難局の一つであると考えられるが，現在の感覚に頻繁に戻すことを含めグラウンディングのテクニックを用いることで対処できることも多い。いずれにせよNET導入前に，Clに認められる解離症状とその程度についてアセスメントしておく必要がある。客観的なアセスメント方略として，DES（本書ツール②「DESおよびその周辺の病的解離性の評定尺度」［田辺肇］）がある。

解離の程度が高い場合，NETによる解離の急速な軽減が生活上の困難をもたらす可能性にも留意しなければならない。解離には，異常な事態における生き延び方略という側面があるからである。意識のshut downは恐怖などの苦痛を弱めることを可能にするが，苦痛に対してshut downを用いて対処することが継続することで――特に人間関係上の――ストレスフルな環境において解離が頻繁に用いられている場合がある。そのような場合に，解離が軽減されると，ストレスフルな環境に無防備にさらされる結果をもたらし，「生きづらさ」を増大させる恐れがある。したがって，解離をアセスメントする際，解離の程度だけでなく，クライエントの適応状態に解離がどの程度役立っているかを評価する必要がある。役立っていると考えられる程度に応じ，「ストレスフルな環境」の改善（家族関係の調整等）とともに，「適応的ストレスコーピング」「対人関係スキル」の向上の必要性の認識と，その向上に向けた対策が必要である。

5）併存疾患・パーソナリティ

さまざまな併存疾患もトラウマ関連疾患の多くのClに認められ，不安症，抑うつを含めた気分障害，依存症などが代表的な併存疾患と言われている[1, 5]。これらについては標準化された尺度を用いてその程度を，事前面接での聞き取りによってその経過や質をアセスメントする必要がある。場合によっては併存疾患に対する治療がトラウマセラピーの導入よりも優先されるが，その症状が「PTSD の中核症状の延長にほかならない」[1] と理解されるような場合は，むしろ NET を含めたトラウマセラピーの導入を検討することが必要であろう。NET の効果検証研究では，PTSD 以外の精神障害への有効性が検討されており[7]，マニュアルにおいても PTSD の併存疾患の軽減が視野に入れられている[5]。

また神経発達症の併存の検討も重要である。神経発達症をもつ Cl の場合，時にそのトラウマ記憶の性質や想起のされ方が特徴的である。事前面接での聞き取りによって，トラウマ記憶の性質や，記憶をどの程度語ることができるのかについてアセスメントしておくことが望ましい。それによって NET 実施上の配慮や工夫すべき点を予想することができる。まだ経験数が少ないが，数多くの体験がトラウマ的に記憶されている神経発達症者では NET による記憶の処理に困難をきたすことがあるので，他の方法を考慮する，さしあたり肯定的な記憶の語りのみを扱う，などの対応が望ましいと思われる。その他，Cl のパーソナリティや，自傷・自殺といったリスクについてのアセスメントも重要な点として挙げられる。MMPI やロールシャッハ・テストなどを用いたパーソナリティの評価（本書ツール③「心的外傷性障害におけるテストバッテリーの工夫」［青木佐奈枝］）も役に立つ。

3．NET の適応や Cl の治療意欲の検討

2 で示したポイントを踏まえた事前のアセスメントを行い，Cl に NET の適応があるのかを検討する。もちろん，Cl 自身に NET による治療への意欲があるのか否かも重要なポイントである。Cl がトラウマに焦点を当てた治療に不安や恐怖を感じることは非常に多いし，また一方で非現実的な，過大な期待を抱いていることもある。Cl の症状，NET の治療原理などについて十分な情報提供と心理教育を行い，そのうえで Cl の意思を確認して NET の導入を決める。これは多くのトラウマセラピーに共通と思

われるが，治療に伴うデメリット，つまり治療の進行に伴って一時的に感情がより不安定になったり侵入症状が増加したりするなどの可能性については，Cl に特に明確に伝えておく必要がある。

Ⅲ．NET 施行中のアセスメント

1．花と石のワークの実施

1）花と石とは

NET 導入前のアセスメントを実施し，Cl の理解と同意（インフォームド・コンセント）のもとに NET の導入が決定したら，花と石のワークの実施となる。花と石のワークは 2005 年版に基づくテキスト[1)] では主に年少者に NET を施行する際（KIDNET）の手順として紹介されているが，2011 年発行の改訂版[5)] では，すべての対象者に用いる標準的な技法になっている。さらに，NET ではない他のトラウマセラピーを導入する場合にも実施する価値は大きいと筆者は考える。それは花と石のワークこそが NET 施行におけるアセスメントの中核であり，改訂版テキスト[5)] が「NET のシンボル」と称するように，NET の特長が凝縮された手順であると言えるからである。花と石のワークは他のトラウマセラピーにはない NET ならではの手順であると同時に，強力なアセスメント手順である。

花と石のワークの手順についてはテキスト[1)] を参照していただきたいが，Cl への教示の概要は，「ロープ（あるいは紐）を生まれたときから現在までの人生のラインと見立て，そのうえに辛かった出来事を石で，よかった出来事を花で置く」といったシンプルなものである。この教示のもとに Cl は，ロープの上に人生史を視覚的に作り上げるのであるが，このワークでは個々の出来事について詳細な言葉での説明は必要とされない。むしろ，ここでの詳細な言語化は避けるべきである（後述の 3）を参照）。花と石を用いることで言語化せずにトラウマ的出来事の存在を示すことができるのがこの技法の特長である。言語化に困難や抵抗をもつ Cl にとっても非常に取り組みやすい。逆に「ここではあまり詳しく話さないでくだ

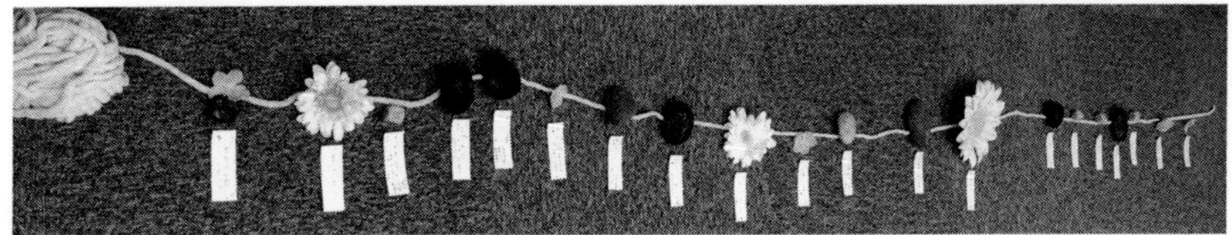

図1　花と石

さい」とThが止めているにもかかわらず，一方的に語りを進めてしまうClはこの後の語りの段階でもコントロールを失いやすいことが予測される。このようなClはセラピー中に一気に語り過ぎたり，躁的な防衛を用いたりすることが多く，セラピー後に急激な抑うつ状態に陥り自傷行為や自殺企図につながる危険もある。今後セラピーを継続していくにあたって慎重な対応が必要なClであると言える。あるClの「花と石」を**図1**に示す。

２）石，花の配置

Clが置いた石や花の数，どのような石・花を選んで置いたか，またその置き方にも非常に多くの情報が含まれている。

まず石の数は，そのClにとっての“トラウマ”の数，ありようを表している。その“トラウマ”はDSM−5によるPTSD診断の基準Aを満たすものである場合もあるし，そうでない場合もある。ThはClの診断（例えばCPTSD）や見立てと，石の数・内容を併せて考える必要がある。もしも置かれた石の数・内容と，診断や見立てとに相違があればそれ自体が重要な情報となる。例えば，CPTSDの診断でDSM−5における基準Aを満たすトラウマの存在がすでに明らかになっているにもかかわらず，それと合致する石が置かれない場合，なぜClは人生のラインにそのトラウマを表現しないのか検討する必要がある。あるいはこれまで明らかでなかったトラウマが，花と石のワークで初めて表現されることもある。こういった場合は，これまでのアセスメントから導かれていた診断・見立てを修正する必要があるだろう。

花の数やその内容は，Clがもつ資源・強みを知るうえで非常に重要である。多くの石が置かれる中に，たった一つの花が置かれることもある。そのClの人生史においても，またこれから進めていくNETにおいても，この花は困難な中での大きな希望となる可能性がある。

花も石も，それらの内容を経時的に，その人の人生史の流れの中で捉える必要がある。それぞれが単独に存在するのではなく，ある石はそれ以前の人生史の流れ（石や花）があったうえでの石である。父親からの虐待があったために男性に主張・抵抗できない傾向があり，その結果レイプ被害に遭うといった流れはしばしば見られる。複数の出来事が人生史の中でどのようなつながりをもっているかを花と石の配置からアセスメントしておくことが，後の各出来事の語りの際に役立つ。

道具として用いる花と石の（花は通常，造花を用いる）の種類はその施設によって異なるが，できるだけさまざまな大きさ，形，色などが用意されていることが望ましい。それは，あるトラウマ的出来事にどのような種類の石を用いるか，あるいはあるよかった出来事にどのような種類の花を用いるかに，Clの想いが込められていることが多いからである。以下にいくつかその例を示したい。トラウマの大きさ（苦痛の強さ）を石の大きさで表す（より苦痛の強い出来事には，より大きな石を用いる）Clは多いが，あるClは苦痛の強さを石の色で表現した。つまり，あまりにも辛かった出来事は真っ黒な石，辛かったが比較的苦痛度が低いと思われる出来事は白っぽい石という具合である。また別のClは，当時解離によって対処し苦痛を和らげていたと思われる出来事を白っぽい石で，解離が起こっていなかったと思われる出来事を黒い石で表現した。自らの解離症状とそれぞれのトラウマとの関係性をよく理解しているClならではの置き方だと感心させられた。一方，花についてもより嬉しかった・楽しかった出来事にはより大きな，より鮮やかな色の花が選択されることが多い。

もう一点，石や花の配置の仕方にもClの想いが込められている場合がある。以下にいくつかその例を示したい。あるClは自分にとって最も大きなトラウマ的出来事（それは喪失体験であったが）を表現する際に，黒い石７～８個を山のように積み上げた。いわゆるインデックス・トラウマをこのように複数の石を用いて表現したClを数名経験しているが，そのトラウマ的出来事の多くが喪失を伴うものであったと記憶している。ちなみに，ドイツの開発者は，喪失体験を石ではなくロウソクを用いて表す手法を開発していることをここで付け加えておく。また別のClは，一つ一つの石をトラウマ的出来事における登場人物に見立て，その配置によって出来事を表現した。例えば，「両親の離婚」という出来事について４つの石を用い，１つの石だけを他の３つから離して置いた。他から離れた１つの石が「家を出た母親」で，残りの石が父親と自分，および同胞だということであった。もちろんThが石で人間関係を表現するように教示したのではなく，一般的な教示の下でClが自ら この表現を選択した。このことからは，それぞれの出来事がClにとって「辛かった出来事」であるうえで，その際の人間関係のありようが大きな意味をもっているのであろうことがわかる。また，全く同時期に花と石が同時に置かれることもある。あるClは，「この時期の家の中での状態」として石を置き，同時に「同じ時期の学校での自分」として花を置いた。このような場合は，場面に応じて感情を切り替え，苦痛な感情を切り離して対処するような解離的機制が用いられていたことを表す場合が多いように思われる。

３）出来事の内容の聞き取りと進行計画の提示

Clが花と石を配置し終えたら，Thがそれぞれの出来事の概要を聞き取っていく。教示は，およそ「では，花と石がそれぞれ何か簡単に教えてください」と最初に伝えた後，最初の花（あるいは石）から，「この花は何ですか」と順に尋ねていく。１）ですでに述べたように，ここでは具体的な細部に入らず，「何時頃どこそこで交通事故にあった」程度の説明に止めることが重要である。時と場所は確認しておくことが望ましいが，すぐにわかる範囲（４，５歳ごろなど）でよい。それにもかかわらず詳細な語りが始まる場合は，ためらわずすぐに止めて，「詳しいお話は次回以降に聞きますので今日はそれで十分ですよ」といった説明で次の花ないし石に移る。一方的に語りを進めてしまうClは，この後の語りの段階でもコントロールを失いやすい。「花と石」の作業はClが人生上の出来事の概要を端的に言葉にすることができるのかをアセスメントする機会である。またこの段階で新たな石や花が置かれたり，石や花の順番が訂正されることも多い。花と石のワークを通して，Clの中ですでに人生史が整理され始めていることの表れである。あるClはワークの後半で「自分にも“歴史”があるんだとわかった。これまでのことを自分の歴史だという風に考えたことがなかった」と嬉し涙を見せた。しかし，ロープの一方の端が“まだ見ぬ未来”として固まりにしてまとめられていることについて，「でも，この固まりを見るのが怖い。まだこんな人生が続くのかと思うと恐怖を感じる」とも述べた。「NET後には，ロープの固まり＝未来に目を向けることが怖くなくなっているとよい」と話し合い，NETを進めていくことになった。

聞き取る中でThは，どの石が十分な曝露を必要とするものかを判断し，治療計画を頭の中で構築していく。一つの曝露を必要とする出来事を表す石のためには1セッションを使い，語り終えたところがセッションの区切りとなる。連続している複数の出来事を一つの石が表している場合は，2セッション以上を要する場合もある。

聞き取りとメモを終えたら，Thの考えた以後の進行計画を，紐の上で区切りを示しながらClに提示する。NETに要するセッション数と，人生史のどのあたりの語りが特に大変そうかなどについてClと共有する。ここであらためてClのインフォームド・コンセントを得ることになる。子どもの場合など，10回以下のセッションで終えることができる場合もあるが，CPTSDなど，多くのトラウマを抱える成人Clの場合，NET終了までに20セッション以上を要することも多い[8)]。

2．人生史の語り

1）誕生から物心がつく頃までの語り

花と石のワークの後は，Clと共有した語りの進行計画に沿って人生史の語りを進めていく。まずClが語り，次のセッションまでにThがその内容を文章化する。Th がいわば Cl のゴーストライターとなるようなイメージである。次のセッションの冒頭で，前回語られた内容を文章化したものを Th が Cl に読み聞かせ，誤りや付け加えたいことなどがないか確認した後，その後の語りに進む。あとはその繰り返しでセッションが進行する。

人生史の語りにはトラウマ的出来事についての語りと，それ以外の出来事（花の出来事を含む）および出来事と出来事の間をつなぐ語りが含まれることになる。さらに，NET では人生史を時系列に沿って語り進めるため，最も初めの語りは Cl が誕生した頃についての語りとなる。つまり，自分の記憶に基づいての語りではなく，養育者や周囲の人から成長後に聞いたり，成長後に知った情報に基づいての語りから始めることになる。自身が親からの被虐待者であるが，親もまたその親など（自身の祖父母など）から虐待を受けていたというような，いわゆる世代間連鎖が明らかなケースでは自身の誕生以前の状況・背景について語る Cl も多い。そのような場合も，基本的には語られた内容を時系列に沿って人生史に組み込む。ここで初めて Cl 誕生までの詳細，Cl 誕生時の環境などが明らかになる場合もある。逆に，いざ語ろうとすると自身の誕生までの背景や誕生時の様子についてあまりにも知っていることが少ないという場合もある。ネグレクトの Cl や，自身についての関心に乏しい Cl などに見られる。

2）出来事についての語り

人生史の語りの段階は，目の前の Cl の語りのありようそのもののアセスメントと，事前のアセスメントおよび花と石のワークを通したアセスメントの双方を，Th の中で照らし合わせながら進行する。つまり，語りの実施中にも常にこれまでのアセスメントの内容を確認，修正しながら進むことになる。

語りのありようそのもののアセスメントのポイントとしては，まずは，どの程度系統立った語りが可能かという点である。多くのトラウマを抱えた Cl においては，トラウマ的な出来事の内容そのもの，さらにそれらを含めた人生史全体の記憶も混乱していることが多い。ここには先に述べた，Clの解離の程度やこれまでの人生において解離がどの程度“役立って”きたのかということなどが関係してくる。解離症状を有するClにおいては，それぞれの出来事の前後関係が曖昧であったり，あるいは語りの最中に次々と記憶を想起し，花と石のワークでは置かれていなかった石の記憶が新たに現れることもある。語りが進む中で，曖昧だった出来事の前後関係や時系列が後になってはっきりすることもよくある。また，まだ経験数が少ないが，神経発達症の併存も系統的な語りを困難にする場合がある。ADHDを有するあるClは，当初思いつくままに話してしまうことが多く，時系列に沿って順を追って語ることが困難であった。普段は強く記憶を回避しているが，本人曰く「嫌な記憶ほど芋づる式に出てきてしまって」一度語り始めると一気に苦痛が強くなるため，また回避するというパターンにつながっていた。神経発達症によると考えられる困難が認められたときは，対応の再検討が必要である。

2つめのポイントとしては，Thの声掛けによって十分なエクスポージャーが可能かという点である。NETにおける語りの実施方法についてはテキスト[1)]に譲るが，NETがエクスポージャー法の一形態である以上，Ⅱ−1. で述べたように治療上十分なエクスポージャーが不可欠である。Clが自身に生じる苦痛な感覚や感情を回避するために，出来事の重要な側面ほど急いで語り終えようとすることはよくある。語りのありようを通して，そのトラウマに対するClの苦痛の強さ，回避の強さ，解離の存在などについてアセスメントすることができ，治療上もっとも重要な最悪の瞬間を見極めることもできる。また語りの中で，トラウマからの回復における阻害要因の一つと言われる非機能的認知が明らかになる場合もある。これらのポイントからClの語りのありようをアセスメントしつつ，必要であればこれまでのアセスメントを修正し，Clの自伝的記憶全体の整理を進めていく。ClとThの協働作業によって，Clの人生史のどのような部分がどのように混乱しているのかが明らかになって整理され，それがClの回復の土台となる。

Ⅳ．NET 施行後のアセスメント

NET 実施後のアセスメントは，この後の治療や継続面接の目的を共有するためにも重要である。もちろん NET を完了して治療や面接自体が終結となる場合もあるが，その際にもフォローアップ面接などで，NET という Th との協働作業を通して得られたこと，また今後の人生に対する展望，残された課題やテーマについて整理しておくとよい。具体的には，NET 施行前に実施した検査を再度 NET 施行後に実施し，結果を比較する。効果検証結果の積み上げという観点からは，NET 後 2 週間程度，3 か月後，6 か月後，1 年後の評価がなされることが望ましい。

NET 後の治療としては，筆者の経験では，NET 施行によって明確になった人生上の課題について継続面接を行ったケース，特に認知的介入を主体とした治療を導入したケース，喪失体験についてモーニングワークを継続したケースなどがある。特に，NET とその後のモーニングワークの有効性については Schaal[9] が言及している。いずれの場合にも，NET によって自らの人生史を丁寧に紡いだ経験，そこに時間と作業を共有する他者がいたこと，そして，それがしっかりと形になって今手元にあることは Cl の支えとなり，土台となっていた。ここに NET というセラピーの特長が凝縮されているのではないかと筆者は思う。

文　献

1）Schauer, M., Neuner, F. and Elbert, T. : Narrative Exposure Therapy (NET) : A Short-Term Intervention for Traumatic Stress Disorders after War, Terror, or Torture. Hogrefe & Huber Publishers, Göttingen, 2005.（森茂起監訳：ナラティヴ・エクスポージャー・セラピー―人生史を語るトラウマ治療―．金剛出版，東京，2010.）

2）Shapiro, F. : Eye Movement Desensitization and Reprocessing : Basic Principles, Protocols, and Procedures, 2nd ed. Guilford Press, New York, 1995/2001.（市井雅哉監訳：EMDR ―外傷記憶を処理する心理療法―．二瓶社，大阪，2004.）

3）American Psychiatric Association : Diagnostic and Statistical Manual of Mental Disorders (DSM-5). American Psychiatric Publication, Washington, D.C., 2013.（日本精神神経学会日本語版用語監修，大野裕，髙橋三郎監訳：DSM-5 精神疾患の診断・統計マニュアル．医学書院，東京，2014.）
4）Herman, J.L. : Trauma and Recovery. Basic Books, New York, 1992.（中井久夫訳：心的外傷と回復（増補版）．みすず書房，東京，1999.）
5）Schauer, M., Neuner, F. and Elbert, T. : Narrative Exposure Therapy : A Short-Term Treatment for Traumatic Stress Disorders, 2nd revised and expanded edition. Hogrefe Publishing, Göttingen, 2011.
6）大江美佐里：ICD-11 分類における Complex PTSD 概念について．トラウマティック・ストレス，14；56-62，2016.
7）道免逸子，森茂起：ナラティヴ・エクスポージャー・セラピーの効果に関する文献展望．トラウマティック・ストレス，14；55-66，2016.
8）森茂起：ナラティヴ・エクスポージャー・セラピー（NET）．野呂浩史編：トラウマセラピー・ケースブック―症例にまなぶトラウマケア技法―．星和書店，東京，2016.
9）Schaal, S., Elbert, T. and Neuner, F. : Narrative Exposure Therapy versus Interpersonal Psychotherapy : A Pilot Randomized Controlled Trial with Rwandan Genocide Orphans. Psychother. Psychosom., 78 ; 298-306, 2009.

ツール

①CAPS と IES−R 他のアセスメントツール

②DES およびその周辺の病的解離性の評定尺度

③心的外傷性障害におけるテストバッテリーの工夫

● ツール ①

CAPS と IES-R 他のアセスメントツール

飛鳥井 望

I．PTSD のアセスメントツール

PTSD のアセスメントツールでは，PTSD 診断基準を満たすか否かだけでなく，症状程度の定量的測定による重症度評価や症状の経時的変化の評価が可能となる。アセスメント方法は自記式質問紙法と構造化面接法に大別される。自記式質問紙法はより簡便であり，得点上で適当なカットオフを設定することができればカテゴリカルに分類することも，重症度を定量的に評価することも可能である。ただし偽陽性，偽陰性の割合が面接法に比べて大きくなりがちなことから診断の妥当性については少なからぬ問題があり，診断精度を上げることには限界がある。一方，構造化診断面接法はより正確な診断を行うことができるが，人手と経費，被面接者の負担などの問題が生じる。

本章では，筆者らが日本語版を作成し信頼性と妥当性を検証した PTSD 臨床診断面接尺度（Clinician-Administered PTSD Scale：CAPS）と，自記式質問紙の改訂出来事インパクト尺度（Impact of Event Scale-Revised：IES-R）を中心に解説する。両尺度とも心理検査法として CAPS は 1 回 480 点，IES-R は 1 回 80 点の診療報酬適用を認可されている。また他に使用可能な自記式質問紙についても紹介する。

Ⅱ．PTSD臨床診断面接尺度（CAPS）

1．CAPS−Ⅳ（DSM−Ⅳに対応した旧版）

CAPSは米国国立PTSDセンターの研究グループによって，米国精神医学会診断基準（当時DSM−Ⅲ−R）のPTSD診断基準に沿って，1990年に開発された構造化診断面接法である[1)]。以来CAPSは最も精度の高いPTSDの診断面接法として，各国の臨床研究で使用されてきた。その後，DSM−Ⅳ（1994年）基準に合わせたCAPS−DX（過去1か月の症状評価による現在診断および生涯診断）とCAPS−SX（過去1週間の症状評価）として改訂された。日本語版は飛鳥井らが作成し，CAPS−DXについて，信頼性と妥当性を検証した[2)]。

CAPSでは，外傷的出来事のチェックリストを渡し，被検者がこれまで体験したことのある出来事項目をチェックしてもらう。面接の目的に応じて，それらの出来事について訊ね，基準A（PTSD発症の契機となりうると定義された外傷的出来事）に該当する出来事であるかどうかを判断する。そのうえで，CAPS−DXでは，PTSDの現在診断として，面接前の1ヵ月間を評価対象の時期として，DSMのPTSD各症状項目について質問を進める。各質問では，まずその症状が1ヵ月の間にどれくらいの頻度で生じたかを訊ね，次いでどれくらいの強度，つまりどの程度の強さで気持ちの負担や不快な感じとなったかについて訊ねる。評価はそれぞれ5段階で行われ，質問ごとにアンカーポイントが示されている。採点結果については，頻度と強度の基準を満たす症状項目数と，頻度と強度の合計得点とが示される。PTSD症状とその持続期間（少なくとも1か月以上の持続が必要）を評価した後，症状による全体的な苦痛の程度，ならびに社会的，職業的，総合的な障害の程度を同じく5段階で評価する。したがってPTSD診断の有無だけでなく，各症状項目の得点を合計することで重症度の定量的評価も可能である。また面接者は専門医以外のコメディカルスタッフでも実施可能であるが，一定のトレーニングを必要とする。なお

CAPS–DX は面接時点より遡る 1 ヵ月間の症状評価（現在診断）と，さらに外傷的出来事後から最近までの期間の症状評価（生涯診断）が可能である。

CAPS–DX 日本語版の尺度特性の検証では，何らかのトラウマを体験した一般工場従業員 21 名，性暴力被害者を主とする心理臨床センターのクライエント 14 名，阪神淡路大震災被災者 13 名を被検者として，それぞれ 2 名の評価者（臨床心理士）が同席面接し，独立して CAPS 面接評価を行った。その結果，評価者間の PTSD 診断一致率は，κ=0.83 − 0.93 であり，十分な評価者間信頼性が確かめられた。また精神科医による精神科診断面接マニュアル（SCID）による診断との一致率は，κ=0.82 および 0.87 であり，十分な併存妥当性が確かめられた。重症度指標となる総得点（各症状項目の頻度と強度のスコアの合計）に関しても，ピアソン相関係数は 0.99 と高く，優れた評価者間信頼性が示された。また B，C，D 基準ごとの各症状項目には十分な内部一貫性が確かめられた[1)]。

2. DSM–5 における PTSD 診断基準の改訂

2013 年に発行された DSM–5 では PTSD 診断基準についていくつかの改訂がなされた[3)]。まず基準 A では，PTSD 診断に該当する外傷的出来事を，より具体的に，切迫した生命の危険，深刻な怪我の危険，性的暴力として示し，新たに災害救援者の惨事ストレスを明文化した。また死別体験の場合には暴力的ないし事故による死であることに限定した。したがって，これまで旧版の DSM–Ⅳでは外傷的出来事として含まれていた，自分や家族への生命的脅威となる病気の告知（告知された時点では切迫した死の危険に晒されているわけではない）や，暴力的死別体験にはあたらない家族や友人の突然の死への直面は，基準 A に該当する出来事には含まれないとされる。

PTSD 診断の症状基準に関しては，DSM–Ⅳでは，基準 B「再体験症状」5 項目，基準 C「回避・精神麻痺症状」7 項目，基準 D「過覚醒症状」5 項目の 3 症状カテゴリー 17 項目から構成されていたが，DSM–5 では基準B「侵入症状」5項目，基準C「回避症状」2項目，基準D「認知と気分の陰性変化」7項目，基準E「覚醒度と反応性の著しい変化」6項目の4症状カテゴリー計20項目から構成されている。PTSD診断が該当するには，基準B，C，D，Eごとに定められた項目数（B：1項目以上，C：1項目以上，D：2項目以上，E：2項目以上）を満たし，さらに1ヵ月以上の症状持続（基準F）と，顕著な苦痛感や生活上の機能障害の存在（基準G），薬物等や他の疾患の作用によらないこと（基準H）が条件となる。またDSM-5では，解離を伴うPTSDのサブタイプに含まれる症状として，「離人感」と「現実感消失」が新たに定義づけられている。

3. CAPS-5（DSM-5に対応した現行版）

DSM-5のPTSD診断に準拠したCAPS-5の日本語版も飛鳥井らにより作成されている。CAPS-5では，採点方法が旧版から大きく変更されている。具体的には，DSM-5版PTSDの基準B，C，D，Eの計20症状項目について，それぞれ強度と頻度を評価したうえで，両者を合成した重度評価として一本化し，5段階：「なし」「軽度」「中等度」「重度」「極度」で評価する方式が採られている（**図1**）。重度評価のアンカーポイントは以下の通りである。

0（全くなし）：被面接者が問題（症状／障害）を否定する，または，被面接者の回答がDSM-5の症状基準を満たさない。

1（軽度／閾値以下）：被面接者は症状の基準に合致する問題について述べるが，それは臨床的に意味があると考えるのに十分な程度に重症ではない。述べられた問題はDSM-5の症状基準を満たさない。それゆえ述べられた問題はPTSD診断のための項目には含まれない。

2（中等度／閾値レベル）：被面接者は臨床的に意味がある問題を述べる。述べられた問題はDSM-5の症状基準を満たす。それゆえ述べられた問題はPTSD診断のための項目に含まれる。述べられた問題は介入の目標となるであろう。この評価のためには，少なくとも月2回以上，また

基準 B：心的外傷的出来事の後に始まる，その心的外傷的出来事に関連した，以下のいずれか 1 つ（またはそれ以上）の侵入症状の存在：

1.（B1）心的外傷的出来事の反復的，不随意的，および侵入的で苦痛な記憶　注：6 歳を超える子どもの場合，心的外傷的出来事の主題または側面が表現された遊びを繰り返すことがある。

最近の 1 ヵ月間に，（出来事）について，思い出したくないのに思い出してしまったことはありましたか。目を覚ましている間のことで夢は含めません。 ［評価 0＝睡眠中のみならなしと評価］ どのように（出来事）を思い出してしまうのですか。 ［はっきりしない時：］（思い出したくないのに思い出すのですか，それとも意図的に（出来事）について考えているのですか） ［評価 0＝制御不能で侵入的な知覚でない限りなしと評価］ そのような記憶に，どれくらい悩まされていますか。 頭の中から追い払って他のことを考えることはできますか。 ［はっきりしない時：］（全体として，このことはどれくらいあなたの生活のさまたげとなりますか。それはどのようにですか。） ○をつける：苦痛＝　わずか　／　明らかにある　／　かなり　／　甚だしい 最近の 1 ヵ月間では，どれくらいの頻度で思い出しましたか。　回数＿＿＿＿＿ **主たる評価範囲＝苦痛の頻度／強度** 中等度＝少なくとも月 2 回／苦痛が明らかにあり，記憶を払いのけるのにある程度の困難を伴う。 重　度＝少なくとも週 2 回／かなりの苦痛，記憶を払いのけるのに顕著な困難を伴う。	0　全くなし 1　軽度／閾値以下 2　中等度／閾値レベル 3　重度／閾値を顕著に上回る 4　極度／能力を損なう

2.（B2）夢の内容と情動またはそのいずれかが心的外傷的出来事に関連している，反復的で苦痛な夢　注：子どもの場合，内容のはっきりしない恐ろしい夢のことがある。

最近の 1 ヵ月間に，（出来事）について，不快な夢をみましたか。 典型的な夢について教えてください（夢の中でどんなことがおきるのですか）。 ［はっきりしない時：］（そのような夢のために目が覚めてしまいますか） ［はいと答えたら：］（目が覚めた時はどうなりますか。もう一度眠るのに，どれくらい時間がかかりますか） ［再入眠できないと答えたら：］（何時間くらい眠れなくなりますか） そのような夢のためにどれくらい悩まされていますか。 ○をつける：苦痛＝　わずか　／　明らかにある　／　かなり　／　甚だしい 最近の 1 ヵ月間では，どれくらいの頻度でそのような夢を見ましたか。　回数＿＿＿＿＿ **主たる評価範囲＝苦痛の頻度／強度** 中等度＝少なくとも月 2 回／苦痛が明らかにあり，1 時間未満の不眠。 重　度＝少なくとも週 2 回／かなりの苦痛，1 時間以上の不眠。	0　全くなし 1　軽度／閾値以下 2　中等度／閾値レベル 3　重度／閾値を顕著に上回る 4　極度／能力を損なう

図 1　CAPS−5 日本語版質問紙抜粋

は，1ヵ月のうち20–30％に加えて，強度は少なくとも「明らかにある」が必要である。

3（重度／閾値を顕著に上回る）：被面接者は閾値を十分に上回る問題を述べる。述べられた問題は制御が困難で圧倒されてしまう。述べられた問題は明らかに介入の目標となるであろう。この評価のためには，少なくとも週2回以上，または，1ヵ月のうち50–60％に加えて，強度は少なくとも「かなり」が必要である。

4（極度／能力を損なう）：被面接者は閾値をはるかに上回る劇的な症状を述べる。述べられた問題は侵襲的で制御不能で，圧倒されてしまうものである。述べられた問題は介入の優先度が高いであろう。

重度評価が中等度以上と評価された場合に，当該の症状「あり」と判定される。さらに基準Fの症状持続期間，基準Gの苦痛や機能障害3項目（主観的苦痛，社会的機能障害，職業的またはその他重要な領域における障害）も5段階で評価する。

症状数が各基準（B：1項目以上，C：1項目以上，D：2項目以上，E：2項目以上）を満たし，それによる苦痛や機能障害のいずれかが中等度以上であり，症状の持続期間が1ヵ月以上であった場合にPTSDと診断される。またその他に解離症状2項目（離人感，現実感消失）の設問も含まれており，PTSDの解離型サブタイプの診断も可能である。

なおCAPS–5においても面接のはじめに自記式の「ライフイベンツ・チェックリスト」を用いてこれまでの外傷体験曝露の有無について訊ね，診断面接において標的とする具体的出来事を確定する（例えば，災害，事故，暴力被害，性被害，虐待など）。

CAPS–5の信頼性と妥当性に関する米国の報告[4]では，評価者間信頼性（κ=0.78－1.00），再テスト信頼性（κ=0.83），DSM–Ⅳ版による診断との併存妥当性（k=0.84），重症度の併存妥当性（k=0.83）とも満足できる結果が得られている。

なおCAPS–5の実施に際しては米国国立PTSDセンターのウェブサイ

トでe–ラーニングが可能であり，日本語版もトレーニングのための講習会が開催されている。

Ⅲ．改訂出来事インパクト尺度（IES–R）

Horowitzらにより1979年に作成されたIESの改訂版として，米国のWeissらにより開発された自記式質問紙である[5)]。旧IESは侵入症状7項目，回避症状8項目の計15項目より構成されていたが，IES–Rは過覚醒症状6項目を追加し，さらに旧版の睡眠障害を入眠困難と中途覚醒の2項目に分け，計22項目より構成されている。IES–Rは過去1週間の症状強度を5段階（0–4点）で評価する形をとっている。ただし，DSM診断基準の症状項目にすべて適合しているわけではない。したがってPTSD関連症状の補助的評価尺度に位置づけられるが，これまで国際的にも広く使用されてきた。

Asukaiら[6)]により作成されたIES–R日本語版（**図2**）は，2週後の再テスト信頼性，内部一貫性とも優れたものであった。またカットオフを設定することに原著者は批判的であるが，日本語版は24/25点をカットオフとすることで，PTSDおよび部分PTSDのスクリーニング目的の尺度としても有用と思われた。ただし陽性的中率は外傷的出来事後早期では高いが，中長期では下がり，偽陽性が多くなる（**図3**）。なお，本尺度はあくまで診断補助のためのものであり，PTSD診断に代わり得るものではない。

IES–Rはすでにわが国において，阪神淡路大震災以来のさまざまな災害による被災者，集団被害者，犯罪や性暴力による被害者，DV被害者，交通事故被害者，災害救援者（消防士，自衛官，海上保安官等）など，トラウマ体験に曝露したさまざまな集団を対象とした心的外傷性ストレスの調査の中で，実際に広く使用されてきた。臨床場面では治療経過の中で症状の推移を評価する一助ともなる。

質問紙はウェブサイトから無料ダウンロードが可能である。

IES-R　お名前＿＿＿＿＿＿＿＿＿＿　（男・女　＿＿歳）　記入日　＿＿年　＿月　＿日

下記の項目はいずれも，強いストレスを伴うような出来事にまきこまれた方々に，後になって生じることのあるものです。＿＿＿＿＿＿＿＿＿＿＿＿＿＿に関して，**本日を含む最近の1週間**では，それぞれの項目の内容について，どの程度強く悩まされましたか。あてはまる欄に○をつけてください。
（なお答に迷われた場合は，不明とせず，もっとも近いと思うものを選んでください。）

	（最近の１週間の状態についてお答えください。）	0. 全くなし	1. 少し	2. 中くらい	3. かなり	4. 非常に
1	どんなきっかけでも，そのことを思い出すと，そのときの気もちがぶりかえしてくる。					
2	睡眠の途中で目がさめてしまう。					
3	別のことをしていても，そのことが頭から離れない。					
4	イライラして，怒りっぽくなっている。					
5	そのことについて考えたり思い出すときは，なんとか気を落ちつかせるようにしている。					
6	考えるつもりはないのに，そのことを考えてしまうことがある。					
7	そのことは，実際には起きなかったとか，現実のことではなかったような気がする。					
8	そのことを思い出させるものには近よらない。					
9	そのときの場面が，いきなり頭にうかんでくる。					
10	神経が敏感になっていて，ちょっとしたことでどきっとしてしまう。					
11	そのことは考えないようにしている。					
12	そのことについては，まだいろいろな気もちがあるが，それには触れないようにしている。					
13	そのことについての感情は，マヒしたようである。					
14	気がつくと，まるでそのときにもどってしまったかのように，ふるまったり感じたりすることがある。					
15	寝つきが悪い。					
16	そのことについて，感情が強くこみあげてくることがある。					
17	そのことを何とか忘れようとしている。					
18	ものごとに集中できない。					
19	そのことを思い出すと，身体が反応して，汗ばんだり，息苦しくなったり，むかむかしたり，どきどきすることがある。					
20	そのことについての夢を見る。					
21	警戒して用心深くなっている気がする。					
22	そのことについては話さないようにしている。					

図２　IES-R

IES-R (Impact of Event Scale-Revised) 改訂出来事インパクト尺度日本語版

- Horowitz らにより1979年に作成されたIESの改訂版として、米国のWeissらにより開発された自記式質問紙である。旧IESは侵入症状7項目、回避症状8項目の計15項目より構成されているが、IES-Rは過覚醒症状6項目を追加し、さらに旧版の睡眠障害を入眠困難と中途覚醒の2項目に分け、計22項目より構成されている。
- 使用法　「教示」の空欄部分（下線部）に当該の外傷的出来事（例：地震、事件被害、事故）を記入し配布する。
- 採点法　各項目得点（0-4）を合計し、全体ないし下位尺度ごとの得点（ないし平均得点）とする。
- 原著者による下位尺度構成は次のとおりである。

侵入症状 Intrusion	(8項目)	; 1, 2, 3, 6, 9, 14, 16, 20
回避症状 Avoidance	(8項目)	; 5, 7, 8, 11, 12, 13, 17, 22
過覚醒症状 Hyperarousal	(6項目)	; 4, 10, 15, 18, 19, 21

（注：「2.中途覚醒」は他の侵入症状との相関がより高かったため侵入症状に分類され、「19.想起による身体反応」は過覚醒症状追加6項目に加えられていたものである。）

日本語版の信頼性と妥当性

- 再テスト信頼性：2 週間後の再テスト（N=114）スピアマン順位相関係数 r=.86 (p=0.0001)
- 内部一貫性（4集団：工場労働者; 阪神震災; 毒物混入事件; 地下鉄サリン事件被害者）
  Cronbach's α係数　=.92 - .95　(Total);　=.88 - .91　(Intrusion)
  =.81 - .90　(Avoidance);　= .80 - .86　(Hyperarousal)
- カットオフ　—　合計得点24 / 25　(PTSD+partial PTSDのスクリーニング目的)
  早期（毒物混入事件）　感度=.89, 特異性=.93, 陽性的中率=.80, 陰性的中率=.96
  長期（阪神淡路震災）　感度=.75, 特異性=.71, 陽性的中率=.44, 陰性的中率=.90

《ただしカットオフはあくまでスクリーニングないしは診断補助のためであり、臨床面接による診断に代わるものではない。》

IES-R 質問紙と説明書は下記サイトより無料ダウンロードできます。
・http://www.jstss.org/wp/wp-content/uploads/2014/07/IES-R 日本語版と説明書 2014.pdf
ただし許可なくウェブ上や出版物に転載することはご遠慮ください。

図３　IES−R 日本語版

Ⅳ. その他の自記式質問紙尺度

1．外傷後ストレス診断尺度（Posttraumatic Diagnostic Scale：PDS）

PDS は，DSM の PTSD 診断基準に準拠して米国の Foa らが作成した成人用の自記式質問紙であり，出来事基準と各症状基準，症状の持続期間，機能障害のそれぞれを評価し，PTSD 診断の有無を判定することができる。すでに DSM−5 に準拠した PDS に改訂されている。PDS の DSM

−Ⅳ版の日本語版は，長江ら[7]によるCAPS日本語版による判定結果を目標とした検討では，感度1.00，特異度0.98，陽性的中率60％，陰性的中率100％であった。さらにItoら[8]もPDS（DSM−Ⅳ版）の日本語版の信頼性と妥当性が優れていることをあきらかにしている。またPDSも心理検査法として医療保険適用（80点）を認められている。

2．PTSDチェックリスト（PTSD Checklist：PCL）

PCLは米国国立PTSDセンターのWeathersらにより作成され，旧版はDSM−ⅣのPTSD 17症状に対応した17項目から構成されていた。回答者は過去1カ月間の各症状の程度を5段階（1＝全くなし〜5＝極度まで）で自己評価する。PCLには対象集団に合わせた3種類の版（一般市民用，軍関係者用，特定用）がある。PCLは，合計得点によりPTSD重症度を測定できる連続尺度であるとともに，3＝中等以上のスコアをカウントすることでDSMの診断基準に沿ったカテゴリカルな診断（PTSDの有無）も可能である。

PCLの旧版は，米国を中心に広く使用かつ検証され，Suzukiら[9]による日本語版も東日本大震災後の調査で信頼性と妥当性を検討されている。なお英語版はDSM−5に準拠した20症状について評価するPCL−5に改訂されている。

3．心的外傷後ストレス障害インデックス（UCLA PTSD Reaction Index：PTSD−RI）

米国のPynoosらによって作成された，広範な種類の外傷的出来事を体験した6〜17歳の子どもを対象にしたトラウマ体験曝露歴とPTSD症状のスクリーニング尺度である[10]。子どものPTSD調査研究に最も広く使われている尺度の一つであり，項目は年齢相応の言葉で記されている。DSM基準の各症状項目について，過去1ヵ月間の症状頻度を0〜4までの5段階で訊ねるものである。なおTakadaら[11]により優れた内部一貫性と妥当性を検証されたDSM−5版の日本語版が市販されている。

文　献

1）Blake, D.D., Weathers, F.W., Nagy, L.M. et al. : The development of a clinician–administered PTSD scale. J. Traumatic Stress, 8 ; 75–90, 1995.

2）飛鳥井望，廣幡小百合，加藤寛ほか：CAPS（PTSD 臨床診断面接尺度）日本語版の尺度特性．トラウマティック・ストレス，1；47–53，2003.

3）American Psychiatric Association（日本精神神経学会日本語版用語監修，髙橋三郎，大野裕監訳）：DSM–5 精神疾患の診断・統計マニュアル．医学書院，東京，2014.

4）Weathers, F.W., Bovin, M.J., Lee, D.J. et al. : The Clinician–Administered PTSD Scale for DSM–5（CAPS–5）: Development and Initial Psychometric Evaluation in Military Veterans. Psychological Assessment, 30 ; 383–395, 2018.

5）Weiss, D.S. : The Impact of Event Scale–Revised. In :（eds）, Wilson, J.P. and Keane, T.M., Assessing Psychological Trauma and PTSD, 2nd ed. The Guilford Press, New York, p.168–189, 2004.

6）Asukai, N., Kato, H., Kawamura, N. et al. : Reliability and validity of the Japanese–language version of the Impact of Event Scale–Revised（IES–R–J）: Four studies on different traumatic events. J. Nerv. Ment. Dis., 190 ; 175–182, 2002.

7）長江信和，廣幡小百合，志村ゆずほか：日本語版外傷後ストレス診断尺度作成の試み——一般の大学生を対象とした場合の信頼性と妥当性の検討—．トラウマティック・ストレス，5；51–56，2007.

8）Itoh, M., Ujiie, Y., Nagae, N. et al. : The Japanese version of the Posttraumatic Diagnostic Scale : Validity in participants with and without traumatic experiences. Asian J. Psychiatry, 25 ; 1–5, 2017.

9）Suzuki, Y., Yabe, H., Horikoshi, N. et al. : Diagnostic accuracy of Japanese posttraumatic stress measures after a complex disaster : The Fukushima Health Management Survey. Asia Pac. Psychiatry, 2016 Aug 9.（doi : 10.1111/appy.12248）

10）Steinberg, A.M., Brymer, M.J., Kim, S. et al. : Psychometric properties of the UCLA PTSD Reaction Index : Part I. J. Trauma Stress, 26 ; 1–9, 2013.

11）Takada, S., Kameoka, S., Okuyama, M. et al. : The feasibility and psychometric properties of the UCLA PTSD Reaction Index for DSM–5 in Japanese youth : A multi–site study. Asian J. Psychiatry, 33 ; 93–98, 2018.

● ツ ー ル ②

DES およびその周辺の病的解離性の評定尺度

田辺 肇

I．解離の概念規定とその把握

症候としての解離は一般に「意識・記憶・同一性・知覚・運動（意図）・感情などの通常は統合されている心的機能（やその情報）の統合性の喪失」などとされている。しかし，広くコンセンサスの得られた明確な概念規定を欠き，論者により強調点や指示範囲も異なる[1, 2]。病理現象以外にも，催眠や瞑想時にみられる非病理的な解離や，習慣的活動の自動化や不快な事項の自覚からの排除など日常生活の中に認められる解離も注目されている。症候としての解離と非病理的な解離との連続性や質的違いについてはさまざまに論じられている[1, 3]。精神障害の分類でも DSM 体系と ICD 体系とでは，離人症や転換性症候を軸とした障害分類の扱いに相違があった。ICD 体系のように転換性の障害を解離性の障害に包摂するほうが臨床的実態に沿っているとの見解はしばしば聞かれる。身体表現性解離の提案もそれに沿ったものだ[4]。DSM−5 では解離の概念を運動制御や行動の統合性を含むよう拡張し，また ICD−11 では，離人症性の障害を解離症性障害に包摂し，より包括的な概念となっており，非器質性・心因性の病的解離の臨床の文脈では，両体系はより扱いやすいものとなったのではないだろうか。

急性ストレス反応（ASD）や PTSD においても解離が重要な役割を演

じている。特に子ども虐待（maltreatment）などの慢性・対人関係性の外傷の影響として注目される複雑性PTSDやDTD（Developmental Trauma Disorder）において解離は中心的な主題となる。逆に，解離性の障害では外傷性ストレスあるいはそれに類似した影響を与えるような生育歴的な要因が，発症の準備因やきっかけとして指摘される。解離は外傷性精神障害もしくは外傷因性の障害のスペクトラムで重要な位置を占めている[5, 6)]。外傷性と解離性の病理の連関からも，特定の解離性障害に分類されるか否かを問うよりも，解離性の病理の有無や深刻さを査定したい場合が多いだろう。

解離の尺度による査定としては，構造化面接法（Structured Clinical Interview for DSM−Ⅳ Dissociative Disorders−Revised：SCID−D−R[7)]，Dissociative Disorder Interview Schedule：DDIS[8)]）が最も信頼性があると思われるが，その理由の１つとして，面接法だからこそ得られる，対象者との直接の交流や観察に基づく情報が非常に有益である点も，こと解離の査定においては強調される必要があろう。DDISでは，身体化障害や被虐待歴を含むさまざまな外傷性－解離性の問題を査定するように組まれており，さらに作者のWebサイトにてDSM−5対応版が公開されている。これらは，診断の補助としてもさることながら，広く解離性の病理の査定という要請に応えるためにも有用なものだ。しかし，構造化面接法は，スタッフの訓練などに限界のある一般的な臨床場面ではあまり普及していない。

Ⅱ．解離性の自記式質問票による把握

解離性の病理の評価としては，ロールシャッハ法やMMPI® などを用いて，個人の総体的な人格特性を多面的に理解するアプローチも有望である[9, 10)]。幸いわが国の臨床現場ではロールシャッハ法の普及率が高く，MMPI® などとテストバッテリーを組んだ査定は，心理士に期待される一般的な業務の範囲内にある。このようなアプローチのさらなる展開が期待

される。

一方で，解離性の傾向に焦点づけた，特に自記式尺度による把握はより一般的だ。そのような尺度にはいくつかあるが[11]，Dissociative Experiences Scale（DES）[12-14]はその中で最もよく用いられてきた尺度で，今日に至ってもなお最も用いられている。軽度で限定的で一時的な日常的解離から，重篤で広範で長時間に及ぶ病的解離まで，解離性の連続軸を仮定して作成された。当時最も重篤な，そして典型的な解離性障害と考えられていた解離性同一症（多重人格）（DID［MPD］）の弁別性をもって妥当性を確認された28項目で構成されており，想起の変動，記憶の空白，離人，没入・想像活動への関与，フラッシュバック，ソースモニタリングエラー，苦痛の無視，能力の変動などの項目が含まれる。PTSDなど外傷性の障害でも一貫して高めの得点が示されており，外傷体験との相関も高くはないが一貫して認められ，一定の構成概念妥当性が示されている[13-15]。しかし，心因性健忘など他の個別の解離症性障害の弁別性は明確ではない。DIDのスクリーニングに用いられることもあるが，偽陽性・偽陰性は少なくない。診断のためのツールとしてはあくまでも補助的な利用に限定される。

とはいえDESは高い信頼性を示し，それが捉えている解離性とは何かについて幾許か曖昧さはあるものの，外傷性と密接に関連する病的解離性を捉えているという点で，一定の妥当性を備えている。また，英語圏を中心に多くの研究で採用されており，既存の知見との比較考量にもよい指標となる。

Ⅲ．DESの実施方法における留意点

いくつか日本語版があるが，筆者の作成したもの[13, 14]は訳語も平易で自然な日本語で構成されていて幅広い教育水準の受検者に適用可能である。また，戻し翻訳による検討を含め，原作者との綿密な検討により項目内容の同一性が確認されている。成人を対象に作成された尺度であるが，ある程度の言語能力があれば高校生でも回答にそれほど困難はない。もともと

奇妙に感じられることの多い体験を表現した項目が多く，そのような体験に馴染みのない受検者は成人でも「わからない」，「難しい」という感想を述べる者もあるが，それが検査結果に影響を与えることはない。字句・表記の若干の変更を加えた改訂版が現在利用可能である。

一方で，勘のよい受検者であればDID様の体験を問われていると容易に推測できる項目が3分の1ほどある。実施に際しては配慮が必要だろう。適切な自己理解に基づき正直に回答してもらえなければ，受検者の意図的・非意図的な回答の歪曲（症状の否認であったり，逆に過剰な病理性の提示であったり）の影響は受けやすい。このことが，上述の偽陽性・偽陰性の多さと結びついている可能性もあり，この尺度の限界ともいえる。検査により何らかの事項が明らかにされることが受検者にとって脅威になったり，逆に不適切な期待を抱かせたりすることができるだけ少なくなるよう留意することが重要だろう。また，逆に受検が症状の示唆（患者役割のモデルの呈示）となる可能性も否定できないので，その点にも留意するほうがよい場合があるかもしれない。

作成された当初は視覚的アナログ尺度（VAS）を用いた回答形式を採っていたが，今日ではより採点が簡便な0 ～100％の11件リッカート法風の擬似VAS形式によるもの（DES-Ⅱと区別して表記されることも多い）が普及している[16]。変更の背景には，米国の臨床現場にcm単位の物差しがあまり普及していなかったこともあるようだ。多くの受検者はこの回答方法は，一般的な5件法などの選択肢の少ないリッカート法よりも回答しやすいと感じるようだが，中には体験の程度と頻度とを直観的に判定するこの回答方法に困難を感じる人もいるようで，必要に応じて実施者がサポートするほうがよいだろう。また，薬物や極度の疲労など身体的要因の影響のある場合は除外して回答するのだが，その点も回答している間に忘れてしまう人もいるようで留意したい。

尺度法であるから当然尺度得点を算出してそれをアセスメントの基本的な手がかりとするのではあるが，受検者のもつ解離性の体験について話をするためのきっかけとしてDESを用いるのは，この検査の最も有用な活用法の1つといえる。臨床的な場面では，検査後受検者と個々の体験について話をするとより多くの情報が得られる。検査実施後の対話で初めて語られる事項も少なくない。参考項目として原版の28項目に加えて，既視感，侵入体験，イマジナルコンパニオンなど，いくつかの「解離的」な項目を考案して配布している。項目ごとの体験の有無に焦点を当てて受検者と対話しつつ臨床像を捉える場合には適宜追加して使用することもできる。既視感などの追加項目の意義として，受検者が話しやすい項目について話すことからはじめて，多様な解離性の体験を丁寧に聞いていくのに役立つということもあるだろう。

後述のDES–Tと呼ばれる8項目だけを使って実施することはあまり推奨できない。あからさまに病的な項目だけを使うと，回答歪曲の影響が大きくなる可能性がある。他の項目も，たとえ得点化に使わないとしてもフィラー項目として有用であるし，また，解離性の体験や症状について話をするきっかけとして使うこともできる。

Ⅳ．DESの採点と評価法における留意点

DES得点の算出には一般に，28項目の平均得点を用いる。各項目が0～100の値を取るので，その平均であるDES得点も0～100の得点可能範囲となる。病的な解離性の可能性の判断としてしばしば30点のカットオフ得点が用いられるが，そのような二分法的な利用法では後述のより採点の容易なDES–Taxon帰属推定[17,18]を推奨する。

得点の評価に際して，（5点程度の）小さな得点差が臨床的な意味をもつと考えるべきではない。また，50点を超える高得点での点差の意味は曖昧で，臨床的には解離性の病理の重篤さと比例しない印象がある。その背景には得点分布の歪みがあるかもしれない。

DES得点の分布は著しく低得点に偏った歪度の高い分布（L字型分布）をしているので，先行研究などの得点平均や標準偏差（SD）を参照する際には注意が必要である。分布が左右対称ではないので，素点のままでは

平均値からの逸脱の程度を評価するのには向かない。サンプルによる違いはあるが，開平変換もしくは対数変換にて得点をほぼ正規分布に近づけることができる。変換を施した得点の分布がほとんど報告されていないため，変換値による評価も相対的なものに留まるが，素点の数値から受ける印象に左右されないためにも変換後の得点分布から得点の高低を値踏みするのはよい実践だと思われる。ここでは，暗算で対応づけできる開平変換を参照する例を紹介する。

素点の5・10・15・25・35・50・65点は，開平変換後の2・3・4・5・6・7・8点におおむね対応する。DESはこの程度の荒いスケールで評価するのがよい。変換後の3～4点が左右対称分布のおおむね中心付近になるので，2点（素点の5点）は低め，5点（素点25点）は高めといえる。これが正規分布する尺度得点でM±1 SDと表現される“普通の人の得点”の範囲に対応する。一方，“普通”から逸脱した解離性の病理を反映している可能性のある値は，変換後の6・7・8点，すなわち「一般にカットオフとされる30をちょうど超えるくらい」，「50点前後のかなりの高得点」，「それ以上の極端な高得点」という3段階くらいで臨床査定の手がかりとするとよい。DESに限らず連続的な得点が得られる尺度を用いながらカットオフを境にした二値的な情報しか利用しないのはもったいない。判断の信頼性や妥当性も情報量に見合ったものにならざるをえない。実践的にはこれくらいの荒いスケールで値踏みするのがよいと思われる。

ただし，青年期には平均的にやや高い得点を示すので留意する（一般に1割程度の青年が30点を超える）。サンプルによる差が大きいが，精神科の臨床母集団でも近い傾向を示す。

探索的因子分析による因子構造は項目通過率の違いからくるアーチファクトだという主張もあるが，研究の文脈では「健忘」，「離人」，「没入・想像活動への関与」の3つの下位尺度を検討することは一般的である。後述のDES-T項目はほとんど後二者からの項目で，「没入・想像活動への関与」を非病理的解離とする観点もあるが，その傾向を査定しておくことは受検者のもつ解離性を理解するうえで有益である。「健忘」はおおむね人

表 1　DES−taxon 判定に用いる閾値表示の例

項目番号	閾値	採点用の表示例										
DES3	22	0%	10	20	30	40	50	60	70	80	90	100%
DES5	52	0%	10	20	30	40	50	60	70	80	90	100%
DES7	38	0%	10	20	30	40	50	60	70	80	90	100%
DES8	47	0%	10	20	30	40	50	60	70	80	90	100%
DES12	45	0%	10	20	30	40	50	60	70	80	90	100%
DES13	25	0%	10	20	30	40	50	60	70	80	90	100%
DES22	85	0%	10	20	30	40	50	60	70	80	90	100%
DES27	42	0%	10	20	30	40	50	60	70	80	90	100%

格交替を示唆するものであるが，「没入・想像活動への関与」には極端なパフォーマンスの変動やソースモニタリングエラーの項目も含まれ，下位尺度でも構成概念としての異種混合性が指摘できる。むしろ，丁寧に項目ごとのエントリを確認していき，また，そこから受検者の個々の解離性のエピソードを聞いていくのが臨床アセスメント上は有益だろう。

得点の連続性の背後に，非連続的な病的解離性の類型（taxon）が認められるという立場もあり，各受検者がその taxon に属すか否かを推定する方法も提案されている[17]。二値的な判断を行う場合には，その既存の大規模データの解析によって導かれた推定式を適応する方法が簡便でよい。そこでは，DES−T 項目と呼ばれる 8 項目（T は taxon の頭文字である）について，それが項目ごとに定められた閾値を超えているかどうかの情報しか利用しない。そこで筆者は，さらにそれを臨床現場で適用しやすいよう換算表による簡易判定を提案した[18]。採点用具として当該 8 項目それぞれの閾値に印をつけたものを用意しておくと便利だろう（**表 1**）。閾値を超えた項目が 1 つないし 2 つだった場合の taxon に属する人である推定確率が表にまとめてある（**表 2**）。さらに，表右の簡略判定とは，対照表さえ使わずに閾値を超えた項目数だけからもごく簡略な判定ができることを示したものである。閾値を超えた項目が 1 項目だけなら 50％未満，2 項目だ

表 2　DES-taxon 推定確率対照表

閾値を超えた DES 項目			推定確率	簡略判定
項目数	項目番号			
0			0.0%	1%未満
1		DES3	3.7%	50%未満（1%以上 11%未満）
		DES5	10.7%	
		DES7	1.9%	
		DES8	6.3%	
		DES12	7.0%	
		DES13	2.4%	
		DES22	4.2%	
		DES27	5.0%	
2	DES3	DES5	92.1%	50%以上（55%以上 96%未満）
	DES3	DES7	66.0%	
	DES3	DES8	86.8%	
	DES3	DES12	88.0%	
	DES3	DES13	70.9%	
	DES3	DES22	80.9%	
	DES3	DES27	83.8%	
	DES5	DES7	85.7%	
	DES5	DES8	95.3%	
	DES5	DES12	95.7%	
	DES5	DES13	88.2%	
	DES5	DES22	92.9%	
	DES5	DES27	94.1%	
	DES7	DES8	77.0%	
	DES7	DES12	78.8%	
	DES7	DES13	55.4%	
	DES7	DES22	68.3%	
	DES7	DES27	72.5%	
	DES8	DES12	92.7%	
	DES8	DES13	80.8%	
	DES8	DES22	88.0%	
	DES8	DES27	89.9%	
	DES12	DES13	82.4%	
	DES12	DES22	89.0%	
	DES12	DES27	90.9%	
	DES13	DES22	73.0%	
	DES13	DES27	76.8%	
	DES22	DES27	85.2%	
3 以上			99.2%～	99%以上

※推定確率は小数点以下第二位を四捨五入した値

けなら50％以上，という若干中途半端な判定となるが，0項目だった場合と，3項目以上閾値を超えていた場合は判定に悩むことはない。

一般母集団内で病的解離 taxon に属する人の割合は3.3％と推定されているので，DES 項目得点の情報が全くない場合，ある人が病的解離 taxon に属する推定確率は3.3％となる。8項目の情報を用いれば判定の確度が上がり，推定確率の分布はほとんどが0％と100％の2極の値に集中したものとなる。一般母集団のデータで集計すれば，推定確率100％付近には約3～4％程度の病的解離性を有すると推定される人々が見出されることになる。しかし上述の通り青年や精神科臨床母集団では，全般に DES 項目得点が高めになる傾向があるので，その場合は必ずしも判然とした結果が得られるとは限らない。そもそも病的解離性の評価を必要としている時点で，何某かの解離的な傾性が認められるのは十分予想される。その場合は1ないし2項目だけ閾値を超える曖昧な結果を得ることも少なくない。その場合は，アセスメントの結果も，少なくとも DES の得点だけから得られる情報としては，曖昧な結論となるだろう。

ところで，この推定確率は北米でのコミュニティサンプルによる大規模データに基づく計算式の適用の結果であり，帰属確率の意味を額面通りに解釈することは避けたい。また病的解離 taxon に属す推定確率を示しているので，解離症性障害や複雑性 PTSD などの解離関連障害を発症している確率を示しているものでもない。しかし，この判定方法は電卓不要で大変簡便である。Taxon を認めるか連続性を主張するかといった理論的な議論に拘らず，この手法の有用性から多忙な現場での普及が進むことを期待している。

V．DES の周辺

子どもの解離に焦点を当てることは，虐待臨床を中心にさまざまな実践現場で不可欠の事項となっている。小児用の尺度としては，ティーンエージャーを対象に作成された Adolescent Dissociative Experiences Scale（A

–DES)[19–21] や自記式の質問紙に回答できない児童を対象に他者評定で解離性を捉える Child Dissociation Checklist（CDC）[22, 23] の日本語版が利用可能である。

身体表現性解離を捉える尺度としては Somatoform Dissociation Questionnaire–20（SDQ–20）[4, 21] がある。DES などで測定される解離性を精神表現性解離としたうえで，外傷性－解離性スペクトラムの範囲にある疼痛や麻痺，転換症状などを問う。短縮版（SDQ–5）もあり，神戸大学精神神経科のグループによる邦訳があるが未公刊である。筆者らのグループでも同時期に邦訳作業を行っていたため神戸グループの了解を得て教示と回答部分をよりわかりやすくしたものを，臨床・研究目的に配布可能である（さらに後に，藤本・鈴木両氏による新訳が作成された）。

心理尺度において特性と状態という対概念があるが，DES は特性尺度と理解できる。一方，介入の即時効果や日内変動などを捉えるために，解離の今現在の状態を捉える尺度の State Scale of Dissociation（SSD）が[21, 24, 25]，また生活上のトラブルや治療的介入等による解離性の変動や短期的効果を捉えるために，中程度の期間（weekly）で外傷性の障害においてみられる解離性体験の程度を問う Dissociative Symptoms Scale（DSS）が[21, 26, 27] 日本版が作成されており臨床や研究で利用可能である。

文　献

1）田辺肇：解離現象．下山晴彦，丹野義彦編：異常心理学 I，東京大学出版会，東京，p.161–182，2002.

2）田辺肇：催眠と意識現象—「解離」概念の検討—．催眠学研究，48；20–29，2004.

3）Putnam, F.W.：Dissociation in Children and Adolescents：A Developmental Perspective. Guilford Press, New York, 1997.（中井久夫訳：解離—若年期における病理と治療—．みすず書房，東京，2001.）

4）Nijenhuis, E.R.S., Spinhoven, P., Van Dyck, R. et al.：The development and the psychometric characteristics of the Somatoform Dissociation Questionnaire (SDQ20). J. Nerv. Ment. Dis., 184；688–694, 1996.

5）岡野憲一郎：外傷性精神障害—心の傷の病理と治療—．岩崎学術出版社，東京，1995.

6）van der Kolk, B., McFarlane, A.C. and Weisaeth, L. : Traumatic Stress : The Effects of Overwhelming Experience on Mind, Body, and Society. Guilford Press, New York, p.279–302, 1996.（西澤哲監訳：トラウマティック・ストレス―PTSDおよびトラウマ反応の臨床と研究のすべて―．誠信書房，東京，2001.）

7）Steinberg, M. : Structured Clinical Interview for DSM–Ⅳ Dissociative Disorders–Revised（SCID–D–R), 2nd ed. American Psychiatric Press, Washington, D.C., 1994.

8）Ross, C.A. : Dissociative Identity Disorder : Diagnosis, Clinical Features, and Treatment of Multiple Personality, 2nd ed. John Wiley & Sons, New York, 1997.

9）青木佐奈枝：ロールシャッハテストに見られる心的外傷性の解離．心理臨床学研究，27；129–139，2009.

10）野呂浩史，荒川和歌子，井手正吾：MMPIとロールシャッハ・テストのテスト・バッテリーからみた解離性障害の病理：わかりやすいMMPI活用ハンドブック―施行から臨床応用まで―．金剛出版，東京，2011.

11）田辺肇：解離性の尺度化と質問票による把握．精神科治療学，22；401–407，2007.

12）Bernstein, E.M. and Putnam, F.W. : Development, reliability, and validity of a dissociation scale. J. Nerv. Ment. Dis., 174 ; 727–735, 1986.

13）田辺肇，小川俊樹：質問紙による解離性体験の測定―大学生を対象としたDES（Dissociative Experiences Scale）の検討―．筑波大学心理学研究，14；171–178，1992.

14）田辺肇：解離性体験と心的外傷体験との関連―日本版DES（Dissociative Experiences Scale）の構成概念妥当性の検討―．催眠学研究，39；58–67，1994.

15）van IJzendoorn, M.H. and Schuengel, C. : The measurement of dissociation in normal and clinical populations : Meta–analytic validation of the Dissociative Experiences Scale（DES). Clin. Psychol. Rev., 16 ; 365–382, 1996.

16）Carlson, E.B. and Putnam, F.W. : An update on the Dissociative Experiences Scale. Dissociation, 6 ; 16–27, 1993.

17）Waller, N.G., Putnam, F.W. and Carlson, E.B. : Types of dissociation and dissociative types : A taxometric analysis of dissociative experiences. Psychological Methods, 1 ; 300–321, 1996.

18）田辺肇：病的解離性のDES–Taxon簡易判定法―解離性体験尺度の臨床的適用上の工夫―．こころのりんしょうà・la・carte，28；285–291，2009.

19）Armstrong, J.G., Putnam, F.W., Carlson, E.B. et al. : Development and validation of a measure of adolescent dissociation : The Adolescent Dissociative Experiences Scale. J. Nerv. Ment. Dis., 185 ; 491-497, 1997.

20）田辺肇：日本語版 A-DES（Adolescent Dis-sociative Experiences Scale；思春期・青年期解離性体験尺度）の作成．日本催眠医学心理学会第 48 回大会発表，2002.

21）田辺肇：10. 解離症群／解離性障害群 解離症状評価尺度．臨床精神医学，49；1360-1383，2020.

22）Putnam, F.W., Helmers, K. and Trickett, P.K. : Develop-ment, reliability, and validity of a child dissociation scale. Child Abuse and Neglect, 17 ; 731-741, 1993.

23）富田均：機能不全家族の中の不登校事例—子供の解離性障害を中心に—．アルコール依存とアディクション，14；40-45，1997.

24）Krüger, C. and Mace, C.J. : Psychometric validation of the State Scale of Dissociation（SSD）. Psychol. Psychother., 75 ; 33-51, 2002.

25）Tanabe, H. : Development of the Japanese version of the State Scale of Dissociation（SSD）. The 31st International Congress of Psychology, 2016.

26）Carlson, E.B., Waelde, L.C., Palmieri, P.A. et al. : Development and validation of the Dissociative Symptoms Scale. Assessment, 25 ; 84-98, 2018.

27）田辺肇，渡邉亜由美：日本語版 Dissociative Symptoms Scale（DSS）の作成—週単位で解離性を捉える自記式尺度—．日本トラウマティック・ストレス学会第 16 回大会発表，2017.

● ツール ③

心的外傷性障害における テストバッテリーの工夫

青木 佐奈枝

I．心的外傷性障害におけるアセスメント

臨床現場で必要とされるアセスメントとは，治療や支援の対象（個人およびコミュニティ）の詳細な把握を指すが，その把握の目的は治療や支援の方針を立てるためである。そう考えると，心的外傷性障害におけるアセスメントは，治療者および支援者が治療・支援をどのように考え，その範囲をどこまでと考えるかによって異なる。

例えば，心的外傷性障害であるか否かの判断であれば，診断項目への該当，つまり症状の有無や重篤度を簡潔に把握できるアセスメント手段が役立つ。改訂出来事インパクト尺度（IES-R）など自己記入式の質問紙やCAPSなど半構造化面接は，短時間で効率よく判断できる優れた手段である。また，心的外傷関連障害の治療に長けた専門家であれば，これらの質問紙や構造化面接をするまでもなく，典型例についての診断は可能かもしれない。一方，診断が確定した後も，その状態の推移を把握し，さらなる治療方針を定めていくためにアセスメントは必要である。数値で結果が示される上述の手段は，個人間比較（一般平均と比べての症状の程度）や，個人内比較（時間経過に伴う症状の変化）のいずれもが可能であり，この領域のアセスメントとしてファースト・チョイスといえる。

ただし，心的外傷性障害を有する者は心的外傷性症状のみを呈するわけ

ではない。さまざまな二次症状の他に生活上の問題を有している場合も多く，それを含めて治療や支援が行われる。例えば心的外傷性障害者において，抑うつが深刻で自殺の可能性も推測される場合には，心的外傷性症状のアセスメントに加え，BDIやSDSなど自己記入式抑うつ尺度や自殺リスク・アセスメントを追加して治療方針を検討する必要がある。自殺予防の観点からは，希死念慮など当事者要因の他に，当事者の支えの存在など環境要因のアセスメントも重要となる。また，知的なハンディキャップや発達的な偏りを有する人が心的外傷性障害を発症した場合には，知的あるいは発達的な特徴を踏まえて治療や支援を行うことになる。つまり心的外傷性障害の具体的な治療や支援行為を考える際には，心的外傷性症状のみならずそれを有する「個人」のアセスメントも加え複合的に行う必要がある。

本章の目的は，パーソナリティ・アセスメントとしての心理検査をどのように心的外傷性障害の治療や支援に使用するかについて解説することである。心的外傷性障害領域において，必ずしもパーソナリティ・アセスメント（心理検査）は必要ではない。パーソナリティ・アセスメント（心理検査）を追加すると有効な場合は主に二つある。一つは，その対象者の症状や問題行動にパーソナリティ要因が多分に影響を及ぼしており，治療や支援に際してその詳細を把握する必要がある場合である。そして，もう一つは，その心理検査によって示される結果を加え検討すると，それまで見え難かった心的外傷性障害者の特徴が明瞭になり，治療や支援の方針が具体的になる場合である。前章までにCAPS，IES-R，DESなど心的外傷性障害で使用される主要アセスメント・ツールは取り上げられている。ここでは，これらと合わせて使用すると役立つパーソナリティ・アセスメント（心理検査）の活用について事例を交え説明していく。

Ⅱ．パーソナリティ・アセスメント（心理検査）の追加が有効な場合

心的外傷性障害の治療・支援において，CAPS，IES-R，DESなど主要

アセスメント・ツールにパーソナリティ・アセスメント（心理検査）を追加すると役立つと思われるのは，いわゆる典型例から外れたケースであろう。一口に心的外傷性障害といっても単一な症状を有するわけではなく，その様相は個人差がある。したがって，国際的なメンタルヘルス組織等から推奨された治療法であっても，それに対する治療反応性は個人差があり回復まで単一な経過をたどるわけではない。

統計的な観点からいえば，知覚，認知，情動，記憶などの諸機能を数値で示した場合，心的外傷性障害のそれは一般平均から外れた値を示す。しかし，心的外傷性障害を有する者のみの諸機能を数値で示すと，そこには心的外傷性障害の平均値が存在し，さらにそこからも外れた値を示す者が生じるであろう。

エビデンスに基づくトラウマ治療の多くは，心的外傷性障害の多くに認められる構造特徴を見出し，そこに効果をもたらす形で開発が進められてきた。したがって，いわゆる典型例，あるいはそれに近いケースは，理論的に言えば，これらの治療法での回復率は高くなる。一方，典型例から外れれば外れるほど治療の際には追加的かつ個別的なアレンジが必要となってくる。昨今，典型例から外れる心的外傷性障害群に対しても，有効な治療法が開発されつつあり治療は進化し枝分かれしているが，既存の治療法では効果を奏さないケースもいまだ少なくない。あらゆる心的外傷性障害に良質の治療を提供することを考えると，治療をより精緻化し分化させていく努力は今後も必要であろう。

ところで，典型例から外れるケースと言ってもさまざまあるが，臨床現場で最も治療者や支援者が頭を抱えるのは難治性のケースといえよう。具体的には，心的外傷性症状の重篤なケース，心的外傷症状以外の症状や問題行動を併発しており，現在の適応に問題が生じているケース，ドロップアウトを繰り返すケース，適切な治療を受けているにもかかわらず回復が滞るケース等がこれに当たる。心的外傷性障害の治療においてドロップアウト率はおおむね20％程度といわれている[1-4]。ただし，これらのケースはその予後が追い難いため，なぜドロップアウトしたのかは詳細に把握できていないことが多い。一方，治療効果が出難い患者についてはある程度知見が蓄積しつつある。具体的には，複雑性トラウマケース[5]，解離症状を伴うケース[6]，自殺リスクの高いケース[7, 8]，潜在的回避の強いケース[9-13]，思考障害の顕著なケース[14]，治療アライアンスの取れないケース[1, 2, 15]に多い。本章では，一筋縄ではいかないこれらのケースに対する多角的アセスメントの可能性について述べる。

心的外傷性障害のアセスメントにおいて，妥当性が担保され一定の枠組みをもつ簡便な固定のフォーマットは必要であるが，それを重視すれば重視するほど個々のケースにおけるアセスメントの正確さや特異性への感度が低下する[16]。固定のアセスメントを心的外傷症状の評価，典型的な心的外傷性障害との数量的な比較と捉えた場合，それを軸としつつも，追加のアセスメントを加えることにより，正確さを保持しつつ特異性に対応できる。この役割は半構造化面接が担ってきた部分があるが，さらにパーソナリティ・アセスメントも併用すると状態把握が細やかになる。

パーソナリティ・アセスメント（心理検査）を導入すると役立つと思われるケースは，自己記入式の質問紙法，面接法などを通しての情報，すなわち当事者が自覚している，あるいは表出できる状況と実際に当事者の中で生じている状況との間にずれが推測されるケースである。以下，主として，MMPI およびロールシャッハ・テスト（以下 RT）を併用した事例について紹介する。事例に先立ち，この２つの検査について簡単に説明を加える。

Ⅲ．MMPI と RT

1．MMPI

ミネソタ大学病院神経精神科の Hathaway と Mckinley が臨床診断目的で 1930 年代末から開発を進めてきた質問紙法である。精神科鑑別診断という当初の目的は達成できなかったが，パーソナリティ検査として定着した。550 の質問項目があり，「はい」「いいえ」の２択で回答する。「どちらでもない」は10以上にならない範囲で許容されている。4つの妥当性尺度（?，L，F，K）と10の臨床尺度（Hs，D，Hy，Pd，Mf，Pa，Pt，Sc，Ma，Si）が基本的な尺度であり，その他に数百にも及ぶ追加尺度が開発されている。これらの尺度得点をもとにパーソナリティ特徴がプロフィールの形で示される。

PTSDのMMPI特徴として岩井[17]は以下の点を指摘する。

①妥当性尺度ではF尺度（頻度尺度）が高得点になる。F尺度は自分自身を否定的に捉えるなど心理的苦痛が強い場合に高くなる。

②臨床尺度では第2尺度（D），第3尺度（Hy），第4尺度（Pd），第7尺度（Pt），第8尺度（Sc）が高得点となる。第2尺度は抑うつ，第3尺度は心理的葛藤に対し身体症状によって責任を回避する傾向，第4尺度は反社会的行動傾向，第7尺度は不安や緊張の高さおよび強迫性を示す。なお，第8尺度はもともとは統合失調症尺度として作成されており，この得点が極端に高い場合は精神的な混乱の強さを示す。

③第4尺度（Pd）と第6尺度（Pa）のT得点が70以上と高く，かつ第5尺度（Mf）のT得点が50未満と低い布置。第4尺度は反社会的行動傾向，第6尺度は妄想傾向，猜疑心の強さ，第5尺度は低ければ低いほど実際の性別傾向が高い（女性であればより女性的）であることを示す。第4，第5，第6の3つの尺度のプロフィールがいわゆる「V字型」を示すことから「受動－攻撃のV」と言われる。PTSDでは女性のプロフィールで見られ，特にDV被害者に多い。この布置は，怒りや攻撃をストレートに出せずに間接的なやり方で相手を責める傾向を示す。

④2点コードでは68・86，78・87，18・81など第8尺度（Sc）を含むコードが多い。第8尺度が極端に高い場合は精神的混乱の強さを示す。

2．RT

10枚一組のインクのしみ図版を提示し，その際の反応を収集し，どの部分に何を知覚したか，何を手掛かりにそう判断したか，どのように説明したか，平均的な（頻出）反応との一致度などから，対象者の認知や思考，情動，行動傾向等の把握，その複合理解を目的とした心理アセスメント法である。一般的には投映法の代表格として認識されているが，もともとはスイスの精神科医である Hermann Rorschach による知覚実験の研究報告であった。1970 年以降妥当性に関する改良がなされ，昨今は，行動パフォーマンス検査としても使用されている。

PTSD に示されるロールシャッハ特徴は以下の通りである。

①Armstrong ら[18, 19]の Trauma Contents Index（以下，TCI）は反応内容に注目した指標で，心的外傷事象への囚われや焦点化の強さを示す。BL（血液反応）＋AN（解剖反応）＋SEX（性反応）＋MOR（毀損反応）＋AG（攻撃運動反応）の合算数が総反応数に占める割合で，PTSD は TCI が 30％以上と高い。

②認知・思考・情動活動の活発さとその混乱の深さを示す指標。PTSD に多いのは，形態水準の低さ（一般的な反応の少なさ），深刻な認知障害（情報の結合失敗，流動的思考など），FC ＜ CF ＋ C（情動統制の不良），M（思考活動），m（侵入的思考），Blend の多さ（状況判断の際に多くの手かがりを使用すること）などが指摘されている[20-24]。

また，筆者の印象であるが，以下も PTSD の臨床アセスメントにおいて役立つ場合がある。

①Lamda（あるいは F％：形態反応）：Lamda が 1 以上の場合，状況回避傾向が高いと言われている[25]。数値が高ければ高いほど回避の強さ，思考や情動機能を使用せず表層的に対応する傾向が強くなる。一見，治療に意欲的であるように見えても，この数値が高い場合は本質的に治療への準備ができていない場合もある。後述する事例のように極めて高い場合は，本人が自分の状況を理解できない，メタ認知が不全な場合もある。このような場合は質問紙の結果が実態を反映しているかどうかは慎重に判断すべきである。

②自殺指標：検査施行後 60 日以内に既遂した者の特徴を基準に作成さ

れた。8 以上が指標該当となる。8 以上に該当＝既遂ではないが，自殺行動リスクの高さを見極めるために使用するとよい。

③思考・認知障害に関する指標：Wsum6 は認知や思考の歪曲を示す指標である。特に重篤な場合はレベル 2 という。形態水準の低さ（マイナス%）は一般認識からの逸脱を示す。これらのスコアが多い場合は思考や認知に歪曲が生じている可能性を考慮するとよい。Wsum6 の一般平均は 9 未満である。マイナス反応が 3 割を超える場合は多いというのが 1 つの目安になる。

④反応内容：その人にとっての関心の強い内容が多くなる。Armstrong の TCI はトラウマ事象への焦点化の強さや囚われの度合いを見るためには有効。

ただし，本来，RT は場面や状況(図版)×反応による詳細な解析のもとに解釈される。上述の①～④はあくまでも目安である。また，RT は視覚刺激への対処行動パターンに限られ，その他の感覚器官における刺激までは対象にしていない。その限界を踏まえたうえで他のアセスメント・ツールと併用するのが望ましい。

Ⅳ．事例

1．治療抵抗の強い事例

【事例】A

【主訴】「いろいろ試しているのにトラウマ症状がよくならない」「怖くて普通に歩けない」「社会復帰を早くさせてほしい」

【診断名】PTSD

【施行検査】IES-R，DES，RT

【病歴】学童期に習い事の場において身体的，性的，言語的暴力を継続的に加えられる。この習い事は家族や周囲が A の才能を見込んで積極的に勧めており，A もここで評価されてきた。習い事はほぼ毎日続けられていた。暴行はその痕跡が外からはわかり難い部分に加えられており，周囲に把握されぬままに続けられた。Aは「自分としては訴えた。周囲にヘルプは求めた」と後に述べており，一度だけ両親はAの訴えから「嫌がらせを受けたようだ」と習い事先に意見を申し立てたが，事態は解決したと認識し状況をそれほど重くは受け止めていなかった。習い事をやめた10代前半より悪夢，中途覚醒，過呼吸，身体不定愁訴，確認強迫，食行動異常，自傷行為等が出現。医療機関を転々とし，パーソナリティ障害，統合失調症などの診断のもと投薬治療を受ける。Z精神科にて過去の暴行の事実，過覚醒や侵入症状が確認されPTSDの診断を受ける。Aおよび家族の希望のもと，トラウマ記憶の処理を中心とした治療を複数行うが過覚醒や侵入症状は持続し，自傷行為，確認強迫，食行動異常のどれかが消失すると別の症状が出現する悪循環を示した。「さまざまなトラウマ治療機関を転々とし」，前病院の紹介でX相談機関を受診。

【アセスメント】

①初診時アセスメント

質問紙検査を実施したところ，IES-Rは40点で心的外傷症状は顕著だが，DESは7.5と低く，問診でもAは解離症状を否定した。しかし，Aは生育歴や病歴は話し慣れており，一見つじつまが合わない部分はないが，詳細を尋ねると話に窮することや，話す度に微妙にストーリーが変化すること，また「怒りを感じたことがない（A）」「本当に穏やかな子（両親）」という評価と自傷行為の酷さのギャップからも解離の可能性は推測された。また，「トラウマ治療を早くやりたい！」と意欲を見せるものの，実際に導入の段になると視線が合い難くなり，話を逸らす，若干ながら体がこわばるなどの様子からは，Aの発言とは裏腹にトラウマ治療に前向きになれない（準備ができていない）可能性，また，メタ認知ができていない可能性も推測された。それ故，質問紙以外のアセスメント法（RT）も含めて検討を行った。なお，RTは，回避および解離傾向の把握，現在の思考や認知，情動特徴を把握する目的で行った。主な特徴は以下のとおりである。

②心理検査

【RT】表向きは治療等にも積極的，意欲的と認識されていたが，RT上は状況への取組みは非常に消極的で防衛的態度が強い。状況判断の際，自分の感情や考えを踏まえて検討せず，求められた役割を必要最小限に行い，早々に切り上げる態度が日常生活場面で自動的に行われている可能性が推測された。根底に自身や他者への強い嫌悪感や怒り，不信が存在し，治療においても他者を信頼できないままにいる可能性が示唆された。しかし，その一方で，現状への自力対処は難しく，他者に目的もわからぬままに依存するなど適切な援助要請ができないが故に事態が改善されず，それがさらに自他への不信につながり，苦悩を強める悪循環も推測された。

自分の思考や情動にアクセスせずに自動的に周囲の刺激に反応・生活しているため，A が自分の状態をどこまで把握しているかがあやしい状況にある。本人の言動や質問紙の内容等は虚偽とは言えないが，防衛的態度やメタ認知の脆弱さの影響もあり，適切に自己評価できない中で行った結果の可能性も推測される。

以下，詳細である。

1）表層的で防衛的な対処パターン

回避傾向，状況対処の簡素化を示す Lamda は 14 と平均の 10〜15 倍の値を示す。また，刺激を問わずに同パターン（W，F，A）で反応し，反応数や言語説明量は極めて少ない。これより，視覚刺激を与えられた際に，外的刺激に対して深入りせず表層的かつ防衛的対処で臨んでおり，思考や情動を経由させずに反応するために，自分自身が何を考え，何を感じているのかを自ら把握しにくい可能性が示唆された。A 自身は「積極的にトラウマ治療に取り組んできた」と語るが，強い回避が生じており，A 自身の取組みは生産的な結果をもたらしていない可能性はある。

2）人間への不快感

一般平均的な認知は可能であるが，人間を認知する場合のみその質が大きく低下するのが特徴であった。頻出反応（P）は一般成人と同量であるが，平均的な認知水準から外れるマイナス反応や，認知や思考の逸脱傾向を示す特殊指標は人間を認識する場面でのみ多く生じた。また，一般的に「人間」が多く反応される場面で「化物」「潰れた虫」など不気味さや違和感を孕んだ人間類似の対象を見る一方，一般的には人間が認識され難い部分に毀損人間反応を認識する。これらの反応時にAにしては珍しく，「気持ち悪い」「うねうねしている」と唯一の情動表現を付与している。以上を考えると，人に対する嫌悪感や違和感が一般的な認知の阻害に影響を与えている可能性はある。

3）情動の自覚できなさ

攻撃性の指標であるAGは一切スコアされないが，「角」「ハサミ」「ペンチ」「刃物」など突起物を一般的には認識され難い図版部位に多く見る。一般的にはそのように認識しがたい図版部位にその対象を見る場合は，その者のこだわり，関心が影響すると考えられ，それが高頻度で生じる場合には外的状況刺激によらず何を見てもそう見えてしまう傾向と解釈される。「怒りを感じたことがない」と自覚は弱いが攻撃性を蓄積させている可能性はある。また，対人協調反応は皆無であるが，成人にはほぼ見られない依存指標（Fd）もあり，自覚が薄いながらも依存欲求の強さは推測された。

【検査結果を踏まえた方針とその後】 結果についてスタッフで共有した後，Aに対し検査フィードバックを行い，治療方針を話し合った。「治療は受けたい気持ちはある一方で躊躇う気持ちが起こるのは当然。よくならなくちゃという気持ちはあっても昔の記憶に触れるのが怖い人は実はすごく多いけれど，どうだろう」「今急いで外傷記憶に触れるよりも，準備をし，納得してから進めたほうがいいのではないか」等について返すと，泣き出し治療に前向きになれない自分を親に申し訳ないと思っていたことを語り出す。Aの意思を踏まえて家族に説明した。家族は当初難色を示したが，最終的には治療方針の転換に同意を示した。自他への違和感や嫌悪感の強さ，回避の取り扱いがAの面接の要となった。

面接当初は怒りの感情を感じたことはないと述べ，解離症状も否定していたが，面接経過の中で健忘や離人，幻聴を無視してきたこと，一度記憶がないことや幻聴を訴えたら，「統合失調症で入院が必要」と言われて怖くなり，その後ずっと言わなかったこと，学童期の暴行は閉所で行われ，もう一度閉じ込められたら気が狂ってしまうと恐れていたこと，そして家族に治療が辛いと言えなかったことなどが語られた。この時点でDESの得点は上昇した。食行動異常や強迫症状，自傷行為が徐々に終息した頃より心的外傷記憶の治療を開始とした。

このケースは治療反応性が良くないと言われている事例のうち，解離症状を伴うケース，潜在的回避の強いケース，治療アライアンスの取れないケースに該当する。このタイプは，表面的には治療に意欲的な態度を示すが，実際は治療に対する準備ができていないタイプである。家族が回復を急いており，当事者が治療への意欲的な態度を見せないわけにはいかない，あるいは他者に言えないと当事者が考える事情があるなど状況はそれぞれである。大概，治療者はこのずれに検査を行わずとも気がつくであろう。ただし，時にこの二重構造（治療準備のできなさと治療への表層的同意）が頑強に隠される場合もある。本人がその点を意識できず，解離されている場合は一層見えにくい。

2．思考障害の顕著な事例

【事例】B

【主訴】「トラウマ症状がひどい」「普通に生活ができるようになりたい」

【診断名】PTSD，解離性障害

【施行検査】IES-R，DES，WAIS-3，MMPI，SCT，RT

【病歴】複雑な養育環境にあり，幼少期から家庭内外における身体的，言語的および性的暴力に晒されて生育。「イマジナリーフレンドを作り，楽しい空想をして乗り切った」「暴力を受けたときはいつも天井から自分を見ていたので痛くも辛くもなかった」と後に話している。学童期以降，うつ，パニック発作，不眠が生じ，学校の勧めにより相談機関を来談するもBも親も継続を望まず初回のみで終結。思春期より，各種被害のフラッシュバックが悪化し，感覚の異常（物音への過敏さと音の聞こえの悪さ，味覚や視覚のおかしさなど）を繰り返し，複数の医療機関を転々とする。心的外傷記憶を扱う治療を行った際に，希死念慮が高まり自殺未遂，情緒不安定がひどくなり入院，治療中断。さまざまな相談機関を経て30代よりX相談機関に受診となった。理路整然と状況を語り，知的な印象を与える女性である。

【アセスメント】

①初診時アセスメント

IES–R は 80 点と心的外傷症状は顕著。DES は 60 点で問診でも健忘，離人感など解離症状が認められた。WAIS–3 での IQ 値はいずれも平均以上保たれているが，言語説明において主語の抜け方の多さ，主客の逆転があり，同様の特徴は SCT（文章完成法）でも認められた。それ故，思考障害のアセスメント目的で MMPI，RT を行った。

②心理検査

【MMPI】F 尺度が 93 と高く，心理的な苦痛の高さが推測される。臨床尺度は第 5 尺度（Mf：女性性），第 9 尺度（Ma：躁的傾向）を除くとすべて 75 を超えている。最も高いのは，第 8 尺度（Sc）が 129 で思考の混乱が強く，続いて，第 7 尺度（Pt）が 118 で神経過敏・過覚醒の状況にあり，第 2 尺度（D）が 91 で抑うつが高く，第 6 尺度（Pa）も 94 で猜疑心や妄想的思考が優勢であった。すなわち，過覚醒の状況で抑うつ感や怒りの感情が喚起されやすく，思考が混乱した状況が推測された。MMPI に示されるということはある程度自分でも混乱した状況の自覚はあるということになる。

【RT】PTI（Perceptual and Thinking Index：1 思考と認知障害の指標），S–CON（自殺指標），DEPI（抑うつ指標），HVI（神経過敏）への該当があり，思考や認知の混乱は大きく，抑うつが強く，自殺リスクも高い状況が示唆された。特に侵入的思考（暴力被害の記憶など）に思考が流動しやすく，情報の取り違えなど混乱が大きいことが推測された。B 自身は内省傾向が強いが，なぜ今の状況になっているのかを考えるほど混乱が広がっていく悪循環を示した。B の思考は，心的外傷性の記憶が想起されたときに大幅に混乱する一方，それが生じない場面では状況判断が的確でその変動の大きさも自分自身で混乱に気がつき難い一因になっていた。

主要な結果は以下の通りである。

1）侵入的思考と混乱

M は思考活動を示し，m は侵入的思考を示す。M の数は平均よりも極めて多く，そして M の 80% は m とともに生じた。また，そのうち 80%

は一般的な認知から大きく外れるマイナス形態反応で，さらに認知や思考の歪曲を示す重篤な特殊指標がスコアされる場合も多く認められた。ここから，思考活動は活発であるが，侵入思考も強く一般的な状況認識からの逸脱や思考の混乱が高頻度で生じている可能性が推測された。

２）思考や認知の混乱の重篤さ

Wsum6とは認知や思考の歪曲を示す指標の合計値である[25)]。Wsum6の一般平均は9未満であるがBは76と極めて高く，認知や思考の混乱も著しいことが予想された。Wsum6を構成する認知や思考の歪曲指標は数種類あるが，Bは特に流動的思考を示すDR（Deviant Response）の重篤レベル（Level 2），および，情報間の誤った結合（情報の取り違い）を示すFABCOMの重篤レベル（Level 2）が多かった。また，DRの60%が棄損反応（MOR）とともに生じることがBの特徴であった。Bの場合，最初は目の前の状況（図版刺激）を認識できているが，すぐに視点が内的関心（主に自身の暴力被害を反映したような人間や動物の著しい損傷内容）に移行し，没入していく傾向が推測された。日常生活においても，現在の目の前にある状況から自覚なく過去の被害記憶へと視点が移動し，その際に情報の取り違えが生じている可能性も高い。

３）自我境界の弱さ

主語のない反応，主体と客体が入れ替わる（女性が犬を振り回していた反応が，犬に女性が振り回されていた反応に変容），図版の内容が自分に襲い掛かるような認知傾向も強く，自我境界が容易に破たんすることも推測された。

侵入思考による思考の混乱などの前駆症状に本人が気づき，統制を可能にしていくことがBの支援の要の一つとなった。

【検査結果を踏まえた方針とその後】侵入的思考の大きさ，情報の取り違えが生じやすいこと等について検査フィードバックし，本人が陥りやすいパターンを共有したうえで，心理支援では日常生活上生じているBの困難場面に沿って，生じている混乱パターンを整理し具体的な対処方法を検討する形で進められた。B 自身が陥りやすい混乱パターンを理解し，事前に自ら対応が可能となった後に心的外傷の記憶の処理を導入した。

思考障害の顕著なケース[14] もまた，経過の長引くケースの 1 つである。思考障害は統合失調症の症状の 1 つであるが，心的外傷性障害でも生じうる。心的外傷性障害の中には，トラウマ事象への接近を避けるために特異的な思考を形作っていくタイプがある。DSM-5 の PTSD の診断基準 C に「心的外傷的出来事についての，または密接に関連する苦痛な記憶，思考，または感情の回避，または回避しようとする努力」とあるが，心的外傷的出来事を想起する（かもしれない）ものを巧みに避けて思考回路を作るため，思考に歪みが生じやすくなる。また，自らを責める傾向の強い被害者，自傷行為者などは主体と客体が容易に逆転してしまうこともある。臨床面接の中でわかりやすく提示される場合もあるが，一見思考障害があるように見えない事例や，論理的に説明をする中で情報取り違えが人知れず生じている事例，特に部分的には正確な把握ができているが，部分的に激しい混乱があるなど混在型の事例においてはその二重構造が見えにくい場合もある。そのような場合に，思考障害のアセスメントとして MMPI や RT が有効である。

文　献

1）Bradley, R., Greene, J., Russ, E. et al. : A multidimensional meta-analysis of psychotherapy for PTSD. Am. J. Psychiatry, 162 ; 214-227, 2005.

2）Hembree, E., Foa, E., Dorfan, N. et al. : Do patients drop out prematurely from exposure therapy for PTSD? J. Traumatic Stress, 6 ; 555-562, 2003.

3）Imel, Z.E., Laska, K., Jakupcak, M. et al. : Meta-analysis of dropout in treatments for posttraumatic stress disorder. J. Consul. Clin. Psychol., 81 ; 394-404, 2013.

4）Lewis, C., Roberts, N., Gibson, S. et al. : Dropout from psychological therapies for posttraumatic stress disorder（PTSD）in adults : Systematic review and meta-analysis, Eur. J. Psychotraumatol., 11 ; 1709709, 2020.（doi : 10.1080/2000 8198.2019.1709709）

5）van der Hart, O., Groenendijk, M., Gonzalez, A. et al. : Dissociation of the personality and EMDR therapy in complex trauma-related disorders :

Applications in phases 2 and 3 treatment. J. EMDR Pract. Res., 8 ; 33–48, 2014.

6）Shapiro, F. : Eye Movement Desensitization and Reprocessing : Basic Principles, Protocols, and Procedures, 2nd ed. Guilford Press and Paterson Marsh, New York, 1995/2001.（市井雅哉監訳：EMDR —外傷記憶を処理する心理療法—．二瓶社，東京，2004.）

7）Parnell, L. : A Therapists Guide to EMDR : Tool and Techniques for Successful Treatments. Norton, New York, 2007.

8）Tullis, K. : Secrets of suicide : Healing the hidden wounds that lead us to suicide. AuthorHouse, Bloomington, 2007.

9）Foa, E.B., Huppert, J.D. and Cahill, S.P. : Emotional processing theory : An update. In :（ed）, Rothbaum, B.O., The Nature and Treatment of Pathological Anxiety. Guilford Press, New York, p.3–24, 2006.

10）Foa, E.B. and Kozak, M.J. : Emotional processing of fear : Exposure to corrective information. Psychol. Bull., 99 ; 20–35, 1986.

11）Ehlers, A. and Clark, D.M. : A cognitive model of posttraumatic stress disorder. Behav. Res. Ther., 38 ; 319–345, 2000.

12）Taylor, S., Thordarson, D.S. and Maxfield, L. : Comparative efficacy, speed. and adverse effects of three treatments for PTSD : Exposure therapy, EMDR, and relaxation training. J. Consul. Clin. Psychol., 71 ; 330–338, 2003.

13）Fleurkens, P., Rinck, M. and van Minnen, A. : Implicit and explicit avoidance in sexual trauma victims suffering from posttraumatic stress disorder : A pilot study. Eur. J. Psychotraumatol., 5 ; 21359, 2014.（doi : 10.3402/ejpt.v5.21359）

14）van den Berg, D. and van der Gaag, M. : Treating trauma in psychosis with EMDR : A pilot study. J. Behav. Ther. Exp. Psychiatry, 43 ; 664–671, 2012.

15）Cronin, E., Brand, B. and Mattanah, J. : The impact of the therapeutic alliance on treatment outcome in patients with dissociative disorders. Eur. J. Psychotraumatol., 5 ; 22676, 2014.（doi : 10.3402/ejpt.v5.22676）

16）Weiss, D.S. : Structured clinical interview techniques for PTSD. Wilson, J.P. and Keane, T.M., Assessing Psychological Trauma and PTSD 2nd ed. Guilford Press, New York, 2004.

17）岩井圭司：外傷性ストレス障害（PTSD）．野呂浩史，荒井和歌子，井手正吾編：わかりやすい MMPI 活用ハンドブック施行から臨床応用まで，金剛出版，東京，2011.

18）Armstrong, J.G. and Loewenstein, R.J. : Characteristics of patients with multiple personality and dissociative disorders on psychological testing. J.

Nerv. Ment. Dis., 178 ; 448–454, 1990.
19) Armstrong, J.G : The psychological organization of multiple personality disorderd patients as revealed in psychological testing. Psychiatr. Clin. North Am., 14 ; 533–549, 1991.
20) Kaser–boyd, N. and Evans, F.B. : Rorschach assessment of psychologic trauma. In : (eds), Gacono, C.B. and Evans, F.B., The Handbook of Forensic Rorschach Assessment, Taylor & Francis, New York, 2008.
21) Oppas, M. and Hartmann, E. : Rorschach Assessment of Traumatized Refugees : An Exploratory Factor Analysis. J. Pers. Assess., 95 ; 457–470, 2013.
22) Oppas, M., Hartmann, E., Wentzel–Larsen, T. et al. : Relationship of Pretreatment Rorschach Factors to Symptoms, Quality of Life, and Real–Life Functioning in a 3–Year Follow–Up of Traumatized Refugee Patients. J. Pers. Assess., 98 : 247–260, 2016.
23) 青木佐奈枝：ロールシャッハ・テストに見られる心的外傷性の解離．心理臨床学研究，27；129–139，2009.
24) 青木佐奈枝：「安全な場所」において安全感が構築されないクライエントの特徴．EMDR 研究，7；16–25，2015.
25) Exner, J. : The Rorschach : A comprehensive system vol.1 : Basic foundations and principles of interpretation, 4th ed. John Wiley & Sons, New Jersey, 2002.（中村紀子，野田昌道監訳：ロールシャッハ・テスト―包括システムの基礎と解釈の原理―．金剛出版，東京，2009.）

索 引

あ 行

か 行

さ　行

た行

な行

英　文

人　名

● **執筆者一覧（執筆順）**

野呂浩史　南平岸内科クリニック精神神経科

瀬戸あや　南平岸内科クリニック

和田晃尚　児童養護施設札幌育児園

森　茂起　甲南大学文学部人間科学科

岩井圭司　兵庫教育大学大学院学校教育研究科

藤岡淳子　大阪大学大学院人間科学研究科

齋藤暢一朗　北海道教育大学大学院教育学研究科

稲田泰之　医療法人悠仁会稲田クリニック

宮地尚子　一橋大学大学院社会学研究科

木村美緒　一橋大学大学院社会学研究科

土持さやか　カウンセリングルームソイル

原田憲明　くにたちSati心理オフィス

元村直靖　大阪医科大学看護学部

秋葉理乃　大阪人間科学大学心理学部／関西福祉科学大学心理科学部

大江美佐里　久留米大学保健管理センター／久留米大学医学部神経精神医学講座

野間俊一　のまこころクリニック

岡野憲一郎　京都大学大学院教育学研究科

市井雅哉　兵庫教育大学発達心理臨床研究センター・トラウマ回復支援研究分野

荒川和歌子　南平岸内科クリニック臨床心理部門

飛鳥井　望　医療法人社団青山会青木病院

田辺　肇　静岡大学人文社会科学部

青木佐奈枝　筑波大学人間系

●企画・編者

野呂浩史（のろ ひろし）

【略歴】1988年，杏林大学医学部卒業。医学博士。札幌医大病院，国立療養所八雲病院，北海道大学病院登別分院勤務を経て，現在，南平岸内科クリニック院長として精神科，児童思春期精神科，心療内科を担当。

【専門】不安症の薬物療法および認知行動療法，解離性障害・トラウマ関連疾患などの心理査定ならびに包括的治療。

【所属学会】日本精神神経学会，日本神経学会，日本臨床精神神経薬理学会，日本児童青年精神医学会，子どものこころ専門医機構の各専門医。

【主な著書】

『季刊こころのりんしょう　à・la・carte「解離性障害」（共著）』（星和書店，2009）

『「解離性障害」専門医のための精神科臨床リュミエール 20（共著）』（中山書店，2009）

『わかりやすいMMPI活用ハンドブック　施行から臨床応用まで（編著）』（金剛出版，2011）

『嘔吐恐怖症　基礎から臨床まで（編著）』（金剛出版，2013）

『不安症の事典 こころの科学増刊（共著）』（日本評論社，2015）

『メンタルクリニックでの主要な精神疾患への対応［2］　不安障害　ストレス関連障害　身体表現性障害　嗜癖症　パーソナリティ障害（外来精神科診療シリーズ）（共著）』（中山書店，2016）

『トラウマセラピー・ケースブック　症例にまなぶトラウマケア技法（編著）』（星和書店，2016）

『認知行動療法事典（共著）』（丸善出版，2019）

トラウマセラピーのためのアセスメントハンドブック

2021年5月19日　初版第1刷発行

企画・編集　野 呂 浩 史

発 行 者　石 澤 雄 司

発 行 所　株式会社 星 和 書 店

〒168-0074　東京都杉並区上高井戸 1-2-5

電 話　03（3329）0031（営業部）／03（3329）0033（編集部）

FAX　03（5374）7186（営業部）／03（5374）7185（編集部）

http://www.seiwa-pb.co.jp

印刷・製本　中央精版印刷株式会社

　ISBN978-4-7911-1079-7